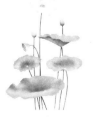

赵炳南流派

银屑病临证集萃

张苍　陈维文　刘昱旻　主编

U0335092

全国百佳图书出版单位

中国中医药出版社

·北 京·

图书在版编目（CIP）数据

赵炳南流派银屑病临证集萃 / 张苍，陈维文，刘昱旻
主编 . —北京：中国中医药出版社，2022.2（2023.9 重印）
ISBN 978-7-5132-7378-7

Ⅰ.①赵… Ⅱ.①张… ②陈… ③刘… Ⅲ.①银屑病—
中医临床—经验—中国—现代 Ⅳ.① R275.986.3

中国版本图书馆 CIP 数据核字（2022）第 003273 号

中国中医药出版社出版

北京经济技术开发区科创十三街 31 号院二区 8 号楼
邮政编码　100176
传真　010-64405721
廊坊市祥丰印刷有限公司印刷
各地新华书店经销

开本 710×1000　1/16　印张 20.75　字数 298 千字
2022 年 2 月第 1 版　2023 年 9 月第 2 次印刷
书号　ISBN 978 - 7 - 5132 - 7378 - 7

定价　88.00 元
网址　www.cptcm.com

服 务 热 线　010-64405510
购 书 热 线　010-89535836
维 权 打 假　010-64405753

微信服务号　zgzyycbs
微商城网址　https：//kdt.im/LIdUGr
官 方 微 博　http：//e.weibo.com/cptcm
天猫旗舰店网址　https：//zgzyycbs.tmall.com

如有印装质量问题请与本社出版部联系（010-64405510）
版权专有　侵权必究

《赵炳南流派银屑病临证集萃》
编委会

主　编　张　苍　陈维文　刘昱旻

副主编　蔡一歌　季云润　马　卉

编　委　刘荣奇　姜　希　亚晓旭　张永皓

　　　　范　斌　孟　旭　马一明　黎　伟

　　　　杨皓瑜　吴媛媛　姚舜语　刘小琨

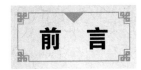

前　言

　　银屑病一直是首都医科大学附属北京中医医院皮肤科的主要研究方向之一。1954年赵炳南先生在中央皮肤性病研究所与西医同道的学术交流，开启了本流派银屑病中西医研究的大门。几十年来，在赵炳南先生、张志礼教授、陈凯教授、邓丙戌教授、王莒生教授、王萍教授、李萍教授、周冬梅教授、张广中教授、张苍教授、孙丽蕴教授等几代人的努力下，燕京赵氏皮科流派获得了在国内银屑病中医研究中领先的学术地位。

　　本流派在银屑病辨治方面的认识在不断更新、深化、迭代，每一步均留下了坚实的脚印。1975年《赵炳南临床经验集》里11个银屑病病例第一次为中医同道提供了批量化的可以参考的范例。1983年《简明中医皮肤病学》对银屑病的辨证分型第一次建立了银屑病中医辨治体系的框架。1994年张志礼教授牵头、邓丙戌教授参与，汇聚全国专家形成共识，将本流派分型论治银屑病的经验写入《中医皮肤病诊断疗效标准》，形成中医诊治银屑病的国家标准。2000年邓丙戌教授主编专著《银屑病》，第一次将"从血论治银屑病"形成体系。2005年王莒生教授牵头、王萍教授具体执行，获得了我科第一个百万级课题。2013年周冬梅教授牵头，陈维文教授执笔，在中华中医药学会皮肤科分会和北京中西医结合学会皮肤性病专业委员会支持下，制订发布了国内第一部《寻常型银屑病（白疕）中医药循证实践指南》。2018年李萍教授提出银屑病"血分蕴毒"的理论。2018年笔者获得了科技部重点研发计划项目课题（2018YFC1705302），本书正是在此课题支持下出版的。

几代人的努力奠定了燕京赵氏皮科流派在银屑病中医研究方面的重要地位。"从血论治银屑病"这一本流派核心认识也已成为国内中医治疗银屑病的基本共识，目前这一体系仍在不断完善之中。作为临床集萃，本书汇聚了本流派在银屑病的诊法、方药方面的经验，并以大量临床案例为示范，充分展示了本流派治疗银屑病的思路与方法。此外，本书梳理了赵炳南流派银屑病学术体系源流，展示了十余位杰出传人的不同经验，介绍了从血论治银屑病的内容，并介绍了第三代传人在"从血论治银屑病"基础上进行的一些新的思考。这些思考虽然目前尚未获得共识，但未来将会成为共识，我们具有如此的理论自信。

本书由笔者搭建框架；陈维文、刘昱旻两位医师负责组织协调全书稿件的审校及相关章节的编写；蔡一歌、季云润、马卉三位青年医生负责了部分章节的组织和编写，我科部分青年医生及研究生也参与到本项工作中。在此对他们的努力付出表示感谢。由于编写队伍相对年轻，本书必然存在若干不当甚至谬误之处，敬请读者批评指正。

本书是对燕京赵氏皮科流派银屑病研究的一次回顾，不可避免地引用了若干前人的研究成果，在此向所有原创者致敬。值得骄傲的是，我们并非只是搜集、分类、整理资料，我们还为本书原创了许多内容，这些内容闪烁着青年的智慧和思考，散见在书中的不同段落，相信一定会引发读者的共鸣或争鸣。必须强调的是，我们所做，皆以前人的无私奉献为基础，正是迈在前人的足迹上，我们才能每次前进一点点。

再次致敬先于我们走在医学道路上的历代前贤。

致敬赵炳南先生。

张苍

2021 年 10 月 25 日

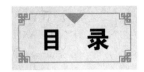

目 录

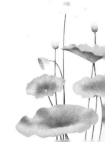

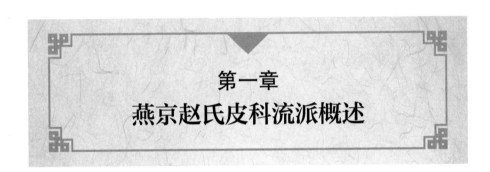

第一章
燕京赵氏皮科流派概述

燕京赵氏皮科流派是中医界一支学术特色鲜明、影响深远的学术流派，流派创始人是中国中医皮肤学科奠基人、中医皮肤外科专家赵炳南先生。赵炳南先生青年时勤求古训，博采众方，全面继承《外科正宗》《医宗金鉴·外科心法要诀》《外科证治全生集》等的疮疡治疗经验，新中国成立前即以外科享誉京华。

中年之后他转而关注不断扩大的皮肤病患者群体，他上溯《诸病源候论》，发现"风湿与血气相搏"是疥癣类疾患的核心病机，湿邪是皮肤病发病中最重要的邪气，津液代谢异常是皮肤病区别于外科疾病的重要病机。他提出"善治湿者，当治皮肤病之半"的学术见解，提出了"湿滞""顽湿""血燥"等学说，在理论上对皮肤病和外科病进行了清晰划分。同时，他建立了完善的皮肤病药物治疗体系，创制出 115 首疗效显著的经验方，研发了拔膏、熏药、黑布药膏、引血疗法等独特疗法，在临床上获得了明确的疗效。20 世纪 70 年代早期，他率先带领 7 位医护人员创建了全国第一家独立的中医皮肤科，走出了中国中医皮肤学科的第一步。

赵炳南先生的学术体系和具体经验完整地记录在《赵炳南临床经验集》和《简明中医皮肤病学》中。这两部著作是中医皮肤学科的奠基之作，成为了绝大多数中医皮肤学科人走进皮肤科的引路之书。

赵炳南之后，在其杰出传人张志礼教授、王玉章教授、陈彤云教授、陈美教授、陈凯教授、邓丙戌教授、王莒生教授、王萍教授、蔡念宁教授、刘清泉教授、曲剑华教授、李萍教授、娄卫海教授、张广中教授、周冬梅教授、张苍教授、孙丽蕴教授、陈维文教授、周涛教授等几代人的积极努力下，其学术体系不断完善。赵炳南先生学术传人亲炙者众，私淑者更不计其数，已传承五代，其影响甚至超出皮肤科专业范畴，而为外科、疮疡、乳腺、男科、血管、妇科、儿科、感染科、急诊科、全科等众多专业方向所效仿、取法。燕京赵氏皮科流派允为当代中医皮肤学科之根源。

一、赵炳南流派的历史背景

赵炳南流派是在剧烈变化的社会历史背景下形成的。赵炳南的授业恩师丁德恩先生世居北京，颇具家学渊源，其外祖父是清代御医，传承《医宗金鉴·外科心法要诀》。丁德恩医道精，仁爱重，加以勤恳乐善，故为一方百姓所重。赵炳南先生出生于 1899 年，正是清朝末年。他年少时来到北京，那时的北京名医荟萃，内科方面肖龙友、孔伯华、施今墨、汪逢春等均在北京行医，开馆收徒，并在 1930 年、1932 年分别组织成立了华北国医学院、北平国医学院，先后培养优秀中医医生一千余名，均为当时骨干。外科方面则以北京本地回族医生为主，以医馆为基地，做传统师徒授受式的教学。丁德恩先生门下弟子哈锐川、赵炳南，再传弟子哈玉民、王玉章、何汝翰、马瑞臣最为著名；御医房星桥、房少桥、房芝萱、房士鸿数代传承，名动一方。

时值清末民初，西方文化与中国传统文化发生全面接触、碰撞和冲突，国人传统生活方式受到前所未有的猛烈批判和严峻挑战：清洁卫生、医疗健康、西医学观念尚不流行，人们对疾病和健康的认识水平非常落后，外科感染性疾病盛行。当时北京城内可见许多有碍卫生的不良现象。在恶劣的卫生条件下，劳动人民中罹患感染性疾病自然而然占据首位。这些感染性疾病，对于内科而言，是伤寒、副伤寒、疟疾、霍乱；对于外科而言，则是各种皮肤软组织感染以及继发的败血症和死亡。

赵炳南青壮年时，北京中医、西医并存，医院大多是西医开办，而遍布京城的诊所、医馆则主要是中医的阵地。民国时期，中医院明显少于西医医院，但中医医疗人员明显多于西医。随着时间的推移，中医人数基本不变，而西医人数逐年增多，中西医之间的竞争越来越激烈。但是由于当时西医昂贵的价格，现代医疗卫生服务主要局限于皇室、官员、富贵人家，作为人口大多数的普通百姓少有能力进入这些医院。

太医院，这一北京独有的医疗及医学教育机构，曾经代表着中医教育的最高水平，但在清末，太医院风雨飘摇。道咸以降，太医院管理逐步废弛，已无力恢复康、雍、乾之规模。光绪二十七年（1901年），帝国主义强迫清政府签订《辛丑条约》，明、清两代太医院居址东交民巷被划为使馆区。太医院只得暂借东安门大街御医白文寿宅第应差，后又移至北池子大悲观音院。光绪二十八年（1902年），才于地安门外东黄城根（今地安门外东大街113号）另建新署，此处就在今日的北京中医医院附近。1906年和1908年，为了解决北京的医疗需求，伴随光绪实施新政的影响，北京先后建起了内城官医院（位于钱粮胡同）和外城官医院（位于梁家园）。这是北京建立的最早的两所近代公立中医院，御医担任其中主要的医疗工作，但数据显示这两所中医院后来也逐渐萎缩。

民国时期，由于"废止中医"论的影响，中医没有独立开设医院的资质，必须由西医牵头开设医院，中医只能在其中进行诊疗工作，唯有回民医院能够实现中医的主导作用。回民医院开办较晚，属为特定人群服务的基层医院，知名外科专家赵炳南捐资办院，并定期在此出诊，真正做到一位名中医带动了整个医院，使医院中医特色突出。

正规医院虽没有中医或极少中医从业，但从全市卫生系统看，中医从业人员比例却远大于西医，他们主要分布区域是大大小小的诊所，而且民众是乐于接受中医治疗的，这也与中国的传统观念有关。当时的中国社会仍有较多的人民生活在饥寒交迫之中，大量的底层劳动者更是没有就医的资本。许多时候得了病，只要不危及生命，老百姓是不会去看医生的，像皮肤病，更是只会在家里用盐、醋做刺激性的处理之后，只要不太痒就不治疗了。许多顽固性的季节性发作的内科疾病，比如慢性哮喘之类，老百姓往往会使用一些偏方、秘方，例如今天仍广泛使用的天灸三九贴之类进行治疗。现在是为了避免药物的副作用，而当年则是限于经济的困顿、力求用最少的资源解决问题的不得已的举措。对于普通底层劳动者来说，只有得了伤寒这样的内科感染性疾病、疮疡这样的外科重症感染，有可能在较短时间内导致死亡时，他们才会迫不得已就医。

赵炳南先生出自底层劳动者，深刻理解底层劳动者生活的艰辛，所以充满慈悲济世的胸怀和精神，他在自己的诊疗过程中，一直秉持济世救人的观念。在1926～1956年，他独立开办诊所的30年中，他每天早上6～8点进行义诊，为贫穷的劳动者提供医疗救治，当这些患者没有足够的钱时，他还会赠送药品，甚至帮助解决来往的交通费。对于极度困难又需要营养支持的患者，他还会赠送金钱，用于购买营养品，帮助患者尽快痊愈。正是因为拥有这样充满人文关怀的处世风格，赵炳南先生的名字在北京百姓中传颂百年而不衰："看病没有钱，就找赵炳南。"

二、赵炳南流派的发展历程

中医皮科与外科原本为一家，在燕京医学皮外科流派中，有以哈锐川（赵炳南师兄）、赵炳南、房芝萱、段馥亭等名医为代表的多位医家。其中赵炳南老大夫植根于北京，与百姓有天然的亲近感；其为人善良正直，乐善好施，热心公益，兴废继绝；其医术精湛，屡屡起死回生；其际遇奇特，颇多传奇，故而在壮年时代即已名满京华，他的医疗轶事林海音先生在阔别京华几十年后仍历历在目。他在前人不太关注的皮肤病方面殚精竭虑，废寝忘食，披荆斩棘，开疆拓土，为中医闯出一片新天地，建立了中国首个独立的中医皮肤科，奠定了现代中医皮肤病学科的基础，此后出版的《赵炳南临床经验集》及《简明中医皮肤病学》成为中医皮肤病学的奠基之作。在几代弟子的努力下，传承队伍不断发展，挖掘学术渊源、完善理论体系、发展医疗技术、提升临床疗效、培养人才梯队、建立学术平台、开展科学研究，逐渐形成了以赵炳南学术思想为核心的学术流派。

（一）学术之源

赵炳南先生的专业修行、医道传承、处世为人皆受益于他的恩师——德善医室的丁德恩先生。丁德恩的外祖父是清廷太医院御医，在外祖父的教诲下，他潜心学医，研读明代陈实功的《外科正宗》尤为用心，能背读成诵，积累了深厚的中国传统医药学功底。丁德恩以羊行为业，维持生计。闲暇之时，他自制红升丹、白降丹，熬制膏药，为亲朋故旧义诊施药，疗效奇佳，颇受好评。此后，丁德恩转以行医为业。19世纪70年代，丁德恩在哈德门外花市大街北羊市口的一座小木楼开设"德善医室"。因其医术高明、医德高尚，在哈德门内外有口皆碑，人称"小楼丁家外科"，其疗效显著，患者络绎不绝，门庭若市。

丁德恩擅长中医外科，外疗痈疽疗疖、瘰疬、疮疡有奇效。清末，北京底层社会民众的卫生条件极差，患有上述外科症疾者很多。面对浓重恶臭、甚而疮面生蛆的患者，丁德恩从不嫌弃，开刀、清创、上药，有时甚至用嘴吸吮脓液。他在诊室门口设一小木箱，病人自行投放医资，不限定数额，此木箱也无人看管。丁德恩对贫者不但不收费，还会无偿提供食物、衣物，让他们饱暖之后再就医。

赵炳南自幼羸弱多病、家境贫寒，只勉强读过6年的私塾，但立志为医，机缘巧合，投入丁德恩门下，潜心学习，有师父的言传身教，加之自身的吃苦耐劳、不懈努力，学业精进，很早即考取行医执照。丁老先生的言行善举、济世情怀，对赵炳南产生深刻影响，赵炳南行医六十载，一直秉承了丁德恩先生的医道情怀。丁德恩先生1917年病故，在丁老患病卧床之际，德善医室诊务自1912年始均由赵炳南大师兄哈锐川先生代理，赵老认为师哥是在代师授艺，所以一直以弟子之礼相待。

（二）萌芽阶段

赵炳南1926年悬壶于北京西交民巷，开设赵炳南医馆。在抗生素尚未应用于临床的20世纪20年代，赵炳南能用中医中药的方法治疗一些皮外科疾病，确有其独到之处，有"年方弱冠，誉满京城"之美名。他坚持每日"施诊"，以人道主义精神接济穷苦病患，以高超的医术救病人于危难，时任北京市中医公会外科委员、华北国医学院外科教授等职。

1931年，32岁的赵炳南先生开门收徒，接受教门弟子。1931年何汝翰先生等人行拿手礼，投于门下；1932年王玉章先生等人行拿手礼，投于门下，自此有了赵炳南流派的第二代传人。在接下来的20多年里，众弟子跟随赵老研习外科，主治疮疡，兼顾疥癣，采药制药，丸散膏丹，刀割针砭，引血排脓，为善一方。

中华人民共和国成立后，赵炳南思想先进，步入新生，他以发展中医事业为己任，当时被聘为北京医院、中国医学科学院皮研所、北京和平医院等单位的中医顾问。尤其是1954年在中央皮肤性病研究所，赵炳南主持中医研究室，和西医同道商定了共同对抗湿疹、银屑病、神经性皮炎等三个病种的研究方向，在与西医同道的交流合作中，赵炳南以疗效获得了西医同道的认可，并培养了第一批中西医结合的骨干，如方大定、袁兆庄、朱文元、张志礼、秦万章、陈美等人。

（三）形成阶段

1956年，北京中医医院成立，赵炳南带领自己的徒弟积极参加医院工作，把医馆的药品、医疗器械、制药用具、办公设备无偿捐献给国家，并主动把自己多年来行之有效的经验和盘托出，帮助建立健全皮外科室。医院给赵老配了徒弟，国家号召西医学习中医，各兄弟医院的中医、西医亦慕名来向赵老学习，赵老认真教授，乐于与各界医生交流。在赵炳南等老中医的努力下，北京中医医院皮肤外科得到了蓬勃发展。

在中医的学科划分中，中医外科包含了疮疡、皮肤、肛肠等各个亚专业，赵炳南善于诊治疮疡及皮肤疾患。俗话讲"外科不治癣，治癣便丢脸"。由于皮肤病患者群体逐年扩大，产生了巨大的医疗需求。但当时中医只有外科，没有皮肤科，对皮肤病的治疗也基本上是零散的经验而无体系，更没有太多前人经验可供参考。赵炳南先生受国家鼓励，迎难而上，带领徒弟们于20世纪70年代初建立了独立的中医皮肤科，专攻皮肤疾患。最初以外科法治皮肤病，在之后逐渐摸清了皮肤病区别于外科病的独特之处，随后建立了基于皮损的局部辨证体系、多维立体的药物内治、外治体系。在这一过程中，他不断探索，最终回归于中医经典。

赵炳南认为，皮肤疮疡虽形于外，而实发于内。没有内乱，不得外患，皮肤病损的变化与阴阳之平衡、卫气营血之调和、脏腑经络之通畅息息相关。他始终关注"首辨阴阳"，处处调理气血津液，终于完成了皮肤科治疗体系向经典的回归，为中医开拓了治疗领域，为后学建立了皮科门径，功德无量。

70年代以来，他和同志们一起，从疾病的整体观念出发，从治疗难度较大的皮外科疾患入手，开展了对红斑狼疮、白塞病、慢性瘘管和溃疡的研究工作，初步取得进展。在院领导和大家的支持帮助下，赵炳南开始整理有关资料，着手编写临床经验集。在总结经验过程中，他和同志们一起，从一个个病种入手，凡是跟他学过的医生，都把自己保存的有效病例，以及他讲解过的心得体会等笔记集中起来，然后由他再逐一分析当时的主导思想，把同类的经验归纳起来，找出他们的共性和每个病例的特殊性。在这一过程中，赵炳南先生的学术思想完成了从经验到理论的飞跃。

他曾讲课并且录音，过后对于每味药、每个处方和每一段论述，他都认真研究修改，并且本着实事求是的态度，既总结成功的经验，也总结失败的教训，使后学者少走弯路。1975年，大家帮助他把过去几十年的临床经验加以总结，出版了一本《赵炳南临床经验集》。全书约有30万字，共收录病种51个，病例137例，介绍了三种独特疗法及多年来行之有效的经验方。该书曾获1978年全国科学大会奖。晚年，赵炳南身体欠安，领导给他创造良好条件，安排助手帮他总结学术经验。他抓紧有限的时间，仅1979～1981年，3年时间就整理了行医生涯、学术思想、治疗经验、饮食疗法等文字资料17篇，计7万字，其中向有关杂志发稿，刊出7篇；整理出湿疹等十个皮科常见病种的电子计算机中医诊疗程序文字资料约3万字；录音整理临床经验累计约20小时。在这当中，张志礼、高益民等教授发挥了关键作用。在大家的共同努力下，1983年我国第一部中医皮肤病学专著《简明中医皮肤病学》面世，这代表着燕京赵氏皮科流派形成了完整的中医皮肤科理论体系，建立了完善的病因学、诊断学、治疗学内容。

在1956年到1984年的28年间，赵老在北京中医医院敞开大门，欢迎着来自四面八方的学子。在这里，张志礼、陈彤云、秦万章、蔡瑞康、陈美、郑吉玉、黄敬彦、钱文燕、王志英、郭大生、吕培文、陈凯、邓丙戌等第二代传人不断成长，以赵炳南学术思想为核心的燕京赵氏皮科流派初步形成。

（四）发展阶段

1984 年 7 月赵炳南先生逝世。1987 年 11 月经北京市机构编制委员会批准，成立"北京市赵炳南皮肤病医疗研究中心"。该中心与北京中医医院皮肤科实行一套机构、两个名称。张志礼任皮研中心主任兼皮科主任。这是燕京赵氏皮科流派由成熟走向发展的阶段，正是张志礼教授、邓丙戌教授、陈凯教授等为首的皮科团队的组织、整理与传播，才让今天的人们有幸认识到赵炳南先生的学术思想。

1992 年 6 月，北京中医医院皮肤科被国家中医药管理局确定为全国中医皮肤病医疗中心建设单位；1996 年经国家中医药管理局验收通过，确认为"全国中医皮肤病专科医疗中心"；1999 年被北京市卫生局、北京市中医管理局确定为北京中西医结合皮肤科重点（扶植）学科；2002 年成为国家中医药管理局全国首批中医皮肤学科重点专科和全国中医皮肤病重点学科建设单位，学科进入了快速发展阶段。经过一个建设周期，学科在医、教、研各方面均有显著提升，2007 年成为国家中医药管理局"十一五"重点专科强化建设项目单位；2009 年成为国家中医药管理局"十二五"重点学科建设项目单位；2011 年成为卫生部临床重点专科；2012 年成为国家中医药管理局"十二五"重点专科建设单位，当选全国中医重点专科皮肤科协作组组长单位，成为全国中医皮肤科远程会诊中心、国家中医药标准化建设基地；2016 年被评为国家中医药管理局优秀重点学科，同时获批国家临床重点专科、国家中医药管理局"十二五"重点专科、标准化建设基地、北京市中医皮肤病特色诊疗中心建设单位、北京市重点实验室；2018 年成为国家区域诊疗中心。在重点学科和重点专科的建设过程中，皮肤科的各项工作取得了长足的进步，规模不断扩大。

在这一阶段，张志礼教授作为燕京赵氏皮科流派第二代代表性传承人，在流派的传承发展上发挥着核心作用，正是他的引领与奉献，把流派带到了前所未有的高度。在这个阶段，流派接收了大量进修医师，喻文球、刘红霞是其中的杰出代表。喻文球教授早已是全国名老中医，刘红霞教授更是首届岐黄学者。在这个阶段，王萍、张芃、蔡念宁、杨慧敏、王晓莲、陈可平、姜燕生、陈勇、曲剑华、马一兵、唐的木、刘矗等流派第三代弟子逐渐成长，娄卫海、周垒、周冬梅、张苍、张广中、孙丽蕴等年轻传人渐渐成为享有口碑的名医。

（五）传播阶段

传承赵炳南学术思想和经验一直是学科发展的基础和核心，传承工作也是政府支持中医的重点。在 21 世纪的第一个 10 年，王萍、蔡念宁、陶毅、陈勇等第三代传人承担起流派发展的重担。在 21 世纪的第二个 10 年，周冬梅、张广中、曲剑华、张苍等人接过了火炬。这 20 年，流派站上了崭新的平台，2007 年由北京市中医管理局支持建立赵炳南名家研究室、陈彤云名老中医工作室；2010 年成立国家中医药管理局资助的老中医药专家陈彤云传承工作室。2014 年在国家中医药管理局支持下建立"燕京赵氏皮科流派传承工作室"。2014 年成立张志礼名家研究室。2019 年成立王莒生全国名老中医药专家传承工作室。同时，2019 年再次遴选为国家中医药管理局的第二批流派建设项目"燕京赵氏皮科流派传承工作室"。政府给予经费及政策上的支持，努力传承老中医学术思想及经验。在人才梯队建设上，也有各种形式的培养方式，有国家名老中医药专家师承方式。张志礼教授是第二批全国老中医药专家学术经验继承工作指导老师，王萍、张芃是其传承弟子；陈彤云教授是第三批、第四批、第六批全国老中医药专家学术经验继承工作指导老师，曲剑华、陈勇、马一兵、刘清、徐佳、姜希是其传承弟子，并开展了陈彤云传承团队门诊模式；王莒生教授是第四批、第五批全国老中医药专家学术经验继承工作指导老师，周冬梅是其传承弟子。王玉章教授的学术继承人吕培文教授成为第五批全国老中医药专家学术经验继承工作指导老师，张苍作为她的第一位学生在 2001 年完成学业。结合医院新名医工程、研究生培养、科室内部培养、招收进修医师等多种形式，燕京赵氏皮科流派逐步形成了梯队合理的传承团队。曲剑华、周冬梅、张苍、张广中、娄卫海、孙丽蕴、徐佳等成为青年一代的代表。

三、赵炳南流派的发展现状

（一）强大的人才队伍

本流派拥有一支技术力量雄厚的医、护、技人员队伍，现有医师52名（其中在职39人，退休13人），在职主任医师9名，副主任医师11名，主治医师15名，住院医师4名。其中博士及硕士学位比例达到80%，包括2名博士后。他们以中青年为主，来自北京中医药大学、上海中医药大学、广州中医药大学、山东中医药大学、辽宁中医药大学、北京市中医研究所、首都医科大学、北京大学医学部和日本香川医科大学等多地医学院校，学缘结构较学科建设前更为多元化。

流派曾拥有国家级老中医药专家传承指导老师王玉章（第一批）、张志礼（第二批）；首届全国名中医、首都国医名师、国家级名老中医药专家传承指导老师陈彤云（第三、四、六批）；王莒生（第四、五批）以及何汝翰、郑吉玉、陈美、陈凯、邓丙戌、王萍（首都名中医）、蔡念宁、王晓莲、杨慧敏、曲剑华（首都优秀名中医）、娄卫海（第三批全国优秀中医临床人才）、周冬梅（北京市十百千人才）、张苍（第四批全国优秀中医临床人才、首都中青年名中医）、徐佳（首届青年岐黄学者）等一大批国内外知名的中医及中西医结合皮肤病专家，他们临床经验丰富、学术水平高，在国内外皮科界享有盛誉。

本流派具有深厚的历史积淀，注重人才建设，通过多年的重点学科及重点专科建设，形成了较为完备的人才梯队，学科人才培养层次和梯队清晰，包括名老中医继承人、博士研究生、硕士研究生、在职申请学位培养，新名中医培养，北京市优秀人才培养，优秀中医临床人才、"125 人才工程"、"215 人才工程"、"十百千人才工程"、首都名中医、优秀名中医培养等多种层次。培养方式包括听课、随师出诊、进修、定向短期培训、参加学术会议、出国学习交流、科内病例会诊、讲课、编写论著、撰写论文等多种形式。中青年医师入选各类人才项目，全国优秀中医临床人才2 人，青年岐黄学者 1 人、北京市百千万人才 1 人，北京市高创领军人才1 人，北京市卫生系统十百千人才 4 人，首都名中医 1 人，优秀名中医 1人，北京市中医"125 人才" 4 人，北京市卫生系统"215 人才" 4 人，北京市医管局青苗人才 3 人，首都群众喜爱的中青年名中医 2 人，人民好医生 1 人。

本流派学科人员研究方向明确，年龄、专业技术职务、学历、学缘结构合理，依托人才建设优势，建立了促进学科发展的研究平台，银屑病中医临床研究及美容中医学科建设始终走在全国前列，一直引领着中医外治技术的恢复、宣传、应用、推广及名老中医经验的成果转化，学术流派传承水平居于国内各流派前列。所有人员团结协作，工作兢兢业业，积极进取，形成良好的互相促进、互相激励氛围，整体素质高。

（二）扎实的医疗能力

本流派建设以"不断完善中医皮肤病医疗服务体系，提高中医皮肤病整体医疗服务能力和医疗技术水平，进一步解决人民群众看病就医问题"为宗旨，在继承和发扬祖国传统医药学有关皮肤病的宝贵经验，特别是赵炳南学术经验的基础上，发展中医皮肤科特色诊疗技术，提高中医治疗皮肤病的临床疗效，建设凸显中医药的优势与特色、在医学科学领域居领先地位的皮肤病中医临床重点专科，发挥示范辐射作用，提高学术水平，形成立足中医药学术发展和临床前沿、具有较大学术影响力的知识创新和技术创新的集临床、教学、科研、学术交流为一体的全国皮肤病中医诊疗中心。

在医疗服务能力方面，建设期间的研究成果应用于临床，提高了临床疗效，从而提高了业务工作量与效益。本流派不断提高整体医疗服务能力，突出中医特色；积极挖掘、开发中医特色疗法，如中药外治、腧穴治疗、非药物治疗等，已在临床广泛开展；引进了现代诊疗技术，以满足临床需要。

本流派一贯重视保持及突出中医特色，治疗原则是先中后西、能中不西、中西医结合，采取一系列突出中医特色的具体措施。

由于流派影响力的不断扩大与我科医疗水平的不断提高，在流派建设期间，我科病房的住院总数、区域内病人数以及区域外病人数比例保持较高水平。

在医疗质量与安全方面，对于疑难重症皮肤病患者，按照规范合理治疗，危重患者多学科参与救治，使患者病情都得到了有效控制。

我科保持银屑病、带状疱疹、湿疹、红皮病、痤疮、荨麻疹、大疱病8个专科优势病种，牵头制定了中医诊疗指南。优势病种年出院人数呈逐年增加趋势，平均住院日逐年降低，优势病种年门诊量也逐年增加。门诊开设银屑病、湿疹、痤疮、荨麻疹、掌跖脓疱病及针灸、皮外科手术、激光美容等专病专台门诊，开设疑难病会诊门诊、特色外治专技门诊、陈彤云名中医团队门诊，建立患者数据库及追访平台，形成专家团队，运用特色诊疗方法、系列方药、特色制剂进行治疗。

临床诊疗方案合理并不断优化，在合理应用核心技术和中医特色技术的基础上，采取疑难病会诊制度、老中医查房、外院专家会诊、全院会诊、疑难病会诊门诊等方式，明显提升疑难危重症的诊治能力。疑难危重病例比例也呈现增长趋势，CMI（病例组合指数）、DRG（疾病诊断相关分组）均有明显提升。

（三）明确的科研方向

经过多年发展，本流派已形成4个明确而稳定的研究方向，分别为：燕京赵氏皮科流派的传承研究、中医治疗银屑病的临床及基础研究、中医治疗光敏性皮肤病的临床及基础研究和皮肤病中医外治研究。

1. 燕京赵氏皮科流派的传承研究

名老中医经验的传承是学科发展的基础和源泉。燕京赵氏皮科流派临床疗效显著、学术特色鲜明、社会影响深远，至今传承已达五代。学科在国家中医药管理局的领导下，开展了"燕京赵氏皮科流派"的学术传承和建设。通过前期建设，形成了以研究和传承赵炳南学术思想（观点）和诊疗经验为中心的理念，以"面向广大老百姓服务"为宗旨，以提高学术水平为重点，加强学术整理，推动流派传承，提炼推广学术成果；建设流派示范门诊，提高临床疗效，加强燕京赵氏皮科流派特色技术推广应用；加强人才培养，培育一批流派传承人才，推动流派交流，宣传流派特色文化；加强条件建设，探索长效机制，促进流派的可持续发展，已成为中医皮肤科医疗、人才培养、科学研究、文化传播基地。主要开展的工作有以下几项。

（1）加强学术整理，推动流派传承

通过历代文献的挖掘整理，梳理燕京赵氏皮科流派传承脉络、完善燕京赵氏皮科流派学术思想（观点）、提炼燕京赵氏皮科流派诊疗技术，挖掘流派文化特色，推动燕京赵氏皮科流派学术传承。

（2）提高临床疗效，加强推广应用

开设了燕京赵氏皮科流派银屑病、湿疹性皮炎、痤疮示范门诊，积极探索燕京赵氏皮科流派治疗银屑病、湿疹性皮炎、痤疮的院内制剂、特色制剂、中药新药的开发应用。制定了燕京赵氏皮科流派特色诊疗技术的推广应用方案，积极开展形式多样、切实有效的推广应用。

（3）加强人才培养，推动流派交流

以燕京赵氏皮科流派代表性传承人为主体确定了3名导师，通过团队的临床跟师带教、流派典籍研读、临证思辨探讨、流派文化学习等方式，提升了流派传人学术传承能力。组织开展了流派间、地区间、学科间的导师交叉带教以及进修学习、学术培训、科研合作、会议研讨与交流考察，促进流派学术资源的整合与互补。

2. 中医治疗银屑病的临床及基础研究

本科室是国家中医药管理局银屑病中医诊疗方案梳理、验证和临床路径制订的牵头单位，主持国家科技支撑计划、北京市科委重大项目等多项银屑病课题，在银屑病研究和治疗方面积累了大量经验。科室创建人赵炳南老先生首次把银屑病的中医病名确定为"白疕"，并形成了银屑病辨证论治的完整体系。科室第二代学术带头人张志礼主任继承并发展了赵老的学术思想，形成了独特的中西医结合皮肤科诊治体系，在此基础上发展了银屑病中医辨证的基础及"从血论治"银屑病的中医治疗理论，并在其指导下开展银屑病特色规范化临床治疗。

近年来，皮肤科在学术带头人邓丙戌教授、学科带头人王萍教授、国家级名老中医王莒生教授以及科室负责人周冬梅主任的带领下，联合北京市中医研究所开展了银屑病证候诊断标准和血热证证型演变规律研究、银屑病中医优化治疗方案研究、银屑病"从血论治"病机基础研究、基于中医"治未病"理论的银屑病健康教育研究等多方面的研究，内容涵盖银屑病的病因病机、辨证标准、中药内服外用、中医非药物疗法等内容，并利用现代科技手段对客观辨证、中药调节皮肤角质形成细胞、免疫机制和真皮微循环异常等治疗机理进行了深入研究，主持了与该病相关的包括国家"十一五"支撑计划、国家重点研发计划课题、国家自然科学基金、北京市科委科技计划重大项目等在内的课题25项，发表学术论文百余篇，出版银屑病相关著作4部，并连续获得不同级别的科技成果奖5项。结合本学科前期临床研究结果，按照循证医学指南制定规范要求，综合了全国有代表性的专家的意见，制定并出版了《寻常型银屑病（白疕）中医药循证实践指南（2013年版）》，并经中华中医药学会、北京中医药学会和北京中西医结合学会进行发布和推广，在同行和银屑病患者中形成了较大的影响力。

目前学科年门诊量29万余人次，其中银屑病患者约占9%，住院病人银屑病患者占50%以上，因此银屑病是学科具有诊疗优势和特色的疾病，也是科学研究的重点病种。通过前期文献研究发现，目前尚缺乏中医药对银屑病复发率影响的前瞻性研究，以及对部分难治性银屑病的治疗方案的优化。

此外，学科还与北京市中医研究所形成了密切的协作关系，开展了大量中医药治疗银屑病的基础研究。北京市中医研究所是首都医科大学附属北京中医医院的下属研究所，该所以中医皮外科疾病为研究领域，与皮肤科临床密切结合，形成了稳定的以银屑病研究为主的学术研究方向，拥有一支结构合理的学术队伍。在病理生理室基础上发展建立了国家中医药管理局"细胞病理三级实验室"和"疮疡生肌理论及应用重点研究室"，以及"银屑病中医临床基础研究北京市重点实验室"。

在发展建设中，学科得到北京市科委"中医外用药研究平台"建设经费的支持，经过多年的努力，融合皮肤科诸多临床基础研究，使之成为中医皮外科研究的重要基地。前期主要研究了中药对银屑病 T 细胞异常活化、调节性 T 细胞作用、微血管异常生成及角质细胞过度增生的干预作用，探索银屑病"热毒"的病理基础，并通过理血中药对银屑病血管异常生成的过程的调节，丰富银屑病"从血论治"的科学内涵。在此基础上成立了中医皮肤科重点实验室，搭建了银屑病基础研究平台。

3. 中医治疗光敏性皮肤病的临床及基础研究

本领域主要开展皮肤型红斑狼疮的中医药干预研究。观察抗光敏合剂对具有光敏感皮肤红斑狼疮临床疗效，科学地评价该方对光敏感、皮损、异常免疫指标的干预效果；观察健康对照者与红斑狼疮病人之间、不同类型红斑狼疮之间亚红斑量（MED）的差别及中药干预后变化；以血清药理学方法，通过 MTT 法检测细胞活性，流式细胞仪检测细胞凋亡程度及单细胞凝胶电泳法检测 DNA 受损程度、Ro/SSA 抗原、La/SSB 抗原的变化，探讨中药对紫外线辐射损伤的角质形成细胞的保护作用。

目前对中药治疗与光敏感有关的皮肤红斑狼疮尚无系统研究，故研究中药拮抗紫外线对细胞的损伤，可探讨中医药治疗皮肤型红斑狼疮的优势，有效地改善患者的预后，从而在临床上发挥积极作用，减少重要脏器受累程度，降低发展成系统性红斑狼疮的危险性，并探讨其作用机理，为皮肤型红斑狼疮治疗提供新的治疗思路，开辟新的前景。

本研究的特点是从一个新的角度进行研究，探讨中药对有光敏感的皮肤红斑狼疮的干预程度及其内在作用，对红斑狼疮的治疗产生重要影响。因此本研究的实施对于红斑狼疮发病机理的探讨和可能的应用前景都有十分重要的意义。

4. 皮肤病中医外治研究

中医外治法临床特色突出，在皮肤病的治疗上具有独特的临床优势。本学科在继承赵炳南教授、张志礼教授、陈彤云教授的学术思想和特色经验的基础上，已开展中药药浴疗法、黑布药膏疗法、引血疗法、封包疗法、邮票贴敷法等特色治疗。中医外治法治疗银屑病和湿疹积累了丰富的经验，疗效肯定，如涂药法、薄贴法、敷贴法、药浴法、湿敷法、耳穴贴压疗法、脐疗法等都是有效的外治疗法。

我科多年临床实践经验显示，运用中药内服，配合药物及非药物外治，如应用中药软膏、中药浸浴、中药熏蒸、紫外线照射等综合治疗银屑病，可取得较好疗效，且副作用小，费用相对较低。本学科建设期间主要开展中医外治临方调配和针灸治疗银屑病的研究，具体如下：外用中药的临方调配，是赵炳南老先生外治特色之一，也是中医皮肤科、外科的重要的特色外治思想的体现，是实现外用药的个体化用药和辨证论治的最佳方法，是指医师开具处方时，根据药物性能和治疗需要，要求医院中药房的调剂人员按医嘱临时将生品中药饮片进行调配操作的过程。它能够方便患者、增强疗效，并且为形成新的原创性皮肤病外用中成药提供依据。为满足临床需要，我学科在全国中医综合医院中已率先建立了规范中药临方调配室，配备了专业的中药临方调配人员和调配设备，选择了合适的外用中药临方调配处方，开展了多项中医临方调配的临床疗效观察，其中银屑病治疗的临方调配研究获得了北京市科委的立项资助。

（四）丰硕的研究成果

皮肤科自建科起就将科研工作作为重点，中心聘请了全国及院内、北京市中医研究所有关专家，组成专业学术委员会，制订学科发展规划，指导医、教、研工作。

多年来，皮肤科承担并参与了国家"十一五""十二五"科技支撑计划，国家自然科学基金，卫生部（现国家卫生健康委员会，下同）、国家中医药管理局、国家中医药管理局标准化项目，国家中医药管理局"燕京赵氏皮科流派传承工作室"项目，国家新药研究基金，教育部留学基金，北京市科委重大科技计划项目，北京市科委十病十药项目，北京市中医药管理局、首都临床特色应用研究，首都医学发展科研基金，北京市优秀人才资助项目，北京市财政支持项目，北京市教育委员会科技计划等多项课题，共获得资助基金 2000 余万元，极大地提升了科研能力和水平。

皮肤科共获得成果奖 19 项及多项发明专利：《赵炳南临床经验集》获 1978 年全国科学大会奖。《实用皮肤病学》、《中西医结合治疗剥脱性皮炎 44 例临床及实验研究》、《中西医结合治疗天疱疮 30 例临床分析》（1987 年）、《狐惑病中西医结合辨证论治》（1988 年）、《中药石蓝草煎剂治疗急性皮炎湿疹的临床观察和实验研究》（1992 年）、《中西医结合治疗系统性红斑狼疮的临床观察及实验室研究》（1995 年）、《凉血活血汤治疗银屑病的研究》（2000 年）、《凉血活血方治疗银屑病（白疕）血热证的临床和基础研究》（2008 年）等分别获得国家科委、卫生部、国家中医药管理局、北京市科委、北京市卫生局和北京市中医管理局、中国中西医结合学会科技进步奖。2013 年完成《银屑病疗效提升系统》项目结题，获得"2013首都十大疾病科技攻关年度成果——惠民型科技成果奖"。2014 年《银屑病（白疕）"从血论治"辨证体系的系统确证研究》获北京市科技进步三等奖及中国中西医结合学会科技进步奖。2017 年 1 月已将陈彤云的临床验方成功转化为中药护肤品并面世。2019 年 11 月"草本洋参皮肤美容改善药物及化妆品应用和制备"获国家发明专利。

主编出版专著数十部：其中《赵炳南临床经验集》（1975 年）、《简明中医皮肤病学》（1983 年）是中医皮肤科基本理论及辨治体系的基础，多次重印，并重新修订发行。多部著作出版发行，受到医务工作者和患者的欢迎。

主持编写行业标准、诊疗指南、专家共识：中医病证诊断疗效标准、中医医院科室建设与管理指南、北京地区中医常见病证诊疗常规、《寻常型银屑病（白疕）中医药循证实践指南（2013年版）》《天疱疮（天疱疮）中医诊疗指南》《粉刺（寻常痤疮）的中医药诊治专家共识》。

四、燕京赵氏皮科流派对中医皮肤科的贡献

作为中医皮肤科创始流派，燕京赵氏皮科流派尊重经典，专注临床，系统继承了中医外科的学术成就和诊疗体系，并在此基础上清晰地认知到了皮肤疥癣与外科痈疽的差异，旗帜鲜明地提出湿在皮肤病发病中的首要地位，并建立了基于气血津液辨证的皮损辨证体系，创制了一系列内服、外治方药体系，使中医皮肤学科走出中医外科，形成了独立的专业方向。

本流派创始人赵炳南先生学术深深植根于中医经典，他遵循"首重阴阳"的核心理念、传承了"外科尤重气血"的学术特色，继承了前辈诸多外治技术。在我们逐渐走近他的过程中，首先看到他在中医皮肤学科留下的伟岸身影，继而发现他在中医外科领域的卓著成就，最终见证他背后澎湃的两千年的中医传承之流。通过二十多年对赵老著述与经验的研习与使用，我们认识到他对中医皮肤学科的贡献是多方面的，以下逐一介绍。

（一）明确了中医皮肤学科在中医体系中的定位

50年前，没有皮肤专科，没有专业的皮肤科医生，更没有独立的皮肤病辨治体系，但各专业的医生都会遇到皮肤病。在诊断方面，大家主要关注皮肤之外的脏腑、经络系统异常或整体的气化状态异常，而没有对皮肤病的核心表现——皮疹进行细致的辨识分析。在治疗方面，大家使用自己熟悉的辨治体系并加以化裁。可以说，这一阶段有皮肤病，却没有皮肤学科；有善于变通内、外科方法，治疗皮肤病的医生，却没有精研皮肤生理病理的专科医生。

赵炳南先生出身于中医外科，他擅治痈疽重症，早年即享誉京城。赵老中年之后社会渐渐稳定，皮肤病在外科患者中的比例越来越高，1972 年皮肤病患者数量已经占到北京中医医院外科门诊量的一半以上。时代的需求引导赵炳南先生走上了中医皮肤科的探索之路。在不断的实践与思考之中，他逐渐明确了皮肤科在中医体系中的位置。

1. 中医皮肤科与外科的异同

中国自古即有疾医、疡医之别，其中诊治体表疾病的称为疡医，诊治脏腑疾病的称为疾医；疮疡、疥癣、瘿瘤、痔瘘均是发生于外在的皮、脉、肉、筋、骨五体的疾患，属于疡医。其中主治疥癣者称为皮肤科，主治痈疽者称为外科。二者既有区别，又有联系。痈疽相当于外科感染性疾病，是古人致死的重要原因之一，也是常见的危急重症。痈疽是人体气血与外来或内生的火毒之邪互相斗争的结果。《外科心法要诀》所说的"痈疽原是火毒生，经络阻隔气血凝"是外科疾病的总病机。现代中医皮肤科与现代中医外科诊治病种部分重合，明确归属于皮肤科的疾病在中医体系里均属于疥癣之疾，大多是顽固疑难疾病，它们的成因不但与气血有关，更与津液的异常积聚密切相关。与人体正气交争的邪气有火毒，但更突出的是风湿邪气。《诸病源候论》所说"风湿……与血气相搏"是经典皮肤科疾病的总病机。《赵炳南临床经验集》同时包含外科与皮肤科疾病，并按以上差异对二者进行了明确的划分。

2. 中医皮肤科与内科的关系

皮肤病发于体表，外治方法是皮肤病的首要治疗手段，但是许多顽固复杂的皮肤病不单纯是外因所致，而是内在脏腑、气血、阴阳失衡的继发现象。这些皮肤病发生在失衡的脏腑气化状态之上，因而与内科病息息相关。赵炳南先生对此做出了清晰的表述："皮肤疮疡虽形于外，而实发于内，没有内乱，不得外患。"在临床实践中，赵老不只使用自拟方、外科名方，他还大量地使用内科经典方剂处理皮肤科疾患，《赵炳南临床经验集》里记载的常用方就有 100 多个。赵老认为：皮肤病直接受到内科情况的影响，二者根本无法分开，必须兼顾含皮肤在内的整体，才能挑战复杂、疑难、危重皮肤病，所以具有扎实的内科基础是成为优秀皮肤科医生的重要一环。

3. 中医皮肤学科在中医学中的定位

中医皮肤学科在学科划分上属于疡医，专注于皮毛、脉、肉、筋、骨外在五体的结构与功能异常。在疡医门类下，它与疮疡外科并立，二者有相同的病位，皆以外治为重要治疗手段，但二者又有不同的关注点：外科关注气血异常与火毒侵袭，皮肤科关注气血津液异常与风湿邪气积聚。在病理机制上，皮肤科遵循内科对人体生理病理的一般认识，确认五体是整体的一部分，又强调五体是不同于脏腑、经络的部位，并在生理、病理上与脏腑、经络互不相同、互相影响、密不可分。

（二）探索了中医皮肤科疾病分类体系

拥有独立的疾病分类体系、疾病诊断系统是学科分化过程中的主要环节，也是学科独立性的关键。近几十年，中医界倾向于以西医为主诊断，以中医为主治疗，有效促进了中西医的交流，提升了中医的认知度；但中医疾病分类、诊断系统的缺失使现代中医与经典的联系被切断，使当代中医较难汲取古人经验，直接影响了中医学术的传承。

传统上中医外科主要按发病部位对皮肤病进行分类：《外科正宗》《外科心法要诀》论病理首明经络，《疡科心得集》则划分三焦。但按部位分类用于临床有助于命名、记忆，而不能揭示不同门类皮肤病的病机，因而对皮肤病的治疗没有具体的指导作用。

生于传统，而成长于世界巨变的时代，赵炳南先生具有更宽广的视野：他的目光不只停留于疾病，他更关注学术的可持续发展和学科的未来。赵炳南先生较早认识到在中西医结合过程中，保留中医疾病诊断分类体系有利于保护学科的主体性。所以，他在临床实践中遵循传统——先议病，之后才是辨证、用药。赵老沿用了疮疡外科疾病分类体系中与皮肤科重合的部分——疮、疡、痈、疽、风、丹、疹、痦等，并将典型的皮肤病划分为湿、癣、疥、癞四种。

1. 湿

湿包含各种以糜烂、渗出为主要表现的皮肤病，具有代表性的如湿疮、胎敛疮、四弯风、风湿疡、汗淅疮、火赤疮、天疱疮、胎赤疱、脚湿气等。

2. 癣

癣包含各种以大片状干燥、脱屑、瘙痒为主要表现的皮肤病。代表性的如白疕、白屑风、逸风疮、风热疮、牛皮癣、鹅掌风、发蛀脱发、环癣、紫白癜风等。

3. 疥

疥包含各种以剧烈的瘙痒的丘疹性皮损为主要表现的皮肤病。代表性的如阴虱、疥疮、土风疮、粟疮等。

4. 癞

癞包含各种以肥厚、增生、瘙痒为主要表现的顽固皮肤病。如马疥、顽湿聚结、松皮癣、紫癜风等。

以上这些门类涵盖了大多数常见皮肤病，初步构成了皮肤科的疾病分类系统。每类疾病都有共通的病机特点，也有基本的治疗法则，初步构成了皮肤病的治法体系。如：风，以瘙痒、游走、变化为主要表现，当治以散风息风；痹，以僵硬、肥厚为突出表现，当治以宣透温通；癞，皮肤粗糙、肥厚、高低不平，当治以托里和营。

（三）强调了湿邪在皮肤病病机中的核心地位

人体有表里之分，气无所不至，津液属阳趋表，血属阴趋里。在人体偏表部位是津液所行之处，此处产生的形质变化，大多也是津液的异常积聚，这种阻滞的津液就是"湿邪"。湿邪不是外来的，而是津液异常积聚的表现形式。所有医家都关注到湿邪在皮肤病中的存在，但只是将湿邪列为六淫邪气之一。

外科病主要问题是气血与火毒的关系。气血问题有时会并发津液问题，如《金匮要略》所言"血不利则为水"，但更多时候外科病是气血凝结、气血亏耗与火毒互结，津液异常是其继发的变化。肿疡、热盛、肉腐成脓、形成溃疡是外科病的经典演变过程；皮损、糜烂、渗出是皮肤病的常见演变过程。经典皮肤病发病过程中不出现成脓、溃疡，而只出现糜烂；溃破之后不出现脓，而只渗液流津。从正气角度看，隆起的皮损之中积聚的不是阻滞的气血，而是阻滞的津液。

赵老认识到津液的异常在经典皮肤病发病中占有首要地位。他说："善治湿者，当治皮肤病之半。"针对湿邪存在的不同状态，他提出了风湿疡、湿疡、顽湿疡三种疾病状态，并有针对性地创制了从疏风除湿汤到搜风除湿汤 10 多个治湿方剂，将皮肤病治湿诸法归于同一系列，为学用其经验提供了参照。他用系列内服、外用方药建立起了完备的皮肤病湿邪治疗方阵，对中医皮肤学科做出了重要的贡献。

强调湿邪的首要性，强调津液异常的首要性，强调火毒之外更有湿邪，是赵老关于皮肤病与外科病区别的最重要的认识。赵老认识到这种差异，清楚地揭示了这一点，这标志着他从学术上完成了皮肤科从外科的分离。

（四）建立了基于气血津液辨证的皮损辨证体系

人体外在的五体是皮、脉、肉、筋、骨，皮肤病涉及外在五体的各个部分。皮肤病表现为各种类型的皮损，其中大多数皮损高出皮肤表面或者在皮肤深层形成结节斑块浸润，这些现象在中医的体系里均属有余之象。这种有余之象并非外来的物质，而是由各种内外因素刺激导致体内气、血、津液在五体部位的异常积聚所形成的。从气的凝聚角度看：风是异常运动状态的气，而热是弥漫亢奋状态的气，火是亢奋而有上达、外达倾向的气，毒则是凝聚于局部并具有破坏五体形质作用的气。从血的凝聚角度看：运行过速的是血热，凝聚状态的是血瘀，妄行状态的是离经之血。从津液的凝聚角度看：不同程度的凝聚会形成痰、饮、水、湿等不同表现。而在皮肤病最常见的则是湿。湿导致的皮肤病又可以分为风湿疡、湿疡、顽湿疡。

赵老认同《诸病源候论》对皮肤病病机的认识，在他的专著里，用几十首自拟内治方向我们展示了从气血津液异常积聚这一角度来认识皮损的视角，形成了一种迥然不同于内科的皮肤专科辨证体系。这是针对五体这一特定部位的局部辨证体系，而非针对整体的辨证体系。可以用七个字来概括从气血津液积聚角度所看到的皮肤病局部病机，那就是：风湿与血气相搏。风湿可能是外来的刺激因素，但更多是指处于异常积聚状态下的气血津液，血气则是能够正常发挥作用的人体物质与机能，二者的相互搏结构成了不同的皮损表现。

需要强调的是，皮肤病的气血津液辨证不是针对脏腑经络中的气、血、津液进行辨证，而是针对五体局部的气、血、津液的异常积聚进行辨识，它是基于皮损的专科辨证体系，而不是针对患病的人的整体辨证体系。皮肤病的气血津液辨证体系源自《黄帝内经》，系统表述于《诸病源候论》。从皮损角度辨识局部的气血津液积聚状态，构成了对外在五体病机的清晰把握。在此基础上结合患者的整体辨证结论就可以指导系统有效的治疗。

同时，从只见整体不见局部的内科思维，到兼顾局部与整体的思维模式转化完成了中医皮肤科专科化的重要步骤。掌握这种基于气血津液的皮损辨证体系成为皮肤科医生专业素养的直接体现。建立针对皮损——皮肤病的标靶的病机认识及相关诊法体系和治疗体系，标志着中医皮肤学科的形成。

（五）建立了完备的中医皮肤病药物治疗体系

皮肤病病在五体，病位直观。外治可以直达病所，因而是其首要治疗手段且与内治有不同的治疗原则。而以中药内服为主的内治法则是面对涉及整体的更为复杂的皮肤病时学习、模仿、借鉴内科，补充到皮肤科治疗体系里的。

赵炳南先生基于皮损的气血津液辨证创设了系列内服方剂，并系统地继承了前人的外治经验，形成了多系列、不同作用强度、不同剂型的外治系列方药，二者共同构成了完备的中医皮肤科药物治疗体系。

1. 作用分门类、药力分梯度的外治药物方阵

赵老将皮肤病外治药物按照作用划分为清热、止痒、杀虫、润肤、解毒、消肿、止痛、散结、化瘀、回阳、化腐、生皮、生肌、敛疮等十余个系列，并为每一系列创设了不同作用强度的系列方药。比如在解毒系列外用药中，按照作用由弱到强分别是清爽膏、祛湿原料膏、芩柏软膏、黄连膏、芙蓉膏、化毒散膏、黑布化毒膏、黑布药膏。同时，每个系列还有不同的剂型，比如在解毒系列里既有膏剂，又有散剂，还有洗剂。同样的剂型，在不同的使用方法作用下还能发挥不同的作用。比如同是马齿苋洗剂，可以有冷湿敷、热敷、淋洗、泡洗等多种使用形式。而同样是黄连膏外敷治疗银屑病，也可以分为直接薄搽以及药物封包等不同作用形式。这样就形成了不同功效、不同强度、不同剂型、不同用法的外用药物方阵，给临床医生提供了清晰的用药思路和充分的选择余地。黑布药膏疗法、拔膏疗法、熏药疗法就是其中的代表。

2. 基于皮损气血津液辨证的内服方药方阵

外在五体是人体的有机组成部分，气血津液生成于脏腑，散布于五体，五体由于气血津液的濡养温煦而正常，气血津液若在五体部位发生异常的积聚，则会产生皮损和相关的症状体征，最终以皮肤病的形式表现出来。

赵炳南先生针对外在五体部位气血津液的异常积聚状态创设了系列内服经验方，包括清热系列方、解毒系列方、疏风系列方、凉血系列方、化瘀系列方、除湿系列方等。其中的除湿系列方由 10 余首自拟经验方组成，涵盖了对不同状态湿邪治疗的全部经验，是赵炳南先生治湿经验的集中体现。其中的清热除湿汤、除湿止痒汤、健脾除湿汤、除湿丸、搜风除湿汤等均已成为传世名方，被中医皮肤科同道广为应用。

3. 整体与局部结合治疗皮肤病的观念

赵老强调"师古更创新"，他结合前人的经验和个人的创见，建立了完备的皮肤科药物治疗体系，但他绝不是一个眼里只见"疙瘩"的大夫。

在临床实践中，赵老清晰地认识到皮肤是人体的皮肤，不是独立的皮肤。在面对复杂疑难的皮肤病时，目光更不能局限于皮肤，而要放眼整体，不忘局部。他常嘱咐弟子，治病当"首辨阴阳"，这是他整体观念的体现。在《简明中医皮肤病学》的序言里，他特别强调："我深刻地认识到，皮肤病虽发于外而多源于内。"在《赵炳南临床经验集》里我们可以看到：除了 100 多个自拟方剂之外，赵老引用了 100 多个内科、外科常用方，涉及脏腑、经络、气血、虚实各个方面，涉及治疗外感、内伤、杂病各个方面，展现出他宽广的学术视野，同时也是他兼顾整体、不忘局部的学术思想的直接体现。

（六）提出了中医皮肤学科的一些关键性的概念

中医皮肤科是与内科、外科既区别又联系的独立的学科，中医皮肤科有它独特的诊断系统、治疗体系，同样也有它独特的病理概念。赵炳南先生在他的临床实践中强调或提出了多个极具皮肤科特色的病机概念，如血燥、湿痹、顽湿、湿滞等，其中湿滞、顽湿多有论述，而血燥、湿痹尚未见专论。

1. 血燥

《外科心法要诀》白疕章节之下说："固由风邪客皮肤，亦由血燥难荣外。"此处的血燥指的是病机；其外在表现是"形如疹疥，色白而痒，搔起白皮"，干燥、脱屑，是燥的外象。一般认为血燥是血虚不能濡养的继发性表现，而赵炳南先生对此有不同的理解，他从气血津液积聚角度认识皮损，认为血燥的成因明确地记载在《诸病源候论》干癣章节，"皆是风湿邪气，客于腠理，复值寒湿，与血气相搏所生"，是风湿与血气相互纠缠，血不能发挥正常的润养作用所致。赵老认为：血燥的表现不止于大片干燥脱屑，还常常伴随着皮损的肥厚增生、角化过度，而这是气血津液的异常积聚，是有余之象。从阴阳角度看，血燥是因为阳不运，而非因为阴不足。单纯地滋阴养血无法改善血燥，唯有以运化为主、运化与滋养同步进行才能起效。《外科心法要诀》以杏脂膏治疗白疕血燥的外象，以搜风顺气丸治疗白疕血燥的内因，我们在其中没有看到大队的滋阴养血之品，我们看到的是针对风湿血气关系促进运化的处方。赵炳南治疗白疕血燥同样立足于运化而非滋养，其系列方剂中的健脾除湿汤、健脾润肤汤、养血解毒汤等都是治疗血燥的有效方剂。例如养血解毒汤主治血燥证，表现为皮损肥厚、干燥脱屑者。其中鸡血藤、威灵仙疏通经络；土茯苓、蜂房解毒除湿；山药、生地黄、当归和血滋阴，与单纯滋阴养血药有显著差别。可以说赵老对血燥的解读，立足于经典，完整地保存了传统的认识，适用于顽固的皮肤病，并有与之匹配的治疗方法，是读经典做临床的典范。

2. 湿痹

《黄帝内经》指出"风寒湿三气杂至合而为痹"，并有行痹、着痹、痛痹之分。《黄帝内经》又有五脏痹、五体痹的记载。皮痹不已，内舍于肺，则为肺痹。痹可以发生于人体内而脏腑、外而五体的各个部位。现代临床中"痹"常特指风、寒、湿三气侵袭关节引起疼痛等症状，在皮肤科"痹"的概念未被充分认识。赵炳南先生深入经典，创造性地提出了皮肤湿痹的概念，他指出皮肤结节、斑块，也是"着痹"的一种，深化了我们对众多顽固皮肤病的病机认识，同时也为应用宣通之法治疗顽固皮肤病打开了思路。赵老所说的皮肤湿痹，不止侵袭肌肉、皮肤、筋骨，更因深入络脉而使疾病分外顽固。赵炳南先生系列处方之中有麻黄方、全虫方、除湿止痒汤、搜风除湿汤，都是治疗湿痹的有效方剂，其中多用祛风湿药。如搜风除湿汤，全蝎、蜈蚣、海风藤、威灵仙搜剔入于络脉的风湿邪气；白术、薏苡仁对治凝滞于肌肉、筋骨的风湿邪气；白鲜皮、川槿皮对治凝滞于皮肤、肌肉的风湿邪气；诸药配合，由深而浅逐层驱邪，邪气外达皮毛而解，展现了赵老遵从经典，又卓有创新的学术见地。

从赵老对这些概念的认识与相关疾患的处理，我们看到了他在诊治皮肤病方面的创新之处，而所有这些创新均是建立于系统继承的基础上。从这个角度看，传承就是创新。

（七）培养了大批优秀的中医皮肤科人才

赵老 1926 年创办医馆，由于疗效卓著，年未弱冠，即誉满京华。他 1931 年开始开门收徒，培养了大批的弟子，包括马瑞臣、王玉章、周振彤、张玉文、李梦佗、何汝翰、杨凯、张作舟等，这些弟子大多在新中国成立之前即已成名，新中国成立之后更开枝散叶，传承不绝。1956 年后，赵老在北京中医医院工作期间又培养了张志礼、孙在原、秦汉琨、陈彤云、陈美、郑吉玉、钱文燕、黄敬彦、陈凯、邓丙戌、郭大生等一大批临床专家，他们更是医名远播。作为现代中医皮肤科的奠基人，当代许多著名医家都曾经直接受教于赵老，徐宜厚教授是其中的杰出代表。而《赵炳南临床经验集》和《简明中医皮肤病学》这两部中医皮肤科奠基之作则带领大多数年轻的皮肤科医生迈出了职业生涯的第一步。

赵老的学术不只在皮肤科流传，他的经验还深深地滋养着中医外科，他的大弟子王玉章教授及再传弟子吕培文教授就是其外科学术杰出的传承者。更远一些，赵老治疗各种重症感染的经验还给急诊科、呼吸科、ICU 等现代中医科室以深深的启迪，刘清泉教授就是学用赵老治疗感染经验的杰出代表。

（八）率先走出了皮肤科中西医结合的第一步

赵炳南先生为人谦逊，乐于交流。他提出："师古又创新，持恒到耄耋。宁要会不用，不要用不会。"和西医同道在一起，他乐于听取对方的意见，并从中吸取营养，也乐于分享自己的经验，带动大家。1954 年他在中央皮肤性病研究所组建了中医研究室，在那里他和胡传揆、李洪迥等老一辈西医专家切磋交流，开皮肤科中西医交流的先例；1955 年胡传揆教授代表赵老在国际学术会议上介绍黑布药膏治疗瘢痕疙瘩的临床观察，是中医皮肤科第一次在国际学术论坛上发声。

在共同的诊疗过程中，赵炳南先生靠自己卓著的疗效获得了西医同道的认可，一大批优秀的西医皮肤科医生慕名到他的门下学习中医、使用中医、重复中医疗效。张志礼教授、秦万章教授、袁兆庄教授、边天羽教授、林秉端教授、方大定教授、陈美教授、蔡瑞康教授、虞瑞尧教授等大家都是从赵老这里了解中医，走近中医，并在之后的几十年里将自己的全部精力投入其中，共同开创了我国中西医结合皮肤科事业。可以说，赵老率先走出了皮肤科中西医结合的第一步。

第二章
赵炳南流派银屑病辨治体系研究

第一节　赵炳南流派银屑病学术之源

身起红疹，迭起白皮；身起白皮，层层剥落，日久顽厚，状如牛皮，抓之津血，瘙痒不休，这些表现屡屡见于历代中医外科著作，经常见于内科医生著作，散见于经、史、子、集各家文献。由此推测，在我国，银屑病古已有之，由于古今中西诊断体系不同，故古代的许多疾病记载之中可能包含银屑病相关内容，但没有哪个中医疾病诊断可以与银屑病表现构成完美对应。

在 20 世纪 50 年代初，赵炳南先生在中央皮肤性病研究所建立中医研究室，走出了皮肤科中西医学术交流的第一步。当西医同道确定某位患者是银屑病时，赵老的脑海中就会闪现许多中医疾病诊断以及若干治疗思路。

关于其病状，关于其治疗，赵老可能想到许多，如粟疮、银钱疯、牛皮癣、干癣、松皮癣、白疕等。我们可以将它们统称为银屑病相似性皮肤病。

一、银屑病相似性皮肤病中医病名的演变脉络

"银钱疯"见于《疯门全书·麻疯三十六种辨症图说》："银钱疯，块如钱大，内红外白，刺之无血，白色如银，先发于身，后上面部，隐隐在内。"描绘近似于银屑病基底是浸润性红斑、红斑之上覆盖银白色鳞屑的表现。

"牛皮癣"较早见于《圣济总录·卷第一百三十七》："于诸癣中，最为瘔厚邪毒之甚者，俗谓之牛皮癣。"其具有近似于斑块状银屑病浸润肥厚的特点。

"干癣"较早见于《诸病源候论·卷第五十六·治干癣诸方》:"干癣,但有匡郭,皮枯索痒,搔之白屑出是也。"此后,《外台秘要》《太平圣惠方》《普济方》《外科心法要诀》和《外科备要》所论"干癣"与《诸病源候论》同,近似于银屑病大量脱屑的外观。

"松皮癣"见于《外科心法要诀·卷十四》:"松皮癣,状如苍松之皮,红白斑点相连,时时作痒。"并为《外科证治全书》《彤园医书·外科》《外科备要》引用。

"白癣"出自《疡医证治准绳·卷之五》:"又有白癣,其状白色而痒。"此描绘的是鳞屑多的特点。

与银屑病临床表现相似的中医疾病还有"粟疮",见于《外科心法要诀·卷十三》:"(粟疮)形如粟粒,其色红,搔之愈痒,久而不瘥,亦能消耗血液,肤如蛇皮。"此后《彤园医书·外科》和《外科备要》均有类似记载。这一中医诊断与新发的点滴状银屑病皮损颇有相似之处,其对病机的认识也给我们的治疗提供了有益参考。

赵老一生披览中医皮外科古籍数十种,在众多中医疾病诊断中,他认为"白疕"的描述与银屑病的典型临床表现最为接近,故在临床习惯将银屑病诊断为"白疕"。"白疕"一词较早见于《疡医证治准绳·卷五》,其对皮损特点的描述:"遍身起如风疹、疥、丹之状,其色白不痛,但搔痒,抓之起白疕,名曰蛇虱。"根据文义,白疕大约相当于白皮。而蛇虱是彼时的病名。此后在《外科大成·卷四》中白疕作为病名和症状同时使用:"白疕肤如疹疥,色白而痒,搔起白疕,俗呼蛇风。"更为晚近,白疕单独作为病名使用开始于《外科心法要诀·卷十四》:"(白疕)生于皮肤,形如疹疥,色白而痒,搔起白皮。"后被《疡医大全》《彤园医书·外科》《急救广生集》《验方新编》和《外科备要》所使用。

以赵炳南老先生为首的北京中医医院皮外科专家们自 20 世纪 50 年代起率先将银屑病(牛皮癣)称为"白疕风""白疕",并与其弟子马瑞臣、张作舟一起在 1958 年发表了《白疕风(牛皮癣)二十三例中医疗效观察》一文,此后"白疕"作为银屑病的中医病名逐渐被国内中医界所认可,并于 1994 年被国家中医药管理局发布的《中华人民共和国中医药行业标准》所采纳，是燕京赵氏皮科流派对中医银屑病研究所做的重要贡献。

二、对银屑病相似性皮肤病病因病机的古今认识

燕京赵氏皮科流派在皮肤病病因病机方面高度认同《诸病源候论》的认识体系，即以"风湿与血气相搏"为皮肤病的总病机。对银屑病相似性皮肤病也是如此。在赵氏流派门下有皮肤湿病、皮肤血病两大门类，银屑病相似性皮肤病就是皮肤血病的代表。其病机是"风湿与血相搏"，蕴毒化热入于血络。这一思想传承自古人，又对古人的见解有所发挥。

对近似于新发点滴状银屑病的皮肤病，赵老学习《外科心法要诀·卷十三》论粟疮："凡诸疮作痒，皆属心火，火邪内郁，表虚之人，感受风邪，袭入皮肤，风遇火化作痒……久而不瘥，亦能消耗血液。"从血分论治，以凉血解毒为法。

对于慢性阶段的银屑病相似性皮肤病，大多数古代医家认为本病与风、热、湿等外感邪气有关，久则化为虫邪、毒邪。赵老传承的《外科心法要诀》也是持此观点，如卷十四对癣病的总论："此证（癣）总由风热湿邪，侵袭皮肤，郁久风盛，则化为虫，是以搔痒之无休也。"银屑病相似性皮肤病是经典的皮肤血病，外感邪气主要与人体"血"分相互作用而生病，如《诸病源候论·卷第五十六》："干癣……皆是风湿邪气，客于腠理，复值寒湿，与血气相搏所生。"风湿邪气既是病因，又是发病过程中的病机。风邪可致血燥，不能濡润肌肤而发病，如《外科心法要诀·卷十四》"白疕……固由风邪客皮肤，亦由血燥难荣外"和《疡医证治准绳·卷之五》"又有白癣……由腠理虚而受风，风与气并，血涩而不能荣肌肉故也"。

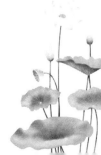

三、临床表现

　　浸润性红色斑块（或丘疹）和白色鳞屑是银屑病相似性皮肤病的主要临床表现，古籍文献中除了对本病的主要临床表现有所描述外，还对以下临床特点进行了描述。

　　古籍中对本病皮损边界清楚，有点滴状丘疹，也可有浸润性斑块的特点均有描述。如《诸病源候论·卷第五十六·治干癣诸方》中"干癣，但有匡郭，皮枯索痒，搔之白屑出是也"，可以看出干癣的特点是边界清楚。《疡医证治准绳·卷之五》"遍身起如风疹、疥、丹之状……名曰蛇虱"、《外科大成·卷四》"白疕肤如疹疥……俗呼蛇风"和《外科心法要诀·卷十四》"（白疕）生于皮肤，形如疹疥……"中描述了本病的形态为小的点滴状丘疹。《疯门全书》认为"银钱疯"为基底色红的浸润性斑块状，刺之不易出血："银钱疯，块如钱大，内红外白，刺之无血，白色如银……隐隐在内。"《外科正宗·卷之四》曰："牛皮癣如牛项之皮，顽硬且坚，抓之如朽木。"

　　《外科心法要诀·卷十三》还对粟疮的皮损形态可随病程变化而变化的特点进行了描述："（粟疮）形如粟粒，其色红……久而不瘥……肤如蛇皮。"说明其与银屑病从点滴状逐渐扩大、融合成斑块状的过程有相似之处。

　　古籍中对本病全身均可发的特点也有描述，如《疡医证治准绳·卷之五》："遍身起如风疹、疥、丹之状……名曰蛇虱。"而在《外科心法要诀》中白疕和粟疮均归于"发无定处"卷。此外，《疯门全书》还对本病部位发生的先后顺序进行了描述："银钱疯……先发于身，后上面部。"

　　古籍中对本病瘙痒症状进行了描述，如《诸病源候论·卷第五十六》："干癣……痒，搔之白屑出是也。"《疡医证治准绳·卷之五》："其色白不痛，但搔痒……名曰蛇虱。"《外科大成·卷四》："白疕肤如疹疥，色白而痒，搔起白疕，俗呼蛇风。"《外科心法要诀·卷十三》："（粟疮）……搔之愈痒。"《外科心法要诀·卷十四》："松皮癣……时时作痒。"

四、辨证论治

西医诊断与中医辨证相结合的诊疗思路是 20 世纪中叶兴起中西医结合模式下的创造。对于成长于传统中医环境的赵炳南先生，他在面对银屑病患者时，会因为疾病的不同阶段，而做出不同的中医疾病诊断——粟疮、白疕、松皮癣，各有不同的治疗套路，赵老更多的是按照《外科心法要诀》等辨病论治的思路在操作，而不是按照西医的思路对银屑病进行分期、分型。

然而规范化的要求使得赵老必须给银屑病一个固定并且唯一的病名，于是他选择了接近于银屑病稳定状态表现的"白疕"二字。白疕作为一个症状记载始于明代，明代医家汲取前人治疗经验，除了用祛风散邪之剂以外，还采用发汗法和益气养血等法加以辨证治疗。白疕作为一个病名，则始见于清代，清代医家则认识到本病不仅由风邪诱发，更缘于机体内在的血虚和血燥，治疗强调扶正祛邪并重。

（一）内治法

古籍文献中对银屑病相似性皮肤病内治的记载多是辨病论治，而不是辨证论治。具体而言，对古籍中的银屑病相似性皮肤病，根据病期不同，选用不同的内治方药：如形似白疕者"初服防风通圣散，次服搜风顺气丸"（见于《外科心法要诀·卷十四》)，而形似粟疮者则另有治法。

作为传统中医的赵炳南老先生，其早期的辨证辨病思路也忠实地体现了《外科心法要诀》的特点，而赵老的传人们则很自然地受到新时代医学环境的影响。20 世纪中叶兴起的中西医结合医学强调西医诊断与中医辨证相结合，这种模式在以张志礼教授为代表的中西医结合学者们的推广下影响渐大，深刻影响了后来燕京赵氏流派对银屑病的诊治思路。分布于若干传统中医诊断名下，而具有相似治疗作用的方剂被整合到相似的证型之下，形成了我们现在看到的辨证论治。在相同的证型下，我们可以看到古人若干变化精微之处。

1. 风热壅盛，表里俱实证

本证多见于银屑病相似性皮肤病初期，皮疹色红，多呈点滴状，瘙痒轻，治疗方药选防风通圣散，瘙痒重者可选消风散。

（1）防风通圣散

本方首见《黄帝素问宣明论方》，为表里双解之剂，能疏风解表，泄热通便，《仁斋直指方论·卷之三》记载本方可治"大人、小儿风热疮疥及久不愈者，或生头屑，遍身黑黯，紫白斑驳，或面鼻生紫赤风刺瘾疹，俗呼为肺风者"，后被《外科心法要诀》调整剂量后用以治疗白疕初起，《彤园医书·外科》引用本方再次调整剂量后用以治疗白疕。

《外科心法要诀·卷三》中防风通圣散的药物组成：防风、当归、白芍、酒炒芒硝、大黄、连翘、桔梗、川芎、石膏（煅）、黄芩、薄荷、麻黄、滑石各一两，荆芥、白术（土炒）、山栀子各二钱五分，甘草（生）二两，共为末。

加减方法："（粟疮）初服防风通圣散加枳壳、蝉蜕。"（《外科心法要诀·卷十三》）

（2）消风散

《外科心法要诀·卷十三》："（粟疮）血燥遇晚痒甚，夜不寐者，宜服消风散，外敷二味拔毒散。"

消风散组成：荆芥、防风、当归、生地黄、苦参、苍术、炒蝉蜕、胡麻仁、牛蒡子（炒、研）、知母、生石膏（煅）各一钱，甘草、生木通各五分。

用法：水二盅，煎八分，食远服。

2. 风湿内蕴，血虚风燥证

本证多见于银屑病相似性皮肤病后期，治疗方药选为搜风顺气丸或神应养真丹。

（1）搜风顺气丸

搜风顺气丸用以治疗白疕，首见《外科大成·卷四》"白疕……宜搜风顺气丸、神应养真丹加白蛇之类",并载本方:"治三十六种疯,七十二般气,疯气、脚气,恶疮下注,上热下虚,腰腿疼痛,四肢无力。一应男妇老幼,不问虚实,并宜常服。润三焦,和五脏,调肠胃,除风湿,疗瘫痪,言语謇涩,理肠风、便血除根。"

搜风顺气丸组成:大黄(酒浸,九蒸晒)五两,火麻仁(微火焙,去壳)、独活、郁李仁(滚水浸,去皮)、枳壳(麸炒)、槟榔、车前子(酒炒)、菟丝子(酒煮)、山药、牛膝(酒浸)、山茱萸(去核,酒浸)各二两,加羌活一两。

用法:上为末,炼蜜为丸,梧子大,每服三十丸,茶、酒任下,早晚各一服。

此方被《外科心法要诀·卷十四》原方引用治疗白疕。《彤园医书·外科·卷之四》治疗白疕所用"搜风顺气丸"较《外科大成·卷四》中方去山茱萸,大黄减为二两,余药减为一两,加枣皮、防风各一两;上方被《验方新编》和《外科备要》所引用治疗白疕。

(2)神应养真丹

神应养真丹用以治疗白疕见《外科大成·卷四》"白疕……宜搜风顺气丸、神应养真丹加白蛇之类",并载有"神应养真丹治足厥阴肝经为四气所袭,脚膝无力,及左瘫右痪,手足顽麻,语言謇涩,遍身疼痛"。

《外科大成·卷四》载搜风顺气丸药物组成:当归,川芎,白芍,熟地黄(酒蒸,捣膏),羌活,天麻,木瓜,菟丝子。

用法:等分为末,入前地黄膏,加蜜,丸桐子大。服法:每服百丸,空心,温酒盐汤任下。

3. 痰湿内蕴证

本证见于银屑病相似性皮肤病病程日久、皮损如蛇皮、肥厚难退者,治疗可选皂角苦参丸或皂角化痰丸。

(1)皂角苦参丸

《外科心法要诀·卷十三》载:"(粟疮)若年深日久,肤如蛇皮者,宜常服皂角苦参丸,外用猪脂油二两、苦杏仁一两捣泥,抹之自效。"此方后为《外科备要》所引。

皂角苦参丸组成：苦参一斤，荆芥十二两，白芷、大风子肉、防风各六两，大皂角、川芎、当归、何首乌、生大胡麻、枸杞子、牛蒡子、炒威灵仙、全蝎、白附子、蒺藜（炒，去刺）、独活、川牛膝各五两，草乌（汤泡，去皮）、苍术（米泔水浸，炒）、连翘（去心）、天麻、蔓荆子、羌活、青风藤、甘草、杜仲（酥炙）各三两，白花蛇（切片，酥油炙黄）、缩砂仁（炒）各二两，人参一两。

用法：共研细末，醋打老米糊为丸，如梧桐子大。每服三四十丸，温酒食前后任下。避风忌口为要。

（2）皂角化痰丸

《本草简要方·卷之六》载："治粟疮作痒，日久肤如蛇虫，皂角化痰丸。"

皂角化痰丸组成：皂荚根白皮（酥炙）、白附子（炮）、半夏、南星（炮）、枯矾、白矾、赤苓、人参各一两，枳壳（炒）二两。

用法：研末，生姜汁煮面糊丸梧子大。每服三十丸，食后下。

4. 邪毒内蕴证

银屑病相似性皮肤病日久邪毒内蕴，治疗应以祛风解毒为主，如《圣济总录·卷第一百三十七》载："治多年诸癣，医治不效者，乌蛇丸方。"

乌蛇丸方组成：乌蛇（酒浸，去皮骨，炙）、天麻各二两，槐子半斤，附子（生，去皮脐，小便浸一宿）、白附子（炮）各一两，干蝎（炒）、白僵蚕（炒）、羌活（去芦头）、乳香（研）各一两半，苦参十两。

用法：上一十味，捣罗为细末，用生姜自然汁和蜜各一斤，熬成膏，入前药和捣，丸如梧桐子大，每服二十丸，空心温酒下，夜卧荆芥汤下。

（二）外治法

古人根据病情轻重，选择不同外用药，"重者洗以海艾汤，常搽一扫光"（《彤园医书·外科·卷之四》）。古代医籍中有关白疕的外治主要有祛风、润燥、养血三方面。

古方治疗干癣、风癣、松皮癣等干燥脱屑性、瘙痒性皮肤病一方面常用雄黄、水银、轻粉、黄丹、斑蝥等有毒的矿物、动物药，这些药均有解毒、杀虫、止痒的作用，但这些药物大都有毒或药性峻猛，现已不再使用。另一方面，采用黄连、黄柏、苦参、蛇床子等清热、燥湿、祛风、润燥为主的草药，如《外科心法要诀》中的黄连膏，主要成分是黄连、黄柏、生地黄等，有清热解毒、润燥之功效，这一治法为后世医家认可而沿用至今。另外，古方外治银屑病的剂型、用法也较为灵活多样，包括散、膏、酒、洗药等。外用药对白疕有其不可忽视的治疗作用。使用得当，可以有效缓解皮损干燥、脱屑、瘙痒等不适，加速皮损消退，提高疗效。

古籍记载银屑病相似性皮肤病的外治法有涂抹法、搽药法和熏洗法。代表的外治方药及用法如下：

1. 涂抹法

古籍中所记载的涂抹法治疗本病，大多以"散方"命名，但主要是指以散方为主要成分，与其他油脂调共成软膏治疗进行外用，少数情况下以散剂形式直接外用。这同现代对本病外用药的剂型选择认识一致。常见的药方如下：

（1）黄连散方

《太平圣惠方·卷第六十五》曰："治干癣，搔之白屑起，黄连散方。"

黄连散方组成：黄连（去须）一两，藜芦（去芦头）半两，川大黄一两，干姜（生锉）半两，茹一两，莽草一两。

用法：上件药，捣细罗为散，入猪脂一斤，以慢火煎成膏，滤去滓，收于瓷器中，先以新布揩拭疮上令伤，然后涂药。

（2）胡粉散方

《太平圣惠方·卷第六十五》载："治干癣痒不止，宜涂胡粉散方。"

胡粉散方组成：胡粉黄连（去须）、蛇床子、白蔹（以上各半两）。

用法：上件药，捣罗为末，面脂调涂，湿即干贴之。

（3）猪脂杏仁方

"以猪脂、苦杏仁等分共捣，绢包擦之（白疕），俱效。"本外治法首见《外科心法要诀·卷十四》，后为《彤园医书·外科》和《急救广生集》所引用。

（4）二味拔毒散

《外科心法要诀·卷十三》云："（粟疮）血燥遇晚痒甚，夜不寐者，宜服消风散，外敷二味拔毒散。"

二味拔毒散组成及用法："明雄黄、白矾（各等分），上二味为末，用茶清调化，鹅翎蘸扫患处，痒痛自止，红肿即消。"

用法：共研极细，猪油调膏，烘热涂搽。或布包扎紧，通身搽之。

2. 熏洗法

熏洗法是指将中药煎煮后，趁热熏洗患处的方法，也是目前中医治疗银屑病相似性皮肤病的常用外治方法。

《彤园医书·外科·卷四》云："（白疕疮）重者洗以海艾汤，常搽一扫光。"

《彤园医书·外科·卷六》云："海艾汤，洗油风燥痒，皮红光亮，一切风盛燥血。"

药物组成：海艾、菊花、藁本、蔓荆子、荆芥尾、防风、薄荷、甘草、藿香、甘松（等分）。

用法：煎汤趁热熏洗数次。

3. 搽药法

搽药法是指涂抹药水治疗的方法。

《彤园医书·外科·卷四》曰："（白疕疮）重者洗以海艾汤，常搽一扫光。"

《彤园医书·外科·卷六》曰："一扫光，治诸疮，风湿痒痛，癣疥痧痱。"

药物组成：蛇床子、五倍子、苍术、槟榔、花椒各三钱，樟脑、雄黄、枯矾、硫黄各钱半。

制法：先研极细，大风子肉、杏仁各五钱，水浸透，尽捣如泥，猪胆汁一合，猪油一两煎溶，和诸药共捣成团，缝布袋装药扎口，烘热频频搽患处，或放杯内蒸溶搽之。

用法：共研极细，猪油调膏，烘热涂搽。或布包扎紧，通身搽之。

回顾经典，我们能看到燕京赵氏皮科流派治疗银屑病的学术之源。我们还会发现两个问题：第一，古人没有银屑病的概念，所以没有给我们留下可以直接照搬的银屑病诊疗常规，我们必须自己去挖掘、整合、确认。第二，我们并非从零开始。古人给我们留下了许多可以参考的资料，他们用形象的语言描述了许多银屑病相似性皮肤病的症状体征、发展过程，并给我们留下了许多治疗思路、方剂、方法、经验，我们可以自由采撷。

在 20 世纪 50 年代之前，皮肤病没有受到足够关注，中医皮肤科尚未从中医外科之中独立出来，赵炳南先生在一片待开垦的沃土上披荆斩棘，拓土开疆，以超迈的信心与能力率先走出了中医治疗皮肤病的道路，为后人留下了宝贵的财富。

时至今日，我们需要明白：赵老给我们开了头，带了路，但中医古籍浩如烟海，仍有无数宝藏有待我们去挖掘。赵老的弟子邓丙戊教授二十年如一日，兀兀穷年，专注于《中医皮肤病学（古籍版）》的编著，正是对赵老学用经典的传承。我们身处宝山，只要有一颗真信、真学、真用之心，就会从中发现无尽的宝藏，让古人的智慧在我们身上闪光。

第二节　赵炳南先生对银屑病的最初认识

银屑病是一种慢性、具有复发倾向的红斑鳞屑性皮肤病，有人认为相当于中医学中的"松皮癣""干癣""风癣"等。根据赵老医生的看法，他认为本病相当于中医学中所说的"白疕"（俗名"蛇虱"）。如果从古代文献的记载中认真推敲一下，可以看出"白疕"一症还是比较接近银屑病的。如《外科证治全书》中说："白疕，一名疕风，皮肤燥痒，起如疹疥而色白，搔之屑起。"《外科大成》中说："白疕，肤如疹疥，色白而痒，搔起白屑，俗呼蛇虱，由风邪客于皮肤，血燥不能荣养所致。"《医宗金鉴》中说："白疕之形如疹疥，色白而痒多不快，固由风邪客皮肤，亦由血燥难荣外。"其不但描写了白疕的主要症状是皮肤干燥、有白颜色的皮屑，伴有奇痒的临床特点，而且还阐明了其发生的原因是风邪客于皮肤，或阴血枯燥不能营养于外而致。

赵老指出，"疕"字，早在公元前14世纪，殷墟甲骨文中就有"疕"字的记载。当时泛指一般皮肤病，从其字形结构上看，是病字头加上一个"匕首"的"匕"，以如同匕首刺入皮肤一样形容其病情的顽固性。而且他还提到，在早年行医，看到西医"牛皮癣"的诊断时，想到中医也有牛皮癣一词，是指"状如牛领之革，厚而且坚"的皮损，误以为"癣"，所以在治疗上先用针刺，而后涂以杀虫之剂，结果难以奏效。后来经过认真研讨，始知中医所谓之牛皮癣实际上指的是西医的神经性皮炎；西医所指的牛皮癣并不是六癣中之癣，而应当包括在中医学"白疕"的范围。

《赵炳南临床经验集》中记载了11例银屑病医案，从中我们可以看出赵炳南老大夫对银屑病的认识。他继承了前人的观点，并遵循中医外科"首辨阴阳"的原则，将本病分为血热证及血燥证。他认为血热是患者的内在因素，是发病的内因。血热的形成，与多种因素有关，可以因为七情内伤，气机壅滞，郁久化火，以致心火亢盛，心主血脉，心火亢盛则热伏于营血；或因饮食失节，过食腥发动风之品，脾胃失和，气机不畅，郁久化热，因为脾为水谷之海，气血之源，功能统血而濡养四肢百骸，若其枢机不利，则壅滞而内热生。外因方面主要是由于风邪或燥热之邪客于皮肤，内外合邪而发病。热壅血络则发红斑；风热燥盛则肌肤失养，搔之脱屑，色白而痒；若风邪、燥热之邪久羁，阴血内耗，夺津灼液，则营血枯燥而难荣于外。

所以根据其病理特点，将本病分为血热和血燥两种类型，也可以说是本病互为因果和相互关联的两个阶段。若血热炽盛或外受毒热刺激，蒸灼皮肤，则可出现全身潮红、形寒身热、肌肤燥竭，郁火流窜，积滞肌肤，即可形成牛皮癣性红皮症。

基于上述看法，在临床辨证论治时，大致上可以归纳为以下两种类型。

1. 血热型

皮疹发生及发展比较迅速，泛发潮红，新生皮疹不断出现，鳞屑较多，表层易于剥离，底层附着较紧，剥离后有筛状出血点，基底浸润较浅，自觉瘙痒明显，常伴有口干舌燥、大便秘结、心烦易怒、小溲短赤等全身症状，舌质红绛，舌苔薄白或微黄，脉弦滑或数（相当于西医所谓之牛皮癣进行期），法宜清热凉血活血。

经验方（白疕1号）：

生槐花一两，紫草根五钱，赤芍五钱，白茅根一两，生地黄一两，丹参五钱，鸡血藤一两。

方中生槐花、白茅根、生地黄清热凉血，其中槐花苦微寒，入肝、大肠经，《药品化义》中说"此凉血之功独在大肠也。大肠与肺为表里，能疏皮肤风热，是泄肺金之气也"；赤芍、紫草根、丹参、鸡血藤凉血活血。若风盛者，可加白鲜皮、刺蒺藜、防风、秦艽、乌梢蛇；若夹杂湿邪者，可加薏苡仁、土茯苓、茵陈、防己、泽泻；若热盛者，可加龙胆草、大黄、栀子、黄芩、牡丹皮；血瘀者可加红花。

2. 血燥型

病程日久，皮疹呈硬币状或大片融合，有明显浸润，表面鳞屑少，附着较紧，强行剥离后基底部出血点不明显，很少有新鲜皮疹出现，全身症状多不明显，舌质淡，舌苔薄白，脉沉缓或沉细（相当于西医所谓的牛皮癣静止期）。法宜养血润肤，活血散风。

经验方（白疕2号）：

鸡血藤一两，土茯苓一两，当归五钱，干生地五钱，威灵仙五钱，山药五钱，蜂房五钱。

方中当归、鸡血藤养血活血润肤；生地黄、山药养阴清热；土茯苓、蜂房清解深入营血之毒热；威灵仙性急善走，通十二经，宣通五脏，搜逐诸风。若兼脾虚内湿者，加白术、茯苓、生薏苡仁、猪苓、扁豆皮；阴虚血热者，加知母、黄柏、天冬、麦冬、槐花；痒感明显者，加白鲜皮、地肤子；血虚明显者，加熟地黄、白芍、丹参。

而血热、血燥两型并非截然分开的，在同一患者身上可以呈交替性表现出来；患者可因脾湿蕴热，外受风热之邪而发病，特定表现为病程较长，缠绵难愈，时轻时重，此为发病之本。如因工作紧张，骤然加重，泛发周身，此表现为标，治疗初期以清热凉血祛湿为法，当标象已减，皮损变淡，痒感减轻后，改为健脾祛湿润肤之剂。故赵老医生在治疗时重视标本先后和谨守病机、视辨证施治的特点。

此外还有极少数病例，未能包括在以上二型之内，如脓疱性牛皮癣，可以根据上述原则及具体情况辨证论治。脓疱、浸润，系感受毒邪所致，所以均佐用金银花、土茯苓、连翘等解毒之品。除此之外，应更为全面而辩证地看待疾病，如皮肤潮红焮肿、浸淫作痒之症，多以毒热或风热立论，如患者表现为阳气不足、阴气有余、寒从内生之象，经久不愈，实乃蕴湿不化的表现，故当投以温中燥湿之剂。如表现为久病伤阴，气血失和，血虚不能濡养肌肤，气虚不能托邪外出者，应佐以养血润肤解毒之剂。

赵老治疗银屑病继发红皮症，辨证思路以湿热俱盛，热在血分，血热灼蒸皮肤，血燥不能荣外为主。故在治疗初期，以清热利湿、凉血活血为主；后期久病伤阴，气血两亏，故又投以养血、益阴润肤之剂，以使病情很快痊愈。

在用药方面，红皮症早期，全身潮红焮肿，形寒身热，肌肤燥竭，湿从热化，湿热郁火流窜血分，以致血热、血燥，皮红而脱屑。故用红花、紫草、牡丹皮、茜草、赤芍等药，因其甘寒、苦寒之性具有清热利湿、凉血活血之功；黄柏、黄芩、土茯苓、泽泻、车前子、白鲜皮、茵陈蒿、生薏苡仁、木通等清热利湿；同时用生地黄清热凉血兼以益阴润肤。在后一阶段，热势渐退，阴液亏耗，气血两伤，故而投以当归、黄芪、生地黄、熟地黄以补血养血，养阴润肤。

对于血热，治宜清热凉血、活血解毒，方用凉血活血汤；对于血燥，治宜养血润肤、活血散风，方用养血解毒汤。赵老对银屑病的认识奠定了北京中医医院皮肤科"从血论治"银屑病的基本思路。

在临床中，血的异常是银屑病病机中的关键环节，但不是唯一环节。赵老认为，银屑病发病过程中始终有湿邪存在，银屑病皮损肥厚、缠绵难愈，与湿性黏滞特点一致，且临床症状常见脘腹胀满、大便黏腻不爽，多见腻苔、滑脉，皆是湿邪存在的体现。湿的形成有外湿、内湿之分。外湿多因居处潮湿、冒雨涉水、气候潮湿等外在湿邪侵犯人体。有研究表明，受潮是银屑病发病、复发的危险因素之一。内湿的形成，多因饮食不节，内伤脾胃，致津液运化失常，聚而成湿。

银屑病基本病机为血热、血燥、血瘀，赵老认为津血同源，血之病常波及津液，而导致津液的输布异常，酿生湿邪。在不同的病程阶段，湿的表现不尽相同。血热证患者多合并湿热，而血瘀证多存在湿瘀互结，血燥证则可见燥湿互化的表现。赵老常说："善治湿者，当治皮肤病之半。"故治湿当贯穿本病始终，临床常合并运用经验治湿系列方。

一、内治法

1. 血热证之湿热互结

银屑病急性进展期多合并湿热，或因素体湿热内蕴，或外感湿热之邪，湿热郁于血分，不得疏泄，阻于皮肤肌腠而发病；兼有湿热者，可见皮疹迅速增多，疹色潮红，鳞屑黏腻，颜色偏黄，口干口苦，大便干，小便黄，舌红或红绛，苔黄腻，治疗当分消湿热。热重于湿者，配合赵老清热除湿汤。清热除湿汤是赵炳南先生治疗急性皮炎湿疹等皮肤病经典方剂，由龙胆泻肝汤化裁而来，原方去掉了当归、柴胡、木通，将车前子替换为车前草，增加了生石膏、白茅根、大青叶，凉血清热之力更强。银屑病患者很多同时存在湿热，急性期银屑病尤其伴有心烦、口渴、大便干、小便黄等，舌边尖红，苔薄白或薄黄，脉弦数，辨证兼有湿热，这时可以凉血与清热利湿同时进行。若热不重，兼有舌胖大、腹胀、便溏等脾虚之象者，可选用赵老除湿胃苓汤加减。除湿胃苓汤是赵炳南先生常用方之一，由平胃散合五苓散加减而成。其中苍术、厚朴、甘草燥湿和中，白术健脾利湿，茯苓、泽泻、黄柏淡渗利湿。治疗银屑病根据皮损情况可加用理血药。

2. 血瘀证之湿瘀互结

银屑病日久不愈，湿热进一步壅滞血分，逐渐发展至血瘀证。《丹溪心法》提道："血受湿热，久必凝浊。"瘀血亦可阻滞津液而成湿，湿瘀搏结，使湿与瘀更难去除，病情缠绵，临床表现为银屑病皮损肥厚、颜色暗红、鳞屑厚积、基底浸润严重；湿瘀互结者可见舌暗红，苔腻。治疗时，在活血解毒基础上，赵老常加用除湿方药，如苔白厚者，湿重于热，加用三仁汤以化湿邪；脾虚重者，见舌胖大齿痕，大便溏，多配伍健脾除湿汤以健脾利湿。

3. 血燥证之燥湿共存

银屑病病程日久，血热耗液伤津，营血亏耗，生风化燥，毒热未尽，而津液已伤，肌肤失于滋养。外燥阻碍水液的正常疏布，聚而成内湿，水湿阻碍津液向外疏布，使皮肤得不到足够濡养，加重燥证，燥湿互相转化，银屑病最终形成"内湿外燥"。赵老治疗银屑病，非常注意湿邪的问题。如对缠绵发作十余年，皮损分布广泛，且有大片融合的病例，常会考虑存在湿邪。因为湿性黏腻，缠绵不愈，经常反复发作，表现形式常有"散者一尺，聚者一寸"之说。赵老根据多年来的经验，体会到一些病程较长、皮损呈散发肥厚的皮肤病多为湿邪所致，湿邪久霸，精气内耗，精亏则液燥。患者脉沉细缓，舌质淡，说明为阴虚血燥之象。所以治疗时除了健脾利湿之外，还重用养血润燥之剂。常用白术、黄柏，取二妙之意，薏苡仁、茯苓等健脾利水除湿，天冬、麦冬、生地黄养阴清热，熟地黄、当归、白芍养血润肤，丹参活血，白鲜皮、地肤子散风清热、利湿止痒。

治疗时常在当归、鸡血藤等养血解毒方药基础上加用清脾除湿饮，以生地黄、麦冬滋阴润燥，以茯苓、白术、栀子、泽泻、竹叶利湿，燥去则气化恢复，湿去则津液生，达到燥湿同治的效果，或用滋阴除湿汤，亦是同样思路。

二、外治法

赵老所处年代，治疗银屑病的外用药可以分为三类：其一，清热类，包括芩柏软膏、黄连膏，主要用于疾病发展过程中的血热状态；其二，润燥类，如香蜡膏、清凉膏，主要用于皮肤干燥脱屑阶段；其三，攻坚类，如京红粉软膏、黑豆馏油软膏、豆青膏，主要用于斑块状银屑病。

需要注意以下几点：

（1）京红粉系汞制剂，大面积使用时容易引起口腔炎，对肾脏也有刺激作用。故在使用时应注意口腔卫生。肾炎患者应禁用。

（2）对汞制剂过敏的患者，禁用含京红粉的外用药。

（3）选用外用药物时，应由低浓度向高浓度过渡，最好选一小块皮损试用，如无不良反应，再用于全身，以免发生过敏引起红皮症。

（4）喜用楮桃叶。赵老根据临床经验发现，外用楮桃叶煎水洗疗后在皮肤表面形成薄油脂层，并有润滑感。泡浴后银屑病患者感到轻松，瘙痒减轻，皮屑脱落。泡浴后，外用药膏，更能发挥其外用药效能。楮桃叶甘凉无毒，功能祛风除湿，清热杀虫，润肤止痒，治受风身痒癣恶疮。《本草纲目》记载其"利小便，去风湿肿胀，白浊，疝气，癣疮"。《本草汇言》载其"凉血，祛风，利水"。《太平圣惠方》记载"治癣湿，痒不可忍，楮叶半斤，细切捣令极烂，敷于癣上"。赵老用药可谓精挑细选，在众多药物中，银屑病的外洗方首推楮桃叶，其深研医理，用药之精可见一斑。

第三节　传承弟子对银屑病认识的演变过程

赵炳南先生优秀弟子众多，其中既有中医出身者，也有西学中的大师，有自幼跟随、师徒相承者，也有响应国家号召、追随学习者，甚至有盛年参访，一见倾心，拳拳服膺者。只要拜于赵老门下，赵老都会严格要求，悉心教导。其亲传弟子们早已成为当代著名的皮外科专家、学术流派领军人物，他的再传、三传、四代弟子们也各有成就，不断总结实践着赵炳南流派的学术思想、临床经验、特色疗法。

由于银屑病是慢性难治性疾病，病因病机较为复杂，赵炳南流派传承弟子在血分辨证的基础上，结合其他兼证，提出了各种辨证、治疗方法，既继承了流派"从血论治"的辨治原则，还极大丰富了银屑病中医辨治的思路。

一花开五叶，结果自然成。本节总结了部分赵炳南流派第二代、第三代传承弟子对银屑病辨治方面的认识和经验，同中有异，各具特色；从中也可以看出时代的变迁、患者的变化以及中医对银屑病认识的演变过程。

一、王玉章

王玉章教授是赵炳南先生的大弟子，新中国成立前即已成名于北京，是赵炳南先生疮疡外科学术的代表性传承人。王玉章教授以外科之法治皮肤病，疗效突出。他认为银屑病是风邪客于皮肤、血燥不能荣养所致。除风邪之外，七情内伤、脾胃湿热也可致患本病。根据临床实践，他认为，气分邪热窜入营血是进行期银屑病发病的主要原因，其中源于外感风寒、化热入里者最为多见。风邪外袭，卫分为患，继而由卫入气，气分邪热再入营血。临床上因咽炎、扁桃体炎而发白疕者并不鲜见，均属于此种情况。

对于静止期银屑病，王老认为"血燥不能荣养肌肤"是主要病机，而其成因大体包括以下几种情况：其一，外因启动：风邪自卫入气，由气入血之外，风寒、风热之邪直中肌肤，致营卫失和，气血不畅，久滞化热而出现丘疹、红斑等银屑病损害；其二，内因启动：体内素蕴湿热，过食膏粱厚味，湿热不能宣泄，走窜于营血造成皮疹，日久热耗阴血，难荣肌肤，而肌肤失其营养；其三，情志内伤因素诱发：思虑、抑郁、恼怒过度则阴血耗伤，或气机不畅，使气血瘀滞，肌肤失养；其四，肝肾不足，冲任失调：肾为先天之本，肝肾同源且主冲任，由于先天禀赋不足或后天供养不足，调理不慎，疲劳过度，肾精耗伤，肝血亏损，则血失濡养肌肤，此时血燥生风，便会出现白疕所特有的皮损肥厚、鳞屑厚积等临床表现。

治疗上，王玉章教授认为，气分邪热窜入营血为本病重要原因，因此临床上用竹叶石膏汤加减治疗进行期银屑病。竹叶石膏汤从白虎汤加减而来，以治疗热入于内、邪热未清、气液已伤者。其中，竹叶、石膏用其清热除烦，清解气分之热邪，配紫草、白茅根等凉血之品阻邪热窜营入血，同时兼清营血使气分、营分、血分之热平息，疾患得除。

而对于静止期银屑病，则以养血润肤、疏风解毒为主。方用养血润肤饮加减，药用当归、丹参、赤芍、山药、苍术、川槿皮、全蝎、蜂房、蛇蜕、甘草等。王玉章教授认为，热邪蕴久便生风成毒，因此在本病治疗中，不论哪型均使用土茯苓、蜂房、蛇蜕、全蝎等，以息风解毒，往往收到令人满意的效果。

外治方面，急性进行期，皮损潮红，新疹不断出现，外涂黄连膏；若合并湿疹患者，以化毒散、祛湿散混合，以豆芽菜捣烂外敷。5% 黑豆馏油软膏，用于静止期或消退期（炎症不明显）的患者。10% ～ 20% 黑豆馏油软膏用于皮损较肥厚的慢性患者。京红粉膏，用于肥厚性皮损。

医家简介

王玉章，男，回族，北京人，生于1916年，卒于1997年。主任医师，全国名老中医。

王玉章先生是赵炳南先生大弟子，1932年拜入赵老门下，随师十八载，尽得真传，新中国成立前即以疮疡外科成名。

先生行医60余载，上探灵素，下参东垣，精研经典，博览群籍，重脾胃而善攻邪，屡愈顽疾重症，在中医外科界享有盛誉。他主张整体辨证与局部辨证相结合，内治与外治相结合，在外科疾病的治疗中尤其重视脾胃。他灵活运用消、托、补三法，不只用于治疗疮疡，也将其思路拓展于疥癣、男科、乳腺、肿瘤等方向。他创制消癣合剂、化腐生肌丹、还阳熏药卷、玉参汤等经典制剂，疗效卓著。

1956年，王玉章教授随恩师赵炳南先生一起加入北京中医医院，参与皮外科的创建，任主治医师，直至主任医师，1990年他被确定为第一批全国老中医药专家学术经验继承工作指导老师。他曾担任中华中医药学会外科分会主任委员。1985年承赵老衣钵，补选担任第六届全国人民代表大会代表。其弟子有吕培文、郭大生、符文澍、郑学军等，再传弟子有张苍、徐旭英、王宇等。

二、何汝瀚

何汝翰先生是赵炳南先生首批弟子，1931年13岁时行拿手礼拜入赵老门下，跟随赵老时间最长。何老擅长皮外科，临证注重调理脾胃，主张强内以护外。在银屑病的辨治上，他认为银屑病初期，毒热壅盛，可服清热苦寒之品，但若患者已服苦寒之药日久，胃气已伤，心气不足，心失濡养，气虚不固，阳气卫外功能减弱则自汗，汗多阳气亦耗，以致气阴两损。损者益之，虚者补之。此类患者可益气健脾养血，佐以安神。可用党参、黄芪、白术补虚益气，建中固表；熟地黄以补血滋阴；当归、白芍以养血敛阴；夜交藤、远志以养心安神止痒；玄参、天花粉滋阴生津止渴；陈皮、炙甘草理气健脾，和胃调中。

何老用药中正平和，立方妥帖，药味不多，药量不重，重视轻灵，以活动气机，诱导启动人体的自我修复能力，不以药攻病，而能达到药与人协力，通过调整机体内环境，从而治愈疾病的目的。

医家简介

何汝翰，男，回族，北京通州区人，生于1918年，卒于2017年。主任医师，北京市名老中医。

何汝翰先生是赵炳南先生早期弟子，幼年家贫失学，1931年拜入赵老门下，从学徒做起，刻苦学习中医理论及外用药配制技术，并协助老师门诊治疗工作，跟随赵老学医、行医20余年，跟诊、出诊、熬膏、采药，尽得所传。

1938年经考试取得了中医师资格，次年在北京悬壶应诊。1942年在北京市中医讲习会学习中西医理论结业。1947年受聘为北京回教协会普慈施诊部（现北京市回民医院）外科医师。1949年在北京中医进修学校学习西医学基础及临床课程，两年后结业考试成绩优良。

1954年到北京市第二中医门诊部工作，任外科医师。其间在北京中医学校"中学西学习班"学习一年半结业。1963年调入北京中医医院外科工作，历任主治医师至主任医师，从事皮外科临床诊疗工作。1981年被确定为北京市名老中医学术经验重点继承老中医。

三、张作舟

张作舟教授是赵老师兄哈锐川先生新中国成立前的弟子，新中国成立后又拜赵炳南先生为师，身兼哈、赵两门传承。张作舟教授结合临床观察及大量实践，提出从"瘀毒"论治银屑病。张老治疗银屑病解毒不忘活血，活血以解毒为先。他认为，临证时若单用清热凉血解毒药物治疗，则易致寒凝血脉，毒邪藏匿毛窍腠理而不散；若单用大剂量活血化瘀之品，则血脉张扬，毒邪乘势四散，遍布周身，反助病势。而二者配合使用，因势利导，给邪以出路，则毒清瘀散，气血和合而诸症悉愈。

张老师认为，不同皮肤疾病都有其相对稳定、典型的病理改变，因此在临床施治时强调"一方治一病"，拟定解毒活血汤为银屑病治疗基本方，药物组成为蒲公英 15g、白花蛇舌草 20g、白英 20g、蛇莓 20g、三棱 10g、莪术 10g，半枝莲 10g、龙葵 10g、甘草 10g。方中蒲公英、白英、蛇莓、半枝莲、白花蛇舌草、龙葵清热解毒；蒲公英、白花蛇舌草、龙葵还可使毒热从小便而解；三棱、莪术性温，破血祛瘀、行气止痛，既可助清热解毒之品通行经脉，搜剔经络肌腠藏匿之邪，同时其温性又可防止大队苦寒之品伤胃；甘草亦具清热解毒之力，又能调和诸药，全方共奏解毒活血消斑之效。

同时，在解毒活血汤的基础上，亦需辨证化裁。皮损鲜红者为气营有热，加用白茅根、生石膏、土茯苓；鳞屑黏滞有少许渗出、舌苔黄腻者为湿热之象，加用龙胆草、泽泻、车前子；皮损干燥呈斑块状者属阴虚，加用生地黄、沙参；皮损暗红是血瘀之象，加用当归、丹参、桃仁、红花；皮损浸润明显者加用夏枯草、连翘、玄参；伴有咽痛者加用锦灯笼、射干、麦冬；伴有关节疼痛肿胀者加用伸筋草、秦艽，疼痛日久合独活寄生汤；脓疱型加大清热解毒之品剂量，并加用金银花、连翘、紫花地丁；红皮病型予羚羊角粉冲服，并加用生石膏、芦根、白茅根；疾病日久、舌体胖大者多伴有气阴两虚，加用党参、黄芪、生地黄、玄参。

张老提示：在运用解毒活血法治疗时，部分银屑病患者临床使用虫类药物之后红斑迅速蔓延扩大，以致红皮病发生。因虫类药性善走窜，药力峻猛，热毒循经入血，迅速蔓延全身，毒热炽盛，燔营灼血，则一身尽红，故临床治疗银屑病，尤其是进行期时，应避免使用虫类药或小剂量谨慎使用。

　　张老在临床施治时尤其注重对脾胃的顾护。一方面，皮肤疾患其症虽形于外，但其内与脏腑经脉通连，是脏腑经脉疾患的外在表现。另一方面，银屑病的治疗过程中常用的清热解毒、活血化瘀类药物，过用易伤脾胃，且今人起居无常，嗜好肥甘厚味、辛辣刺激等物，脾胃易伤，故治疗中切不可一味攻邪而伤正，即使一时邪盛，也要注意祛邪而不伤正，中病即止。因此，常在用药 2～3 周时，在解毒活血之外加用苍术、白术、茯苓等益气健脾类药物调理中焦。

　　银屑病稳定期或消退期，常以鳞屑叠起、层层搔落，皮损淡暗不红，肌肤干燥甲错等血虚、血燥等表现为主要特征，缠绵难愈。其形成一方面由于瘀血内停，脉络瘀滞，血行不畅，阻滞气机，阴液不能正常敷布，肌肤枯燥失养；另一方面则是毒热为患，耗伤营阴，营血亏虚，血虚蕴热，则肌肤失濡、生风生燥。此时张老师往往会在解毒活血的基础上，配合一些养阴润燥类药物如生地黄、北沙参、胡麻仁等，顾护阴液，提升疗效。

　　张老师提倡改革外用药物的剂型，提高银屑病中医药外治疗效。在银屑病的进行期，皮损以红、热为主，有时还伴有渗出，此时应以水包油的乳剂为最佳，其透气性良好，且可加入黄柏、青黛等清热敛湿凉血之品，直接作用于皮损，提高疗效，此时若以油膏涂敷皮肤，在肌肤表面形成一层不透气的薄膜，则会使热邪、渗液不易排出，反使皮损恶化；在银屑病静止期和消退期，鳞屑层层脱落，甚至皮损干燥皲裂，此时若使用油膏，虽然能够滋润皮肤，但透气性不足，且易污染衣物，而油包水霜剂保湿润肤作用强，渗透性佳，透气性好，有助于恢复皮肤屏障，且避免衣物污染，患者涂后感觉舒适，依从性好。此外在油包水基质中加入青黛等凉血清热之品，以及硫黄、水杨酸等薄肤之品，根据皮损轻重程度调整用药剂量，往往收到事半功倍的效果。

赵炳南流派银屑病临证集萃

医家简介

张作舟，原名希曾，男，回族，北京人，生于1922年，卒于2010年。教授，主任医师。曾师从著名中医外科专家哈锐川和赵炳南，毕业于北京国医学院和北京大学医学院。他未及弱冠即拜于京城外科名中医哈锐川门下，习学疮疡四载，为掌握中医丹膏及各种外用药炼熬调配的方法要略打下较深基础。于1939～1941年入孔伯华老大夫主办的"北京国医学院"本科深造。1941年经北京市卫生局考询及格，取得中医内科医师资格。嗣后，以中医内外科悬壶京城，并加入中医公会。同时，还在名中医汪逢春会长主办的"医学讲习会"第四班学习，从而结识了赵锡武、魏龙骧、王为兰等诸多先辈同道。1951年经过考试入北京大学医学院，系统学习西医五年，毕业后被分配到北京中医医院皮外科，并担任皮外科研究组组长。编写了《内外用药手册》；对皮外科常见病、疑难病均做了细致的临床研究观察，先后写出有关治疗银屑病、湿疹、神经性皮炎、荨麻疹、丹毒、脉管炎、乳痈、女阴溃疡等病症的文章，相继发表在专科杂志上，同时还提出一些临床用药经验。在此期间，与马连开大夫拜在赵炳南先生门下，主要担任继承总结赵老大夫临床经验的工作。张作舟是中医皮肤科形成的见证人，他经历了中医皮肤科从中医外科分化出来形成独立学科的全过程。而在这一过程中，进一步传承发扬了赵炳南老师的学术思想。

四、赵恩道

赵恩道是赵炳南先生之子，随侍左右，深得真传。在银屑病的治则治法上，重视"扶正祛邪""标本兼治""急则治其标，缓则治其本"及"同病异治，异病同治"。赵恩道认为，扶正祛邪可理解为两层意思：一方面是把扶正作为一种手段，在正邪消长中，正气不足，已处于劣势，增补正气可达祛除邪气外出之目的；另一方面有扶正与祛邪并举之含义，使邪消而正长。这种看法带有"标本兼治"的意思。并举也好，兼治也好，绝非机械的等分。"急则治其标，缓则治其本"这一原则很好理解，但在实际应用中，值得注意的是在治标时，不要攻伐太过，邪祛则止，否则伤其正气，反而助邪增长。总之，这些原则及治法的确立，都是结合患者病情而定的，要从实际出发，辨对证才能立好法，才能选择正确的方药。赵恩道重视外治法，认为"治疗皮肤病，忽视外治法是错误的，因为外用药可以直达病所，其作用不可低估。皮肤病和内科病的区别就在于它看得见，摸得着，很直观。使用外用药是一极大优势，要充分发挥"。他强调外治的同时不应忽视脏腑功能之调节，不重视发挥整体观念这一中医特色，甚至于放弃内治也是错误的。要始终不忘突出中医的特色——整体观念及辨证论治。强调脏腑在中医皮肤科诊疗中起重要作用，中医整体观这一指导思想要贯穿其治疗的全过程，应十分重视对脏腑的辨证。

> **医家简介**
>
> 赵恩道，男，回族，中医皮肤科专家，主任医师，著名中医皮肤外科专家赵炳南教授三子，原首都医科大学中医药学院附属鼓楼中医医院皮肤科主任。曾任北京中医疑难病研究会主任医师、理事会理事、专家技术委员会副主任。赵恩道继承父业，深得其父真传，擅长治疗多种常见、多发性皮肤病及各种皮肤科疑难顽固性病症，尤其治疗青年痤疮、脂溢性皮炎、神经性皮炎、异位性皮炎、湿疹、银屑病（牛皮癣）、带状疱疹、玫瑰糠疹、脱发、白癜风、荨麻疹、手足癣、体癣、股癣、丹毒、过敏性鼻炎（鼻敏感）、老年性皮肤瘙痒症、口腔溃疡等有较好疗效。

五、张志礼

张志礼是赵炳南先生新中国成立后最重要的传承弟子，是赵炳南流派得以发扬光大的核心人物，也是中国中西医结合皮肤学科的引领者和开拓者。赵炳南先生银屑病治疗体系及经验是在张志礼教授的引领下集体整理的成果，可以说，1970 年后参加皮肤科工作的赵炳南流派传人都同时承载着赵炳南先生、张志礼教授两代大师的传承。

张志礼认为，风、寒、暑、湿、燥、火外感六淫侵袭，喜、怒、忧、思、悲、恐、惊七情失调，素体不耐，饮食失节等均是银屑病发病的原因，而气血失常，尤其是以血热、血燥、血瘀和血虚为主要表现的血的失常是银屑病的主要病机。此外以湿热内蕴或寒湿凝结为表现的津液输布异常也在某些特殊类型的银屑病发病中起到主要作用，而脏腑失调也对银屑病的发生有重要影响，因此银屑病是患者全身阴阳不调、气血失和的皮肤表现，应当从整体辨证论治。

张志礼教授在银屑病血分辨证的基础上，提出了"毒邪"也是重要发病因素的观点，认为本病以不同程度的红斑（鲜红斑、淡红斑、暗红斑）为主要临床表现，而形成红斑的主要病机为气血失常。本病辨证的基础是气血辨证，将该病分为血热证、血燥证、血瘀证、湿热证和热毒证 5 个基本证型，其中血热证的皮损基本特点为鲜红斑，血燥证的皮损特点为淡红斑，血瘀证的皮损特点为暗红斑，湿热证常为反转型，伴黏腻鳞屑，热毒证则具有多由上呼吸道感染引起、病程急的特点。从病机来说，"血热夹毒"是银屑病发病的主要病因病机。对于血热证，西医学认为部分银屑病是由感染诱发的，故在用药时注意运用既有凉血又有解毒作用的中药，如紫草、赤芍、牡丹皮、大青叶、板蓝根、玄参、金银花等。部分银屑病是由感染而诱发的，对于急性泛发性、点滴状银屑病，特别是发病前有上呼吸道感染、急性扁桃体炎病史者，采用清热解毒药疗效很好，单纯服汤药即可消退皮损。血燥证与血分蕴热有着密切关系，血热蓄久，内不得疏泄，外不得透达，耗津伤液，肌肤失养，形成血燥。对于此型，用药时注意选择少量既有滋阴润燥，又有清热凉血作用的中药，如干生地、白茅根、玄参、麦冬、天冬等。血瘀证与血热亦有着密切的关系，血热久留，血受热则煎熬成瘀，瘀热不化而成瘀血之证，故形成热结血瘀证。对于此证，用药时注意选择少量既有活血又有凉血作用的中药，如牡丹皮、赤芍、茜草、紫草等。辨证与辨药相结合是张教授中西医结合特色之一，由于银屑病有表皮细胞增殖过速的特点，故对每一证常常加少量西医学证明对表皮细胞增殖有抑制作用的中药，如白花蛇舌草、土茯苓、生薏苡仁、大青叶、板蓝根等，提高了治疗效果。

总之，张志礼教授开创的从临床和基础研究多方面验证和阐释中医药治疗银屑病的作用机理的研究，至今影响着中医药治疗银屑病的研究思路。

医家简介

张志礼，男，山西原平人，生于 1930 年，卒于 2000 年。张志礼教授 1955 年毕业于西安医科大学医疗系，1957 年在中央皮肤性病研究所研修 1 年，1959 参加了北京第一批中医研究班，全面系统地学习了 3 年中医知识。1961 年任北京同仁医院皮肤科主治医师，1963 年调往北京中医医院皮外科，师从著名中医皮外科大家赵炳南教授，长期跟随赵炳南先生临床侍诊，得其厚教，直至 1984 年赵老先生逝世。他始终在赵老身边工作，深得赵老的真传。他继承、整理、总结了赵老的学术思想，并将其发扬广大。

在银屑病的实验研究方面，张志礼教授带领北京中医医院皮肤科及北京市中医研究所同道对以凉血活血汤（白茅根、生地黄、紫草、茜草、板蓝根、大黄等）为代表的凉血活血法治疗进行期银屑病（血热证）进行了大量的临床及实验研究，并取得了一系列研究成果。张教授 1974 年在《中华医学杂志》第 4 期发表了《200 例银屑病中医辨证论治的体会》。1992 ～ 2000 年，研究团队总结了凉血活血汤治疗进行期银屑病 211 例，取得总显效率 86.73%、总有效率 97.63% 的满意疗效，最后研发出北京中医医院治疗银屑病血热证的院内制剂——凉血活血胶囊，并对凉血活血法治疗血热证进行持续优化研究，形成了一系列研究成果。

六、陈彤云

陈彤云教授是哈玉民先生妻子，哈锐川先生儿媳，新中国成立后长期随赵炳南先生学习，是燕京赵氏皮肤科流派代表性传承人，当代中医美容学科奠基人。陈彤云强调中医的整体观和辨证论治，重视人与自然、气候、环境、四时的协调统一关系，重视皮肤与脏腑、经络、气血的内在联系。就银屑病等许多严重影响皮肤美容的疾病，陈老重视其与情志异常的相关性。

陈彤云教授认为，银屑病发病初期多为内有血热、外感风湿热毒之邪的血热证；病久形成内热伤阴化燥、肌肤失养的血燥证，或热入营血、血热互结或服寒凉药物过多、热邪为寒所遏的血瘀证，从而将银屑病依血热、血燥、血瘀三型进行辨证。血热证宜凉血清热，血燥证宜养血祛风，血瘀证宜活血化瘀。但解毒凉血贯穿本病治疗的始终，故治疗时除辨血瘀、血燥之外，要注意夹毒之多少，酌情加入清热凉血解毒之品。临证时陈彤云教授多于凉血之中加入解毒和养阴之品。她认为单苦寒清热、凉血解毒治疗会更加伤阴，故多用甘寒之品，较少采用苦寒药物，以使祛邪而不伤正。且肺主皮毛，咽喉为肺卫之门户，白疕患者多伴有咽干咽痒，故解毒利咽以祛邪外出、防邪深入的治疗思路，亦为陈彤云教授重视。陈彤云教授在辨证论治基础上喜用蛇莓、龙葵、白英、白花蛇舌草、半枝莲等药；并注重养阴，喜用生地黄、玄参、石斛等药；咽喉疼痛喜用青果、射干、草河车；咽痒喜用蝉蜕。

外用药治疗方面，对于血热证患者，陈彤云教授认为应以缓和无刺激为原则，用药力求简单。在皮损鲜红、呈点滴状为主时，多不用外用药物，若皮损处瘙痒，可试用芩柏软膏；若皮损处感干裂疼痛，可外用甘草油以润肤解毒。用药后嘱患者观察，如瘙痒加重，疹间正常皮肤发红，或皮疹红晕扩大，应及时停用外用药物，以防激惹继发红皮病。对于血瘀证患者，陈彤云教授认为此型皮损多为斑块状肥厚浸润，药物很难渗入，故此型皮损顽固难治。陈彤云教授治疗此型皮损多用高浓度角质剥脱剂，并采用封包法，如以 5% ～ 10% 水杨酸软膏、0.1% 维生素 A 酸软膏、黑布药膏等药，用于躯干、四肢、手足处，涂药后以塑料薄膜封包 2 ～ 8 个小时以增加药物渗透，延长药物作用时间，提高疗效，但应慎用于面、颈、外阴及皮肤皱褶部位，以免产生刺激。血燥型肥厚浸润皮损外用药物同血瘀型。若为干燥伴大量细碎脱屑，可以用甘草油、白凡士林、维生素 E 霜等药外涂以滋润干燥皮损。

医家简介

陈彤云，女，回族，首届全国名中医，国家名老中医。1921 年出生于北京中医世家，其父为京城名医陈树人，擅长治疗温病。后嫁与著名外科专家哈锐川的儿子哈玉民。

陈彤云先后师从父亲陈树人、公公哈锐川习医。受家庭熏陶，陈彤云自幼爱好中医，喜欢旁听父亲带徒时讲解的中医四部经典、本草、《汤头歌诀》。入辅仁大学后，每遇闲暇假日，仍随父临证抄方。婚后又随公公哈翁锐川攻习皮外科。哈翁医道超群，名满京津。每日哈翁应诊，陈彤云必侍其左右，力学数载，尽得真传。不仅全面掌握了皮外科的辨证论治和用药特点，还学到了不少秘方的制备技术。1954 ～ 1960 年师从秦伯未、任应秋、陈慎吾、宗维新等人。

1966 年到北京中医医院工作，在皮外科跟随赵炳南先生学习，陈彤云又学到了大量中医皮外科的治疗方法。多年的家传和跟师学习，陈彤云深得哈、赵两位名老中医的学术精髓。在半个多世纪的悬壶生涯中，陈彤云积累了丰富的经验，她不仅继承发扬了哈氏父子和赵炳南在中医皮外科领域的丰富经验，对各种皮肤病的治疗颇具效验，而且逐步形成了自己治疗损容性皮肤病的临床特色。

七、陈美

1954 年，赵炳南先生在中央皮肤性病研究所主持中医研究室，1958年陈美教授在那里接触到中医，其后的 20 年，陈美教授一直得到赵老的传授。陈美教授强调，"看病"绝不是单方面的，鼓励和引导患者参加到疾病的治疗过程中来，是治疗不可或缺的一环。因此，陈美教授总是特别注意对患者的健康宣教和调护指导，提倡辨证调护。在学术继承上陈美教授深受赵炳南、申芝塘等老中医的影响，并结合个人的临床经验，从而拥有了自己独特的学术风格。

陈美教授认为，银屑病的发生乃因患者素体热盛，或复因外感六淫；或过食辛发酒酪；或七情内伤，五志化火，使内外合邪，内不得疏泄，外不能透达，燔灼血液，血热炽盛，瘀滞为毒，怫郁肌肤，发为白疕。久则耗伤阴血，致血燥、血虚，故血燥、血虚等病理特点皆是血热、血瘀进一步发展的病理结果，因此强调在银屑病的治疗上，只有血热和血瘀是贯穿银屑病始终的病理特点。

血热和血瘀是银屑病两个最重要和根本的病理特征，存在于寻常型银屑病的全过程。关节病型、脓疱型、红皮病型银屑病这些特殊类型银屑病的病机特点，也是在"血热"和"血瘀"这一对共性基础上，又有着各自的特点。

对于血热证，陈美教授喜用清热解毒凉血，基本方药：金银花、连翘、野菊花、生地黄、生槐花、板蓝根、紫草、白茅根。伴咽喉肿痛者，加玄参、北豆根、重楼；心烦易怒者，加龙胆草、黄连、栀子；舌苔腻者，加土茯苓、茵陈、萆薢；瘙痒较著者，加白鲜皮、白蒺藜；口干舌燥者，加麦冬、天花粉；便秘，加大黄、枳壳；溲赤，加黄芩、苦参；热盛，皮疹进展快者，加羚羊角粉、水牛角粉。

对于血瘀证，她喜用活血化瘀解毒，基本方药：生地黄、赤芍、白芍、丹参、三棱、莪术、鸡血藤、首乌藤、当归。皮疹暗红者，加桃仁、红花；鳞屑较多者，加女贞子、炙甘草；大便溏者，加薏苡仁、白术；斑块肥厚者，加夏枯草、土茯苓、草河车。对毒热炽盛的红皮病，她喜用清营解毒，凉血活血，基本方药：生玳瑁或羚羊角粉、鲜白茅根、生石膏、知母、生地黄、板蓝根、牡丹皮、金银花、连翘、黄连。肿胀明显或伴有渗出者，加冬瓜皮、赤苓皮；口干者，加麦冬、石斛；大便燥结者，加大黄、栀子。

对脓毒蕴蒸的泛发性脓疱型银屑病，她喜用清热凉血，解毒除湿，基本方药：生玳瑁或羚羊角粉、鲜白茅根、生石膏、蒲公英、板蓝根、鱼腥草、茵陈、土茯苓、重楼、连翘。瘙痒较著者，加白鲜皮、地肤子；小便不畅者，加六一散、泽泻。

对于风湿痹阻的关节病型银屑病，她喜用祛风除湿，通经活络，基本方药：桂枝、桑枝、当归、白芍、生白术、防风、鸡血藤、首乌藤、甘草。发热口渴者，加生石膏、知母；关节红肿明显者，加金银花藤、豨莶草、络石藤；关节红肿不甚，肿胀明显者，加苍术、海风藤；关节变形者，加白花蛇、地龙；上肢重者，加片姜黄、羌活；下肢重者，加木瓜、怀牛膝。

可以看出陈美教授对寻常型银屑病的辨证仅分为两型，而对红皮病型银屑病、脓疱型银屑病、关节病型银屑病这些特殊类型银屑病，各分一型，是专病专方的经典外科思路。

医家简介

陈美，女，1934 年出生，主任医师，市级名老中医。北京中医、中西医结合专家继承导师。陈美主任 1951 年考入湘雅医学院，1953 年转入同济医科大学医学系学习，1958 年毕业后到中国医学科学院皮肤病研究所工作。1959 年及 1978 年参加两期西医学习中医班，系统学习了中医基础理论，并于同年开始跟随赵炳南老中医学习中医皮外科，也曾跟随申芝塘、施汉章、秦伯未等名老中医抄方学习，获益良多。1958 ～ 1976 年在中国医学科学院皮肤性病研究所工作。

自 1976 年至今，在北京中医医院工作，历任主治医师、副主任医师、主任医师。

陈美主任擅长治疗银屑病、痤疮、白塞综合征、皮炎、湿疹等。发表的学术论文《狐惑病中西医结合治疗》获北京市科委三等奖，《石蓝草煎剂治疗急性湿疹皮炎的临床机理研究》获北京市科委二等奖。在国内外医学杂志上发表论文 10 余篇。1993 年起享受国务院特殊津贴，2003 年被定为北京市重点继承名医。

八、陈凯

陈凯教授是赵炳南先生内治心法的传承者，是赵老学术的积极传播者，在赵老晚年不离左右，耳提面命，受益最多。陈凯教授重视整体观，在临诊中尤善治疗银屑病。通过多年临床治疗经验，提出"一个原则，二个对待，三要三不要，四难四不难，五要五不要"等经典理论，对指导临床治疗具有极其重要的价值。

一个原则：银屑病是一种无害于生命的疾病，千万不要用有害的方法治疗。

二个对待：要像对待过敏一样对待银屑病，要像对待药物过敏一样对待银屑病。

三好三不好：不治比乱治好，慢治比快治好，中药治比西药治好。

四难四不难：病程长且无季节规律者难治；男性患者较女性患者难治；既往使用免疫抑制剂者较既往治疗简单者难治；发于多皮、多筋、多骨、少气、少血部位，如头皮、小腿胫前、骶尾部、胸胁部、手背等，较肌肉丰满、气血充足的部位难治。

五要五不要：要简单，不要复杂；要安全，不要风险；要缓和，不要对抗；要留有余地，不要斩尽杀绝；要治人，不要治病。

陈凯教授提出银屑病在基本原则下的因期、因时、因型、因症论治。

（一）按照病情因期论治

1. 进行期银屑病

凯老认为此期毒热之证并盛，常以清瘟败毒饮与温清饮合方应用，常可获得显著疗效。清瘟败毒饮从卫气营血论治，温清饮从三焦论治，二方合用，一纵一横涵盖了热性病所有可能发生的情况，既堵截热邪之退路，又悉数荡涤之。以清热凉血解毒之大法贯穿始终，并兼顾湿热兼夹者和咽喉肿痛者。湿热兼夹者酌情加入清热利湿之品，咽喉肿痛者酌情加入解毒利咽之品。

临证常分几步走：卫气营血一步走；凉血、活血、养血三步并作一步走；辛开苦降一步走；清热除湿一步走；清热养阴一步走。总之，以清热凉血解毒之大法贯穿始终。

2. 静止期银屑病

此期当用活血通络之大法。凯老常说"久病多瘀""久病入络"，先以活血化瘀方如养血活血汤、解毒活血汤加减使用。银屑病久治不愈时，宜益气补肾、活血化瘀。皮损位于多皮、多筋、多骨、少气、少血的部位，凯老认为多有瘀象，多以活血化瘀散结为法，常合用益气活血之法或温阳益气之法。凯老认为病程长的银屑病患者，并非大实大热之证，而是真虚假热之证。病程缠绵日久，多为湿邪重浊，气阴两伤，脾虚肝旺。因此，凯老常在除湿解毒基础上注意培补正气，健运脾土。总的原则是先清后补，外清内补，攻补兼施，扶正祛邪。

（二）按照季节因时论治

凯老按照"天人合一"这一中医理论，将银屑病分为夏季型、冬季型和普通型三型银屑病。夏季型银屑病为春、夏季发病较重者；冬季型银屑病为秋、冬季发病较重者；普通型银屑病则没有明显的季节性。根据这三型银屑病，凯老提出不同的治法。

1. 夏季型银屑病

凯老认为此类银屑病患者多不耐夏季炎热之气，必为内热、过热，大多为血热，治疗往往以凉血活血为法。中医有"暑多夹湿"之说。因此，夏季型银屑病在使用凉血活血治则的同时，也应酌加利湿之品。

2. 冬季型银屑病

凯老认为秋冬和冬春是银屑病转折时机，病情大多向加剧的方向发展。医者应采用顺势疗法，调节患者的阴阳平衡。凯老认为冬气与寒气相通，主凝滞与收敛，此季节发病者，多不耐冬之寒气，患者多为阳气不足或者气血亏虚。且冬季多燥，故治疗应以补气温阳、活血化瘀、养阴润燥为法。

3. 季节区分不明显型银屑病

凯老通过长期的临床实践总结，提出此型银屑病主要病机为阴虚湿热，治疗采用养阴除湿之品，强调临证分清湿热，对于湿重于热者、热重于湿者和湿热并重者，选用不同方药治疗。凯老提出养阴与除湿并用，达到利湿而不伤阴、扶正又不恋邪之效。

（三）按照银屑病的因型论治

1. 红皮病型银屑病

凯老对于红皮病型银屑病多采用卫气营血辨证和三焦辨证。临床主要分为毒热入营证和阴虚血瘀证。毒热入营证，治宜清营凉血，解毒护阴；阴虚血瘀证，治宜滋阴养血，解毒润肤。凯老认为，在临床实际中，出现的证型并不属于单纯的卫、气分病或营、血分病，大多是卫、气兼营、血的病变；或虽属营血，却伴气分之高热或皮毛、腠理的病变，从而形成卫营同病、气血同病，甚则卫气营血皆病。凯老认为，抓住疾病关键症状是解决疾病的关键所在。

2. 关节型银屑病

凯老常说："久病入络、久痒入络、久痛入络。"古人云："怪病责之于痰。"凯老认为不妨"怪病责之于络"。关节型银屑病因涉及关节和皮肤两大部位，关节症状与皮损同步消长，故要两症同治。需注意银屑病病机多为血热之证，关节炎病机多为寒湿之证，这一热一凉在治疗上需要统筹兼顾。一方面清热泻火解毒，另一方面则温化寒湿，在用药上不可过于寒凉，要寒热并用，攻补兼施。

3. 脓疱型银屑病

脓疱型银屑病分为局限性和泛发性，凯老认为属银屑病的不稳定期。沟纹舌或镜面舌等口腔损害可能是脓疱型银屑病的潜在体质表现。当患者处于高敏状态时，遇有因素激惹，继而发生强烈的无菌性脓疱性炎症反应。中医治疗要紧扣毒热环节，按正邪消长不同，分期论治。高热期证属热入气营，治宜清营泻火；缓解期证属毒热未尽，耗气伤阴，治宜清解余毒，益气养阴；康复期证属余毒热灼，胃阴失养，治宜养阴清热，益胃生津。在使用养阴益气润燥药物的同时，要始终把握住清热、凉血、解毒的大方向，贯彻其治疗的全过程。要紧扣"发热"环节，按热度高低作为辨证分型的依据。

4. 冲任不调 / 内分泌失调与银屑病

凯老认为，冲任不调所出现的胸闷不适、月经不调、情志不舒，是亚健康状态在皮肤上的表现，为人体内分泌系统紊乱、免疫功能低下而致。凯老通过长期临床经验总结，提出滋阴补肾、清热疏肝法治疗女子银屑病冲任不调证。一方面从中医辨证角度滋补肝肾之阴，疏肝清热以调节内分泌免疫网络平衡而治疗疾病，另一方面选用具有雌激素活性的中草药治疗因雌激素失调而引起的女性银屑病，既缓解症状，而且许多雌激素活性的中草药如金银花、野菊花等，又有抗炎、抗过敏的作用，施治于临床，疗效显著。

（四）小儿银屑病的治疗

凯老认为，小儿银屑病多因脾胃不化、湿热内聚而发于肌肤。治疗需注意以下原则：少用苦寒，多用甘寒，注意健脾消导，不能一味清热解毒。小儿体质柔嫩，为纯阳之体，如以苦寒药攻伐之，必会导致脾胃受伤。总以甘寒清热，并助脾胃消导，化解食积，方能收效。

凯老在临床治疗中还特别注重银屑病的预防和患者的心理调整。凯老认为银屑病因为治疗困难，且易复发，所以银屑病患者必须做好预防工作。银屑病的预防和治疗要重视微小感染灶，注意季节变化，保持良好的精神状态，保持规律的生活作息，注意预防感冒，同时还要注意合理的饮食，慎食辛辣、油腻的食物，忌烟酒。

凯老提出治疗银屑病要调动两个积极性，即医生的积极性和患者的积极性。医生应对患者进行科学的指导，明确告知银屑病是一种无损寿命的皮肤病，千万不能用有害的方法治疗。患者也需要良好的心态，在银屑病急性进行期时，不要试图用不适当的强硬的方法将其压制回去，而要用正确的方法进行疏导，使热毒之邪有出路，用安抚的方法来治疗。

医家简介

陈凯，男，陕西勉县人，生于 1946 年，卒于 2008 年。主任医师，硕士研究生导师。陈凯老师 1965 年考入北京第二医学院（现首都医科大学）医疗系学习，负笈五年，以优异成绩毕业。1970 年，响应国家关于中西医结合的号召，来到北京中医医院，从事中医、中西医结合皮肤病、性病专业。师从我国著名皮外科专家赵炳南教授，学习十余年，跟随在赵炳南教授身边，在其临床应诊、重要会诊时随行左右，深得赵老的赏识与赞许，尽得其传。陈凯老师熟知并掌握赵老对皮肤疮疡治疗的经验和特色疗法，对赵老学术思想和临床经验有深刻的体会，是赵老学术思想的系统继承者和积极传播者。他参与整理出版的《赵炳南临床经验集》《实用中医皮肤科学》为我国中医皮肤学科奠定了基础。

九、邓丙戌

邓丙戌教授是赵炳南先生外治经验的传承者，是赵老学术的积极传播者，在赵老晚年不离左右，耳提面命，受益最多。邓老在长期临床实践中，不断总结梳理赵炳南经验，总结出了许多疗效显著的经验方。邓老在临证中活学活用赵老经验，并融入自己的经验心得，提倡老方新用。在银屑病血热证的治疗中，应用凉血系列方药，发现很大一部分患者疾病初期热毒炽盛，于是在凉血同时注重解毒药的应用，由此进一步提高了临床疗效，并且将这些经验进行总结，在我科研发的院内制剂"凉血活血胶囊"及银屑病优化方药研究方面起到重要的推动作用。

邓老提出要"辨病证论治"，既吸收了辨证论治、辨病论治和西医辨病与中医辨证相结合论治的长处，又避免了它们的不足。其内容可以概括为：辨病中之证，用病证之药。

（一）辨病中之证

辨病中之证是指如何辨识疾病，分为下述三个基本步骤。

第一，首先辨病。辨病即诊断，是治疗的前提。不先"辨病"，就可能迷失治疗的方向。必须特别指出，"病"是客观存在的事物，西医与中医对同一种病可以有不同的命名，但是其本质都应该是对这种疾病"全过程的特点与规律所做的概括"。总之，不但西医应该首先辨病，中医也应该首先辨病，即从中医学的角度去概括疾病"全过程的特点与规律"。

第二，不能单纯辨"病"，必须进一步辨识"病"中存在的"证"。只有辨识了"证"（即了解"疾病当前阶段的病位、病因、病性等"），对疾病的认识才能更加具体、灵活，才能避免"盲目用药""盲目筛选中药"等。

第三，不能盲目辨"证"，必须以辨"病"指导辨"证"。因为"证"是存在于"病"中的"证"。证总是受病的制约，证从属于病。辨"病"能够对辨"证"进行指导：①指导辨"证"所针对的"主症"。②指导辨"证"的变动范围。③指导"主要辨证方法"的选用。④指导"同证异病"的区别。

（二）用病证之药

1. 以辨"证"之药为基础

以辨"证"之药为基础，主要分为基本药物和加减药物两类。

2. 用辨"病"之药为主药

用辨"病"之药为主药，即在辨"证"处方中加入辨"病"之药。

另外，邓老倡用鲜药、重视外治，认为鲜药外治皮肤病的历史积淀非常深厚，但现代中医皮外科界对此未能有足够重视。继承和发扬这种"简便廉验"的特色疗法，可以进一步开拓皮肤病外治的临床思路，变废为宝，节省医疗经费，充分利用资源，方便患者。应用鲜药外治皮肤病有着广阔的科研及开发前景，是研制中国原创性新药的重要基础，是未来治疗的发展方向。

邓老对鲜药外治皮肤病的历史积淀进行了梳理，将这一前人留下的瑰宝重新挖掘整理，使其重现在我们眼前，临证中更是不断践行、创新以鲜药治疗皮肤病。在外治法方面，邓老总结了部分常用的用法，如湿敷法、撒药法、戳药法、摩擦法、滴药法、热熨法、按摩法、腐蚀法、发疱法、涂药法、敷脐法、敷贴法等。目前敷脐法在我科银屑病患者的治疗中仍被广泛应用。

医家简介

邓丙戌，男，1946 年出生，河北省人。主任医师，硕士研究生导师。邓丙戌 1970 年毕业于首都医科大学医疗系，在首都医科大学附属北京中医医院从事皮肤科的临床、教学、科研工作 40 余年。曾跟随我国著名的中医皮外科专家赵炳南先生临证学习，并深受赵先生"学习贵在专，师古更创新；宁可会不用，不可用不会"治学思想的影响，严谨治学、勤奋钻研，40 年如一日，在科研、临床、教学一线勤奋耕耘。

邓老对中医皮外科的传统特色制剂和疗法有深入研究。主编、参编专著 10 余部，发表及交流论文 30 余篇，获科研成果奖 6 项，获得与中医外治有关的实用新型专利 3 项，并曾承担教学任务。邓老对鲜药在皮肤病中医外治中应用极为重视，著有《皮肤病中医外治学》一书，指导编订《中医医院皮肤科建设与管理指南》。退休后走遍全国，积极呼吁传讲皮肤病中医外治，推动开展皮肤科外治临方调配。以天下为己任，毫无保留地将赵老外治经验和自己多年的中医皮肤科外治心得体会奉献出来。

十、王莒生

　　王莒生教授早年随张志礼教授学习，她继承了中医皮肤科的学术特点，对于银屑病的辨证治疗重视从整体出发。她认为：皮肤病虽发于外，而多源于内。问诊时，涉及患者的饮食起居、情志、生活、工作环境等多项内容，力求全面掌握病人的情况。在治疗银屑病方面，以赵炳南教授从血论治银屑病的辨治思路为基础，对其中医治疗方案进行了优化。认为血热是本病关键病机，热久成毒，毒贯穿于本病的全过程。银屑病早期经常出现咽痛症状，如果疾病进展急剧时，还可以出现脓疱，均是"毒"的表现。在众多医家的经验中，解毒药物占有重要位置。另外，王莒生教授在临证当中发现，很多患者由于情志失畅，肝郁气滞，日久，木克脾土，导致运化不利，或由饮食失节，脾失健运，水湿内停，表现为鳞屑黏腻，病情缠绵，舌体胖大，舌苔厚腻，一派"湿"邪阻滞之象。而在王莒生教授牵头的银屑病辨证规律研究中，通过大规模流行病学调查发现，血热、血燥、血瘀是寻常型银屑病最常见的证型，此外夹湿、夹毒是最多见的兼证，证实了"毒""湿"对本病的影响。同时，王莒生教授亦注重肺与皮肤的同源关系，在银屑病的治疗中用宣发肺气及清肺解毒方药治疗肺热炽盛证和风热闭肺证的方法，即宣肺清肺法，在临床上颇有疗效。

　　在处方用药时，王莒生教授从整体调理出发，兼顾患者的方方面面，不局限于减轻皮肤症状。除皮肤科常用的清热除湿、疏风止痒等方法外，还注重调节脏腑功能，常用疏肝解郁、宣发肺气、健脾益气、调和冲任、滋补肝肾、养心安神等方法。很多患者在服药后感觉身心舒畅，许多困扰自己日久的其他症状也得到了缓解。

除用药物治疗外，王莒生教授还耐心指导患者注意日常的调护，注意皮肤的护理，饮食起居适应四时之气，适应自身体质，应注意多样性及搭配，如植物性食物要注意根、茎、叶、花、果的搭配，动物性食物注意"水、陆、空"的搭配，此外还有食物颜色的搭配等。要注意调畅情志，避免紧张、抑郁、过分追求难以达到的高度等。经过整体的调理，患者的病情得到缓解，机体的状况得以改善，身心愉悦，达到治疗得病的"人"的目的。

医家简介

王莒生教授，女，1948 年出生于山东莒县一个革命军人家庭，是第四批、第五批全国老中医药专家学术经验继承工作指导老师、博士研究生导师，享受国务院政府特殊津贴。曾师从著名中医皮肤科专家张志礼教授、陈美教授以及著名内科专家关幼波教授、王永炎院士、许公岩教授等中医大家，深入钻研多种疑难皮肤病和内科杂病的诊治，勤于实践，临床经验丰富。俗语说，"内科不治喘，外科不治癣"，形象地指出了咳喘病及皮肤病均为难治之症，常常缠绵难愈，很多医家不敢轻易涉猎。然王教授对此两类疑难症均有研究，临床善于治疗银屑病、白癜风、干燥综合征、湿疹、荨麻疹、过敏性皮炎、糖尿病、慢性阻塞性肺病、支气管哮喘、慢性咳嗽、失眠等多种难治疾病。不仅临床效果显著，而且在学术上形成了自己独特的见解。她治疗病种广泛，思路开阔，与其师从众多，精研各家经验，并结合自身所学，潜心研究有关。

十一、王萍

　　王萍教授是张志礼教授嫡传弟子，北京中医医院皮肤科学术带头人。王萍教授临床经验丰富，擅长用中医、中西医结合方法治疗急、慢性及疑难性皮肤病，对临床难治性皮肤病如银屑病的治疗有独到的见解，并不断总结中医、中西医结合诊疗经验。

　　在继承前辈学术经验的基础上，王萍教授提出"辨血为主，从血论治，厘清寒热"的治疗寻常型银屑病的辨证思路。"辨血为主"是指血热证、血燥证和血瘀证是寻常型银屑病的基本证型，在此基础上可配合其他多种辨证方法，以反映本病的复杂情况。如外感因素所致的夹热毒、夹湿热、夹风寒、夹风热等，可兼用六淫辨证；如脏腑失调明显，兼肝郁、肝火旺盛、脾虚等，可兼用脏腑辨证。"从血论治"是指针对银屑病的主要证型，分别治以凉血活血解毒、养血润燥解毒和活血化瘀解毒，并在理血的基础上，针对不同的兼夹证，分别合以解表散寒或清热除湿、清脾除湿、健脾燥湿、芳香化湿，或清上温中、清上温下，或疏肝解郁、清肝泻火，或引火归原等。"厘清寒热"是指临证中详细辨别疾病的寒热性质，寒证与热证能够直接反映机体阴阳盛衰的本质，为辨证治疗提供依据。

　　她重视中医证型的转化与演变，血热证、血燥证和血瘀证 3 个证型虽然是寻常型银屑病的基本证型，但是这 3 个证型不是一成不变的，可以相互转化。如血热证随着病情的变化可转变成血燥证，血燥证可转变为血瘀证，血瘀证也可以转变为血热证或血燥证。此外，在某些情况下，这 3 个证型也不是截然分开的，常常并存，如临床中可以存在血热血瘀证、血热血燥证和血瘀血燥证。针对寻常型银屑病这 3 个主要证型，治疗时也要根据病证变化和演变，酌情加减用药。相对于血热、血燥两证，血瘀证是寻常型银屑病的难治类型，血瘀证的病因病机复杂，急性期多与热毒相互搏结，表现为热瘀，病情持续不愈；反复发作，日久可发展为湿瘀、寒瘀、虚瘀、燥瘀。临床辨证需缜密思考，根据不同的病机，辨证用药。

银屑病属于慢性、难治性皮肤病，临床常见寒热错杂病证，同一患者可同时出现上热下寒、表热里寒、表寒里热等证候。寒证与热证为阴阳两极，虽其本质不同，但又互相联系，同时又可以在一定的条件下互相转化。临证中厘清寒热、辨识阴阳，紧紧抓住核心病机，方可取得良效。因此，针对临床复杂的病情变化，她在"从血论治"的基础上，常常灵活运用小柴胡汤、柴胡桂枝干姜汤、干姜黄芩黄连人参汤、秦艽丸、血府逐瘀汤、封髓丹、交泰丸等经典方剂加减治疗。

重新总结与银屑病相关的中医疾病的辨病辨证思路，对于进一步发展银屑病的中医辨证思路，开发新的特色制剂和疗法，提高临床疗效，有重要的积极意义。王萍主任在这方面的研究就有明显的示范意义，她从最初尝试从用赵老的甘草油调医用白凡士林的简单调制开始，逐步摸索辨证，灵活加减用药，如血热证皮损颜色鲜红时，联合青黛面、紫草；血瘀证皮损颜色紫红色时，合当归、三七粉；发于小腿伸侧久治难愈的斑块，多考虑寒湿所致血瘀，可以合用燥湿类、温阳类药物，益火之源，以消阴翳。她多次在学术研讨会上讲解赵氏甘草油的制作及应用，并毫无保留地传授个人的调配经验，同行们很受启发，多位医生纷纷尝试，收到了满意的临床疗效。她认真研读古籍，从《外科心法要诀》中润肌膏治疗白屑风，猪脂、苦杏仁共捣治疗白疕的记载中得到启发，认真揣摩药物组成、配比、制法、适应证等，针对临床难点如红斑鳞屑类皮肤病、手足皲裂、色素病等下功夫，调制出患者比较满意的甘草系列外用制剂，在此基础上与北京中西医结合成果转化委员会进行了联合开发，研制出甘草系列外用产品，受到大家的一致认可。

医家简介

　　王萍，女，主任医师，教授，硕士研究生导师，首都名中医，原首都医科大学附属北京中医医院皮肤科主任，第二批全国老中医药专家学术经验继承工作指导老师、中西医结合专家张志礼教授学术传承人。现任或曾任国家中医药管理局中医皮肤病学重点学科、重点专科的学科带头人，中国民族医药学会皮肤科分会会长，中国中西医结合学会皮肤科专业委员会副主任委员，北京中西医结合学会皮肤科专业委员会主任委员，北京中医药学会皮肤科专业委员会副主任委员，首都医科大学皮肤性病学系副主任，中国女医师协会皮肤病专家委员会副主任委员，《中国中西医皮肤性病学杂志》副主编，《中国皮肤性病学杂志》《中华皮肤科杂志》《中华中医药杂志》《实用皮肤病学等杂志》编委或审稿专家等职。曾获 8 项科学进步奖，发明专利 1 项，出版著作 8 部，核心期刊发表学术论文百余篇，开展中医产品创新研究，与北京中西医结合学会科技成果转化委员会联合研发了甘草润肤膏、甘草维 E 乳、甘草雪肌霜等系列产品。

十二、蔡念宁

蔡念宁教授学术传承于赵炳南教授、张志礼教授、陈凯教授、陈美教授及邓丙戌教授。其治疗皮肤疾病的特点在于对病对人同时施治，首先在接诊时了解病人的生活、学习、工作环境、饮食习惯、性格情绪等多方面因素，得出引起病人发病及加重的可能原因。其次，在治疗前根据病人的病情及接受能力，向患者讲解皮肤病的相关知识，如发病率、发病因素、发病机理、对机体的影响、治疗方法、治疗中存在的问题及注意事项、预后等，让患者能正确认识疾病的发生，帮助患者和家属消除思想顾虑，树立治愈的信心，使病人积极配合治疗，促进病人康复。

在银屑病的辨证治疗中，蔡念宁教授注重皮损辨证，认为斑疹（片）、丘疹（斑块）色鲜红，发病急的，为热邪所致。斑色鲜红而有浸润者，为热在血分，如银屑病进行期，治宜清热解毒凉血。皮肤广泛潮红、浸润、水肿，伴发热者，为毒热入营，气血两燔，如红皮病型银屑病，治宜清热解毒、凉血清营。红斑基础上群集小脓疱，伴高热等，证属毒热入于营血，如泛发性脓疱型银屑病，治宜清热解毒、凉血清营。脓疱深在为湿毒蕴结，如掌跖脓疱病，治宜清热解毒除湿。干性鳞屑皮疹基底色红，为血热风燥，如银屑病进行期，治宜清热解毒、凉血润燥；湿性鳞屑皮疹基底色红，为血热夹湿，如蛎壳状银屑病，治宜清热解毒、凉血除湿。

医家简介

蔡念宁教授原是北京市赵炳南皮肤病医疗研究中心主任，学术上秉承赵炳南教授和张志礼教授"调和气血"理论，善治湿疹、白癜风、脱发、银屑病等疾病，形成了中医药、中西结合系统诊疗皮肤疾病的特色，完善了科室年轻医师培养体系，在学科发展中有着较大的影响。先后撰写、发表及指导论文数十篇。主编《皮肤病中医特色治疗》《白癜风中西医特色治疗》；作为副主编编写《常见皮肤病》《银屑病》；参与编写《疑难病中医治疗及研究》《张志礼皮肤病医案选萃》《张志礼临床经验辑要》等书籍。曾主持并参与多项国家级、省部级科研课题，包括北京市中医药管理局51510工程"中医皮肤科赵炳南学术流派及其传承研究""凉血活血胶囊治疗血热型银屑病的临床及细胞凋亡的实验室观察""赵炳南教授从湿论治皮肤病的经验研究"以及国家中医药管理局项目"中药滋补肝肾方对体外人黑素细胞酪氨酸酶 mRNA 表达的影响"等。

十三、杨慧敏

杨慧敏教授系统学习了赵炳南、张志礼等多位名家的学术思想，并在实践中不断总结经验，提高业务水平。

在辨证治疗特殊型银屑病方面杨教授有一定经验。杨教授认为，银屑病进行期多为血热之证，而关节病变多与风、寒、湿、热之邪相关，外邪与血热交杂而至，使经络痹阻，风湿热留于关节，则关节红肿热痛，故可以清热利湿、凉血解毒、疏风通络之法，用白虎加桂枝汤加减治之。待诸证好转，关节表现为遇冷仍痛，治法调整为养血润肤解毒、活血通络，用桃红四物汤加独活寄生汤加减。需注意：本病寒热交杂，湿热、血燥并存，故治疗不宜用过于辛散温燥之品，早期以清利为主，兼以滋阴，后期以滋养为主，兼以清利，解毒通络则贯穿始终。

医家简介

杨慧敏，北京人，主任医师，副教授，1970年分配到北京中医医院工作，1976～1980年就读于北京第二医学院（现首都医科大学）中医系，在校学习期间努力、刻苦，被评为三好学生，以优异的成绩完成学业，并在学校光荣加入了中国共产党。1980年毕业后回到北京中医医院皮肤科，一直从事皮肤科医疗、教学、科研工作，创建了皮肤免疫室；1987年开始承担北京中医药学院的讲课任务，为皮肤科教研室负责人；1992年担任硕士研究生指导老师；1995年被聘为中医药学院副教授，是北京市中医皮肤科医师继续教育大纲的编写与考评人，职业医师皮肤科考评组负责人。

十四、王晓莲

王晓莲主任医师师从中西医结合皮肤科专家张志礼主任，在多年的临床实践中，她以赵老、张老的学术思想和经验为主线，集诸家之长于一身，不断探索求新，在辨病辨证、立方遣药方面形成了一定的特色。在银屑病等皮肤科疾病辨治方面也有一定的独到之处，造诣颇深。

王晓莲主任在中医整体观基础上，注重谨守病机，重视脾胃，以顾兼证；治疗上紧抓当前病机，亦不忘顾护脾胃。选药时忌用苦寒攻下、甘凉纯阴之剂，以防苦寒伤胃、阴凝碍脾。

银屑病患者发作期多表现血热之证，热灼津血，气血不畅，瘀热互结或虚瘀同见。很多医生不论新病久病，喜用大量清热凉血活血之品，长此以必伤津耗气，热去瘀甚，正气耗损，抵抗力减弱，病情恶性相循，传变他脏，终缠绵不愈。由于该病反复发作，病久则多呈现血瘀、血燥之象，且常伴正气亏虚的表现，因此治疗应以培本固元为主，兼养血活血、润燥化瘀。

在银屑病的进展期，适当配伍健脾益胃之药，既可扶正祛邪，又防邪去正伤。在把握主证、立法组方的同时，多次强调不应忽视兼证。如伴胃脘闷胀，加鸡内金、枳壳、佛手等以理气行滞；伴口干，常加用石斛、玉竹、麦冬、葛根等养阴并升清以布津；若伴胁肋胀痛，少佐柴胡、郁金、香附、川楝子等以疏肝行气；如有腰膝酸软，选加生地黄、山茱萸、知母等以滋肾阴、退虚热；平素畏寒、肢冷，多用菟丝子、肉苁蓉、补骨脂等以温阳补肾；若大便溏泄不爽，多加布渣叶、白扁豆利湿以实便；大便干结，以薏苡仁清热散结；寐差多梦，多配伍夜交藤、合欢花以养心安神。

医家简介

王晓莲，出生于 1950 年 7 月，主任医师，1974 ～ 1977 年就读于首都医科大学中医系。1978 年分配到北京中医医院皮肤科工作，此后一直从事皮肤科临床工作。王晓莲忠实传承中医皮肤科泰斗赵炳南先生、中西医结合皮肤科专家张志礼主任学术思想。求师从医多年，在长期的理论研究和临床实践中对皮肤科各类疑难病证的诊治积累了丰富的临床经验。从理、法、方、药各个环节上领悟了诸师辨证施治的规律，从理论与实践结合上深悟与吸纳各家之长。

在传承上，赵炳南流派传承弟子同出一源，而因各自处于不同的时代，面对不同的病人，接受不同的流派外学术影响，或有不同的中医基础，或有不同的成长经历，因而对银屑病的认识同中有异，各有见地。他们在赵老提出的血热、血燥分型论治的基础上，逐渐发展出血瘀、湿热等新的证型，并形成了"从血论治银屑病"的基本框架，成为当代中医论治银屑病的基本共识。

在从血论治基础上，不同传人各自出发，吸取中医经典的精华，引入多种多样的思维模型，从不同角度阐释银屑病的发展、演变、辨治，使赵炳南流派银屑病辨治体系更加丰富全面。这其中既有多种新证型及各种兼证、变证的确认，也有辨证方式的补充，既从不同角度论治本病，如从瘀毒论治、从肺论治、从肝脾论治、从湿热论治、从虚论治等理论等，又有治疗方法的丰富，极大地拓展了本流派银屑病从血论治的中医治疗思路。

这其中"从血辨治银屑病"是本流派的核心认识，将在此后的若干章节及病例中充分展示。而近二十年，第三代传人对银屑病中医辨治体系的思考也从未停歇，虽然很多尚未达成共识，但大浪淘沙，未来必定会留下一些后来者的足迹。

第四节　从血论治银屑病是
燕京赵氏皮科流派的核心见解

一、外科经验为"从血论治"银屑病学术思想之源

"从血论治"是燕京赵氏皮肤科流派银屑病研究的核心见解，这一见解源于外科的核心辨证方式——气血辨证。

《医宗金鉴·外科心法要诀》对外科疾病的核心病机的认识包括三点：火毒、经络阻隔、气血凝滞。由外伤导致的外科疾病的发生顺序是外伤导致经络阻隔，经络阻隔导致气血凝滞，气血凝滞导致火毒内生，进一步损坏形体。而饮食劳倦、七情内伤也可以导致脏腑经络功能失调，进一步导致气血失和，火毒内生。无论哪种情形，气血都是其中的关键，也是人体有形结构中流动的物质。若非直接损伤，有形结构不会自己发生问题，都是气血运行功能障碍导致有形结构的损伤。而中医对于人体的调节，也不是直接去切割或修补有形结构，而是通过调整气血阴阳来间接改变有形结构的功能状态。外科三法消、托、补，也是通过解决火毒与气血的纠结而发挥作用。所以，气血辨证是外科最基本的辨证方式。

气血辨证主要对于疾病与气血的关系进行分析，首先对病位在气或在血进行辨别，然后分析气或血的虚实盛衰，在临床中常与脏腑辨证结合使用，以全面反映患者的病变情况。依《伤寒杂病论》的分类，在气分主津液代谢异常，在血分主营血代谢异常。在古人眼中，皮肤破损、糜烂、渗出则病在气分（或曰水分），流血、出血则在血分。结块肥厚隆起在气分，血脉瘀阻而见青斑、红斑、紫斑，血管破损、出血，疼痛，血管迂曲扩张、变形、移位，为病在血分。

由于银屑病的基本临床表现是红色斑块或斑片，这是血病的一个重要辨证要点，因此基于皮损表现的血病辨证是银屑病最常用和最重要的辨证方法。从这一分类来看，银屑病主要病在血分而兼在气分。

此外，气血辨证尚须结合八纲辨证以进一步确定气血病变的性质，如气虚、血虚为虚证，气滞、气逆、血瘀为实证。银屑病中最常运用的辨证方法就是这两种辨证方法的结合，如血热证属热证、血虚证属虚证等均是两种辨证方法结合运用的结果。

血病辨证在银屑病的辨证体系中，习惯上称为"从血论治"，这是燕京赵氏皮肤科流派对银屑病中医辨证的核心见解。从血论治银屑病的恰当性既可以从古籍获得印证，也可以通过对现代中医名家银屑病辨证思路的总结和近期对全国银屑病临床研究的辨证规律的总结得到印证。当前，"从血论治"已经成为银屑病的主要辨证方式。

二、赵炳南开本派"从血论治"银屑病之端

中医古籍中对与银屑病表现类似的疾病的病机认识，认为是由外感邪气与人体之气血相互作用而致，如《诸病源候论》有云："干癣……皆是风湿邪气，客于腠理，复值寒湿，与血气相搏所生。"风邪可致血燥，肌肤不能濡润而发病，如《医宗金鉴·外科心法要诀》曰："白疕……固由风邪客皮肤，亦由血燥难荣外。"《证治准绳》云："又有白癣……此由腠理虚而受风，风与气并，血涩而不能荣肌肉故也。"

新中国成立后，赵炳南等一批老专家提出，银屑病当"从血论治"。如赵炳南认为银屑病或因情志内伤，气机壅滞，郁久化火，心火亢盛，毒热伏于血分；或因饮食失节，导致脾胃失和，气机不畅，郁久化热，复受外感风热毒邪而发病；若病久则导致阴血被耗，血燥生风或气行不畅，经脉阻滞，气血凝结，形成血瘀，导致肌肤失养而发病。首先提出"内有蕴热、郁于血分"为寻常型银屑病的基本病机和"从血论治"的治则，并将本病分为血热证、血燥证、血瘀证 3 型。

三、张志礼定"从血论治"银屑病之规

在银屑病的辨证规律研究过程中，"从血论治"并非从头就是主流。在二十世纪八九十年代，众多医家曾使用过多种辨证方式，如用六淫辨证、脏腑辨证或（和）毒邪辨证相结合的方式对银屑病进行整体辨证治疗，随之也产生了银屑病的近百个证型。如朱仁康提出治疗银屑病当"从血论治，诸法合用"，指出其他辨证治法如祛风、解毒等法均可应用于本病的辨证治疗过程中。金起凤则认为本病病因病机主要包括外邪侵袭、热蕴血分、热毒阻络、阴虚血燥四方面，将本病辨证分为血热、湿热、血燥和血瘀四型。徐宜厚认为银屑病外因风寒、湿热、燥毒诸邪侵袭肌腠，内因多为禀赋血热、饮食不洁、情志内伤等。病初主要表现在血分变化，包括血热、血燥、血瘀等；病久则反映在脏腑功能上的盛衰，其中以肝、肾两脏最为突出。马绍尧认为本病主要由血瘀、热毒所致，发病时治宜以凉血清热解毒为主，病久则活血化瘀解毒。这些均是对"从血论治"银屑病的有益补充。

此外，对血分辨证的病机认识的发展，则体现在不同体质患者在应用"从血论治"银屑病时，应结合患者本身特点，进行适当调整、补充。如王坤等认为患者如出现阳虚寒凝，阳不制阴，寒气内盛，郁滞不通的证候时，若在冬季加重，伴神疲乏力、少气懒言、自汗、蜷卧嗜睡、脉虚弱无力，又兼有畏寒肢冷、四肢不温、腰背发凉、口淡不渴、尿清便溏、面白

赵炳南
流派银屑病临证集萃

舌淡等，就应当在从血论治的基础上适当加入温阳、通阳之品，以增强疗效。王宁等将临床中皮损局部无汗、有憋闷感等症状，且伴有形体肥胖、头晕头胀、肢体困重、血脂升高等特点的慢性斑块型银屑病患者，除具有血瘀证外，还有痰浊阻遏、营卫不和之兼证，当辨证为痰瘀互结、营卫不和之证，提出应当在寒热并用指导原则下以"温阳和营、凉血活血法"进行治疗。

更多辨证分型的出现是学术蓬勃发展的现象，但过多而无线索的辨证分型同样也造成思维的混乱，使学习者手中工具太多，反倒无所适从。面对纷繁复杂的银屑病辨证分型与学术界的争论，张志礼教授提纲挈领，根据银屑病的典型表现与微循环特征，提出血热、血燥、血瘀证为银屑病的基本证型，以其自身超强的学术影响力与组织力，在邓丙戌教授的帮助下，组织全国专家经过多次讨论达成共识，并在 1994 年将以上"从血论治"银屑病的规范整理为国家标准，以国家法律文件的形式加以推广，定下了"从血论治"银屑病的规范，这一国家标准指引了其后 30 年的银屑病中医治疗方向。

自此，虽然银屑病的辨证分型仍时有新说，但"从血论治"银屑病已经成为行业的基本共识。而其他多种辨证方式都被自然地吸纳进"从血论治"的基本框架里，许多证型作为"血的异常"的成因被重视；另一些证型作为"血的异常"的后果被重视。从而以"从血论治"为核心，建立起一套极具包容性的银屑病中医辨治体系。

四、邓丙戌、王莒生引领"从血论治"银屑病证候演变规律研究

寻常型银屑病的"从血论治"还要重视中医证型的转化与演变。这主要是指，虽然血热证、血燥证和血瘀证 3 个证型是寻常型银屑病的基本证型，但是这 3 个证型不是一成不变的，随着病情的发展可以相互转化，如血热证可发展成血燥证，血燥证可转变为血瘀证，血瘀证也可以转变为血

热证或血燥证。

邓丙戌、王莒生等通过大规模流行病学调查发现，首先，血热证、血燥证和血瘀证是寻常型银屑病的 3 个基本证型；其次，这 3 种证候的分布与本病病期密切相关，即血热证多见于进行期，血燥证多见于退行期，血瘀证多见于静止期；最后，部分患者可表现为三证的不稳定证型，如血热血燥证、血燥血瘀证或血瘀血热证，其中血热血燥证是最常见的转变类型。基于以上 3 点，并结合银屑病病期的发展顺序为进行期、静止期和退行期的特点，提出寻常型银屑病的 3 种基本证候之间存在着时相性，每一次发病初期为血热证，随着时间的延长，逐渐转化为血燥证或血瘀证。血热既是发病之始，又是病情转化的关键，如治疗不及时或不彻底，血分炽盛之毒热久之或耗伤营血，以致阴血亏虚，生风化燥而成血燥；或因毒热煎熬阴血日久，气血瘀结，以致经脉阻塞而转为血瘀证。

张广中等通过对北京地区 3 家中医医院 2651 例寻常型银屑病的横断面流行病调查研究发现，寻常型银屑病的证型以血热证最常见，其次为血燥证和血瘀证，证候分布与病期密切关联，血热证主要见于进行期，血燥证主要见于静止期和退行期，血瘀证主要见于静止期。体现病情严重程度的 PASI 评分值与银屑病证候分布也密切关联，随着病情程度的加重，即 PASI 值的升高，血热证和血瘀证所占的比例亦升高，而血燥证比例下降。据此认为银屑病的中医证候具有时相性，即初期表现为血热证，随着时间的延长或者皮损消退，或者演变为血燥证或血瘀证；血热证属易治证候，大部分预后良好；血燥证和血瘀证属难治证候，皮损消退缓慢，尤其是血瘀证，往往缠绵难愈，反复发作。

虽然如此，但以上关于寻常型银屑病患者证型演变的时相型及病情严重程度的变化均基于大量病例横断面调查的预测，并不是病例的连续、长时间观测，因此该演变规律尚需严格的试验设计来验证其真实性。我们前期对 160 例患者 8 周治疗的连续观测发现，13.1% 的患者在此期间证候发生了转变，第 6 周是最常见的转变时间，3 个证型中的任意 2 个证型之间均出现了转变，其中最常见的转变情况是由血热证转变为血燥证，这对以上银屑病证候演变规律的推测进行了初步验证，提示了其发生的真实性，但具体内容需要进一步设计严格的试验研究来进行验证。

中医辨证论治还要重视中医证型的转化与演变。这主要是指，虽然血热证、血燥证和血瘀证3个证型是寻常型银屑病的基本证型，但是这3个证型不是一成不变的，可以相互转化，如血热证随着病情的进展可发展成血燥证，血燥证可转变为血瘀证，血瘀证也可以转变为血热证或血燥证。此外，在某些情况下，这3个证型也不是截然分开的，常常同时存在，如临床中可以存在血热血瘀证、血热血燥证和血瘀血燥证。针对寻常型银屑病这3个主要证型，治疗时也要根据病证变化和演变，酌情加减用药，这也是"见肝之病，知肝传脾"学术思想的体现。

五、王萍、周冬梅推动"从血论治"银屑病的深入研究

赵炳南教授提出"内有蕴热、郁于血分"为本病的基本病机，"从血论治"为基本治则，并提出了血热证、血燥证和血瘀证是本病常见的3个证型。

张志礼教授在此基础上提出了"毒邪"也是重要的发病因素，提出治疗中当以解毒药贯穿始终，血热证治宜清热解毒、凉血活血，血燥证治宜养血解毒，血瘀证治宜活血化瘀、除湿解毒。

邓丙戌教授提出应"病证论治，辨血为主，全面反映"，指出应在血分辨证的基础上加用其他多种辨证方法，以反映本病的复杂情况。

在继承前辈学术经验的基础上，王萍教授提出"辨血为主，从血论治"的治疗寻常型银屑病的辨证思路。"辨血为主"指血热证、血燥证和血瘀证是寻常型银屑病的基本证型，在此基础上可配合其他多种辨证方法，以反映本病的复杂情况。外感因素明显如夹热毒、夹湿热、夹风寒、夹风热等，可兼用六淫辨证；脏腑失调明显如兼肝郁、肝火旺盛、脾虚

等，可兼用脏腑辨证。治疗上针对银屑病的主要证型，分别治以凉血活血解毒、养血活血解毒和活血化瘀解毒；针对不同的兼夹证，分别施以不同的治疗法则，如清热解毒、清热除湿、疏风散寒、疏散风热，或疏肝解郁、清肝泻火、健脾化湿等。

周冬梅教授认为，辨血治血来治疗银屑病是切入点，由于患者的体质不同、病期不同、所处的环境不同，血病导致的气血津液的病理演变会有不同；反之，气、津液的病变也会影响血的功能，导致血病。这种相互影响、相互转化是动态的，不断变化的，在临床治疗中，应气血津液兼顾，气血津液同治，才能取得更好的疗效，这样治疗银屑病才更为完整。

气血津液辨治银屑病，是以"从血论证"为切入点，根据银屑病的皮损特点，辨出血病为主的基本证型，以及气血津液在皮肤的异常变化，制定相应治疗法则，选择方药，气血津液同治。此外，气血津液受到内部脏腑经络功能状态的影响，反之气血津液的盛衰及功能也会影响脏腑经络的功能，因此通过皮肤的表现也可以推断脏腑经络的状态。针对皮损，应用气血津液辨证体系形成对皮肤局部病因病机的认识；针对人体内环境的失调，应用脏腑经络整体辨证体系，根据内科的整体辨证体系，对人体内环境的功能状态进行评价，形成脏腑经络辨证的结论。将气血津液辨证与脏腑经络整体辨证结合起来，形成对皮肤病病因病机的完整认识，并以此确定完善的治疗策略。

首都医科大学附属北京中医医院皮肤科前期研究总结了北京地区近、现代中医皮肤科名家对银屑病的辨证及用药规律，发现"从血论治"可以反映银屑病全过程的病症特点，在"从血论治"基础上，加强了解毒之力，初步总结出临床规范化治疗方案。多中心、随机、单盲临床疗效验证试验显示，该规范化方案与临床医师自行辨证施治疗效相当。在上述工作的基础上，首都医科大学附属北京中医医院皮肤科邀请本领域北京地区三家中医医院皮肤科专家，进行了5次论证和完善，进一步优化并规范了辨证治疗方案，形成以"辨血为主"论治银屑病的规范化治疗方案，即将寻常型银屑病分为血热证、血燥证、血瘀证三型，相应给予凉血解毒汤、养血解毒汤、活血解毒汤治疗。

本研究采用前瞻性、多中心、随机、双盲、对照方法，科学、规范地评价使用以上规范化方剂论治银屑病的临床疗效，尽量减少偏倚，提高研究结果的可信度。对照采用为安慰剂，能够更为客观地评价中医药治疗银屑病的疗效。从本研究的统计结果来看，虽然凉血解毒汤与养血解毒汤的疗效均优于对照组，但仅凉血解毒汤的疗效与对照组比较有统计学差异。通过对患者不良反应发生情况的监测发现，本研究制定的 3 个中药方剂均具有较高的安全性，不良反应发生率低，与对照组比较，无统计学差异。

此后，"辨血为主，从血论治"治疗寻常型银屑病的辨证论治方案进一步完善，由陈维文主笔的《寻常型银屑病中医循证实践指南（2013 版）》得到中华中医药学会皮肤科分会、北京中医药学会皮肤病专业委员会和北京中西医结合学会皮肤性病专业委员会专家的一致认可，由以上学会联合发布。

六、从血论治银屑病的学术定位

"从血论治"是燕京赵氏皮科流派银屑病研究的核心见解，由"从血论证"发展而来的"辨血为主，从血论治"是寻常型银屑病基本辨治思路。辨血为主，主要是辨皮损，以皮损的颜色特点作为辨证的基础，符合中医的整体观及辨证观，非常直观，易于掌握。因此，这种辨证方式逐渐成为银屑病辨证的主流思路，逐渐被大多数医家认可。实际上，对于银屑病的辨证治疗，各种辨证方式的应用并不是截然分开的，多种辨证方式常常同时运用，但总体说来以血病辨证为主。随着对血病辨证的不断发展，银屑病的辨证体系也在不断完善中。

第五节　当代国内中医银屑病研究概况

一、北京地区中医名家对银屑病辨证分型的认识

2006 年我们以文献研究为基础，探讨北京地区中医名家对银屑病辨证分型逐步深化的认识过程。

（一）奠基阶段，分型简约

北京历来是名医荟萃之地，20 世纪以来更是出现了一大批各具特色的中医学家。1949 年以前皮肤病隶属于外科，新中国成立以后才出现了专业皮肤科者，其中老一辈的佼佼者有赵炳南、朱仁康、金起凤三位，在三老早期著作中，本病的辨证分型都很简洁。

赵炳南早期将银屑病分为血热型、血燥型；朱仁康分为血热型、血燥型、风湿型、毒热型四型；金起凤则分为血热证、血燥证、湿热型。

这反映了皮肤科从外科分离之初对银屑病的重新认识过程。三老的学术渊源不同，但对本病都认识到血热、血燥的突出地位。如此简洁的分型在中医皮肤科草创之初，使众多初入皮肤科之门的中医、西学中医生入门有径，能迅速建立对银屑病基本证型的认识，为银屑病的中医论治打下了基础，促进了银屑病的证型研究。

（二）发展阶段，分型丰富

银屑病是皮肤科的一大顽疾。从它作为一个独立病种确立以来的 100 多年中，西医对其机理认识代有长进，但至今仍未窥全豹。在中医方面，皮肤科草创 20 余年后，血热、血燥两大基本证型随着临床经验的累积，

进入 20 世纪 80 年代，三老的医学进入成熟阶段，他们对银屑病的辨证分型均有了一定的变化发展。北京地区以他们的弟子、门生为代表的众多中医皮肤科医家也已经成长起来，在众多医家的共同努力下，对本病的认识也逐渐深入，观察到了本病过程中的多种新证型及各种兼证、变证，因而分型渐细。我们在广泛搜集 80 年代后北京地区中医皮肤科专家公开发表的关于银屑病辨证的有关专著、论文、医案的基础上，根据相关文献发表时间、各个医家是否为直接作者等要素进行综合分析，评价相关文献是否具代表性、能否代表该医家观点后，遴选出一些价值较高的文献。从中得出这一时期赵炳南、朱仁康、金起凤、张志礼、陈彤云、张作舟等 15 位医家的辨证分型；再对该资料进一步分析，初步得出各位医家对于银屑病的辨证分型的基本认识。但许多卓识独具的专家经验因我们资料有限，未能尽括于此。

通过分析此阶段各位医家所论及的各证型出现的频率，我们发现，分型趋于复杂，共出现 19 种不同的证型。但出现频率最高的证型与奠基阶段的认识大致相同，血热证、血燥证仍排列在前，血瘀证异军突起。

血热证出现 13 次，表现主要为：皮损发展较迅速，不断有新的皮疹出现，皮疹颜色鲜红，多呈点滴状（或斑片状），银屑多，瘙痒重，刮去鳞屑基底部点状出血，常伴有心烦、口干、大便干、小便黄，舌质红，舌苔黄（或腻），脉弦滑或数。血燥证出现 9 次，表现主要为：病程较长，新疹很少出现，皮疹颜色淡红，呈钱币状或大片融合，多浸润增厚，鳞屑较少，舌质淡，舌苔薄白或少苔，脉沉细或弦细。血瘀证出现 9 次，表现主要为：皮损颜色暗红，浸润肥厚，经久不退，舌质暗或见瘀斑，脉涩或细。此外，血虚风燥证、湿热证出现 4 次，毒热证、风湿证各出现 3 次，血热风燥证出现 2 次。

综上，可见在经历了几十年的临床实践后，北京地区诸位医家对银屑病的不同证型表现有了许多新的认识，涉及多种辨证方式，包括气血辨证（血瘀、血瘀风燥、血燥、血虚、血虚风燥、血热、血热风燥）、脏腑辨证（肝肾不足、脾虚毒恋）、六淫辨证（风湿、湿热、湿毒、湿热蕴毒、风热、毒热、火毒）、经络辨证（冲任不调）、卫气营血辨证（毒热伤营）等。这与全国范围内银屑病证型研究的概况大致相同——分型愈趋细致。这些来自不同医生的临床经验汇聚起来，可以给临床医生以更多参考信息。

（三）关于银屑病辨证分型的反思

经历了二十世纪八九十年代新证型不断涌现的繁荣阶段后，目前中医界对银屑病辨证研究进入了一个相对平静的反思阶段：众多的证型在提供参考的同时，没有一条清晰的辨证线索；有多种辨证方式，却主次不明，使人无所适从。应用单一的辨证方式只能揭示疾病阶段性的主要矛盾，有时难于掌握疾病发展全过程的总规律和相对稳定的特性以及疾病的根本矛盾。

辨证要为临床服务，最终银屑病的辨证分型方法要具有可操作性，而较多、繁复的证型和辨证方式也同时使他们无从下手。最终还要有一个由博返约的过程。众多证型的产生皆源于每位医家的个人经验，有人重视外来诱因，有人重视整体状况，有人重视经络循行、发病部位，有人重视性别差异，因而提出了多种辨证方式，甚至同一位医家的分型体系中兼容着两到三种辨证方式，如何取舍，令人迷惑。究其原因，在于过度强调中医理论中辨证论治的重要，而忽视了整体观念的首要地位。

整体观念在银屑病的辨证方面最直接的体现就是：银屑病是一个完整的疾病，有其自身特有的变化发展规律，必须在辨病（认识银屑病的基本病机）的基础上，抓住主症，选择出本病最主要的辨证对象，才能找出最适合本病的辨证方法，而银屑病的主症是"红斑"。

进一步对各家各型的症状表现进行分析，我们发现血虚风燥与血燥的临床表现基本一致，可以归为同类；而血热风燥可以与血热归为同类。而在北京地区众多中医皮肤科专家的辨证体系中，血热类证出现 15 次，血燥类证出现 13 次，血瘀类证出现 9 次，远远领先于其他证型的出现频率。

由上列频率分析可清晰地发现，血的异常是最主要的辨证对象，众多医家虽然辨证分型各有侧重，但普遍意识到"血"的重要性，只是没有形成系统的以血的辨证为主要的辨证方式的观念。

在强调整体观念、以血的辨证为出发点的基础上，当出现其他兼夹问题时，可参合其他辨证方式，如有感染因素者（扁桃体炎、上呼吸道感染等）兼用六淫辨证，如毒热证、风寒证、风热证等；有精神神经因素者，兼用脏腑辨证，如肝火亢盛证、心火炽盛证等；有内分泌因素者，兼用经络辨证或脏腑辨证，如冲任不调证、肝肾阴虚证等。

在前人认识的基础上，邓丙戌教授提出了"病证论治，辨血为主，全面反映"的辨证思路，很好地反映出辨病与辨证论治相结合的过程，完整地体现出中医学的两大特点，有良好的理论前景。

二、21世纪银屑病中医辨证研究回顾与展望

2021年我们回顾了近15年银屑病中医辨证研究的文献，从中可以看出"从血论治"银屑病已经成为行业共识。笔者介绍了对"血"的内涵的研究近况，对"血的异常"成因的探索，对"血的异常"伴随状况的认识，指出从血论治银屑病辨证体系有待解决的问题。基于对文献的评析，笔者提出，在未来的银屑病中医辨证研究中，必须以皮损辨证为核心，同时包括整体辨证与皮损辨证两部分，并根据疾病状态选择恰当的整体辨证体系。

银屑病是皮肤科常见病、疑难病，中医在辨证论治精神指导下治疗银屑病有确定的疗效，对于本病辨证的认识也处于不断的深化之中。

回首2006年以来，笔者通过文献复习，阐明了北京地区中医名家银屑病辨证思路由简而繁又由博返约发展的三个阶段，发现众多医家虽然分型各有不同，但普遍意识到"血"的重要性，只是没有形成系统的思路。

15年来，更多医家逐渐接受了从血论治的辨证思路，并围绕血的内涵、血的异常的成因、兼夹证候、适用体系等方面进行了许多研究。

（一）近 15 年银屑病中医辨证研究的回顾

1. "从血论治" 银屑病成为行业共识

中华中医药学会皮肤科分会、北京中医药学会皮肤病专业委员会、北京中西医结合学会皮肤性病专业委员会共同编写的《寻常型银屑病（白疕）中医药循证临床实践指南（2013 版）》指出：寻常型银屑病的辨证论治规律是"辨血为主，从血论治"，血热证、血燥证和血瘀证是基本证型，在此基础上可加用其他多种辨证方法，以反映本病的复杂情况。如外感因素明显可兼用六淫辨证；脏腑失调明显，可兼用脏腑辨证。

这一指南代表了当前中医界对于银屑病中医辨证的主流共识，而 15 年间对其内涵、外延的探索也持续不断。

2. 对 "血" 的内涵的认识

银屑病基本证型血热、血瘀、血燥，均涉及 "血"。在什么样的范畴里讨论 "血"，这是学术界关注的问题。

15 年前较多学者认为血热证、血瘀证是卫气营血辨证体系下的证候类型，近年仍有学者认同从卫气营血辨证体系辨治银屑病。也有学者通过探讨温病学斑疹辨证在银屑病诊治中的应用，提出温热病中斑疹的治疗，多采用清营凉血法，使邪热退而斑疹随之消退。温病 "在卫汗之可也，到气才可清气，入营犹可透热转气，入血就恐耗血动血，直须凉血散血" 的治疗原则，亦适用于银屑病的治疗。

有学者在全面分析之后指出，单纯从皮损辨证角度来看，银屑病当属气血津液的范畴，但从整体辨证看，银屑病当属卫气营血范畴。卫气营血辨证体系不能完全涵盖银屑病辨证的全部内容，因此，卫气营血辨证和气血津液辨证必须结合起来应用。

也有学者提出基于皮损的气血津液辨证体系是皮肤科的专科辨证体系。在将银屑病的典型表现置于卫气营血和气血津液两种辨证体系之中进行比对之后，确认银屑病 "血" 的异常是指气血津液辨证体系里的 "血"。银屑病的皮损是以 "血的异常" 为主的外在五体的气、血、津液异常积聚的表现。只有在银屑病处于初发、急性复发过程中，表现为快速变化、发展的外感状态，表现出皮损之外的典型卫气营血传变规律时，才与卫气营血辨证中的"血"有关。在静止状态下，银屑病"血的异常"更不是卫气营血之"血"，而是气血津液之"血"。

还有学者从西医角度切入银屑病的病理、生理、生化、遗传等机制探讨，进行了深入的基础研究及规范的中医临床研究，如上海复旦大学中山医院秦万章教授总结提炼的"新血证论"，北京市中医研究所李萍教授提出的"血分蕴毒""燥湿互化"等均为认识银屑病、治疗银屑病提供了重要的参考。

3. 对"血的异常"成因的探索

众多学者对寻常型银屑病中医辨证的认识均处于不断深化的过程中。外在五体局部的"血的异常"决定了银屑病的发生，而其发生的原因则是五体之外的脏腑经络功能异常。有学者早期对银屑病从血论治体系持保留态度，在其后的研究中逐渐认识到"血热""血燥""血瘀"三证是客观的存在，也是决定银屑病（白疕）诊断成立的关键环节，因而认可了从血论治的"经典方案"。同时认为三证从发病机制角度来看，只是结果，而非原因，必须进一步寻找三证更深层的成因。学者经由实践，初步探究出了多个"经典方案"可能的发展规律，提出风热蕴毒、肝经郁热、积热入血、湿热血热是血热证的证候前证候；热耗阴血、血虚燥热、气血两虚、瘀热留滞是血燥证的证候前证候；血热血瘀、阴亏血瘀是血瘀证的证候前证候，丰富了从血论治银屑病经典方案的内容，并使其更加客观、实用。

玄府理论是近年银屑病辨证研究的新思路，有学者提出风邪闭郁玄府、阳气不得外达、郁而化热成毒是银屑病发病的核心病机。这也可以视为对"血的异常"成因的另一种解读。这一提法直接传承了《诸病源候论》外邪致病的学说，而落脚点在于玄府闭郁导致郁热成毒，继而形成银屑病。一方面，它可以作为银屑病的病因假说之一；另一方面，它也可以指导临床，从开玄府入手解决郁热成毒的问题。更有人在此基础上进一步提出"玄府寒－血络热"理论，认为银屑病核心病机是：因先天异禀，病邪直中皮肤，结于玄府为寒，结于血络为热，兼生燥、湿、瘀邪。"玄府寒 – 血络热"既相互对立，又互根互用，二者盛衰推动银屑病病情的消长变化。

4. 对血的异常伴随状况的认识

（1）关注脏腑功能异常与银屑病的关系

一些医家关注脏腑功能异常在银屑病发病中的作用，但均将脏腑功能异常视为血的异常发生的背景，而非辨证的主要对象。如有学者重视脾，提出湿热型白疕以脾虚为本，湿毒为标，久则入于血分，外发于肌表。又有学者重视肺，认可从血论治银屑病有坚实的临床基础，但鉴于肺、皮肤、大肠的关系，从肺论治可以作为从血论治的有效补充。从肺论治可以是在血分论治基础上结合清肺、宣肺、润肺的药物，也可以是以肺脏辨证论治为主。还有更多学者重视肝，提出从肝论治银屑病。肝藏血，主疏泄，疏泄不足首先导致血热，继而导致血瘀，因而从肝论治可以视为"从血论治"的另一种表达方式。

（2）关注体质类型与银屑病的关系

有学者从中医体质学说论述银屑病的发病原因及其治疗，为银屑病的辨证论治另开新路。体质学说本身探讨的是稳定的病理生理状态，不包括疾病变化的动态过程。辨体质治疗银屑病适用于银屑病病情稳定，又有典型共病存在的情形，通过改善共病，为银屑病的自愈创造条件，达到良好控制的效果。

但体质在不同地区的健康人群中存在较大差异，如对黔南地区多个民族共 894 名成年居民流调中，中医体质类型排名前 4 位依次为平和质（50.9%）、气虚质（12.5%）、阴虚质（10.3%）、阳虚质（8.5%）。而对 2418 例天津市民的调查显示：平和质占 18.94%，偏颇体质居于前 3 位的依次是阳虚质占比 20.80%，气虚质占比 14.39%，湿热质占比 13.61%。故体质辨识可以作为"从血论治"的补充，在一定的范围内根据本地域具体的体质构成指导治疗。

有学者研究了广东地区不同体质类型的 183 例银屑病患者中医证型构

成情况，并探讨与 9 种体质类型的相关性，经统计学处理后，发现差异无统计学意义，说明体质并不是发或不发银屑病的决定因素，也不是银屑病重或不重的决定因素，而是一种治疗的切入点，并不能成为一种适用于银屑病的辨证体系。

（3）关注特殊邪气与银屑病的关系

在诸多邪气之中，湿邪与毒是关注的重点。

有学者研究发现，新疆地区特殊的地理气候环境，使得多民族成分的新疆居民形成了不同于内地的生活风俗习惯，"脾虚湿盛"是新疆银屑病发病的病因病机。有学者提出在银屑病的发展过程中，湿热证贯穿于始终。另有学者研究发现，湿热质是银屑病中一种大概率存在的体质类型。银屑病中湿热类型体质占比达 20.6%，在平和质之外名列第一。对比两项健康人群的体质调研，发现湿热体质均未达到上述占比，提示湿热与银屑病的发生发展可能存在一定的相关性。

许多医家关注从毒论治银屑病，涉及"风毒、热毒、火毒、湿毒、寒毒、燥毒、血毒、痰毒、瘀毒"等类别，其中包括外感六淫的风寒暑湿燥火，也包括内生的痰毒、瘀毒，以及未定类的血毒。有人提出"毒邪致病"是银屑病病因病机的重点之一，临证时应在辨证论治的基础上重视解毒药的运用。从临床看，众多学者们在此认识基础上取得良好疗效，然而"风毒"与"风邪"有何区别，"湿毒"与"湿邪"有何区别，是否仅仅是程度上的区别，还是只是同义替代？这些问题均有待探讨。"毒"与"邪"的区别仍需进一步明晰。

5. 从血论治银屑病辨证体系有待解决的问题

从血论治银屑病在业内达成了基本的共识，《寻常型银屑病（白疕）中医药临床循证实践指南（2013 年版）》（以下简称《指南》）作为代表性文件被遵循。但《指南》所推荐的"从血论治"体系存在一个问题，即：如何协调局部辨证与整体辨证的关系？这也是"从血辨治"体系有待解决的问题。

以《指南》中血热证为例，该证相关类型包括风热血燥证、风热证和血热内蕴证。主症：①皮损鲜红；②新出皮疹不断增多或迅速扩大。次症：①心烦易怒；②小便黄；③舌质红或绛；④脉弦滑或数。证候确定：具备全部主症和 1 项以上次症。

《指南》关注到银屑病的辨证涉及局部皮损辨证与整体辨证两部分，并再次确认了皮损辨证的首要地位，将其列为必备的主症；而整体辨证处于从属地位，作为或然的兼证，用来印证皮损辨证的结果。这种组合适用于整体辨证和皮损辨证一致的情形。但当整体辨证与局部辨证存在差异时，患者可能具备全部主症却不具有任何一项次症，此时运用《指南》进行操作就会出现困难。

有学者分析了银屑病皮损辨证和中医四诊辨证关联性的相关文献，就其相关性进行了综述。结果发现二者一致性的文献不多。整体辨证与局部辨证一致时自然可以获得明确的辨证结论，但二者不一致时，当如何取舍？这是客观存在、必须解决的重要问题。

有学者提出：当整体辨证与局部辨证不一致时，如急性期皮损表现为鲜红，辨证为血热，但诊舌脉可能为舌淡脉沉，为虚证，此时应以皮损辨证为主，先清血热，待银屑病急性期控制住后再适当予以补虚治疗。也有学者认为局部皮损均是内脏异常的外在表现，应当以整体辨证为主。皮损辨证，整体辨证，主次攸分？均需未来在实践中检验。

（二）对银屑病中医辨证研究的展望

基于对经典、文献的学习及临床实践，笔者对银屑病中医辨证研究的未来有三点展望。

1. 银屑病的辨治体系必须以皮损辨证为核心

银屑病是现代疾病诊断，并非传统中医病名。在以银屑病为研究对象的辨证过程中，必须首先保证诊断成立，离开银屑病的诊断无从谈银屑病的辨证。结合对局部红斑、鳞屑、增厚等皮损特点，及血管增生、表皮增厚、炎症浸润等病理特点的认识，我们可以做出银屑病的诊断。无论在诊断确立之前发生了什么，诊断确立之后产生了什么后果，皮肤疾患伴发什么整体异常，如果没有局部的典型皮损特点及镜下典型的病理模式，我们均不能诊断银屑病。也就是说，我们探讨的是一个西医疾病的中医辨证思路。离开相应的诊断依据，则辨证不能成立。

基于以上认识，银屑病的辨证标准必须以皮损辨证为基准，而以其他辨证方式为补充。也就是在病的框架下去研究证、研究人。同样是血热证，在心内科、肾内科、血液内科、外科的内涵与在皮肤科的内涵并不完全相同；即使在皮肤病范围内，丹毒、结节性红斑、药疹、天疱疮、系统性红斑狼疮、皮肌炎所经历的血热也与银屑病的血热证差异显著。

所以，必须在明确银屑病诊断的基础上展开银屑病的辨证研究，而其诊断要点不是皮肤之外其他系统的症状、体征，而是皮损特点。故银屑病的辨治体系必须以皮损辨证为核心，在基于皮损的气血津液辨证体系的框架内进行，其中尤须重视"从血论治"。在皮损辨证的基础上再去探讨其产生的前因后果、体质背景及系统异常才符合临床实际。

2. 银屑病的辨证需要包括整体辨证与皮损辨证两部分

与几十年前比较，当代医家不再将银屑病视为单纯的皮肤疾患，而更倾向于将其视为免疫系统介导的涉及多系统的皮肤疾病。银屑病的共病正成为近年研究的关注点之一。从中医学角度看，基于皮损的辨证结果，往往与基于皮肤之外的系统症状得出的辨证结论存在差异。在临床中甚至存在同一患者由于不同部位、不同皮损而辨证结果不同的情形。不断出现基于皮损辨证或基于整体辨证成功的报道，但必须承认，在一些情况下，单纯从局部皮损辨证入手或单纯从整体辨证入手治疗银屑病均不能尽如人意，甚至出现更多的抵抗治疗的情况。

在银屑病的辨证过程中，大多数医家都是同时进行局部辨证和整体辨证，然而在表达之时，往往只取其一端录于文字，另一方面的信息则被舍弃。在操作时将一方作为主治，将另一方作为兼夹证对待。这一取舍过程造成信息丢失，使后学者仅得其偏，不得其全，同时也造成许多不必要的争论。并且，将整体辨证和局部辨证的结论混合在一起讨论，难以产生明晰的思路。

作者认为皮损辨证与整体辨证需要有机组合，在辨证的过程中，不能单纯依赖局部辨证，局部辨证与整体辨证相结合，是取得疗效、减少复发的关键。临床上，皮肤病屡次治愈又一再复发常是过度重视局部辨证、忽视整体辨证所致。另一方面，忽视局部辨证，常演变为体质调整，近期疗效不满意。所以，银屑病的中医辨证必须同时明确两个问题：其一，皮肤局部发生了什么；其二，局部皮损发生于怎样的整体健康背景之下。这就决定了关于银屑病的辨证我们必须同时把握整体与皮损的异常，必须接受皮损辨证与整体辨证可能不一致的事实，不能再把整体辨证结论与皮损辨证结论混为一谈。

有鉴于此，笔者提出：记录银屑病的辨证结论之时，可以采用复合模式，同时记录局部皮损辨证结论及整体辨证结论。如：某银屑病患者的辨证为"整体：脾虚湿蕴证；局部皮损：血热证"。这样，从诊断到治疗，局部与整体，划定了明晰的界限，使交流讨论对象明确，观察疗效指标明确，有利于理清临床诊疗思路。

3. 根据疾病状态选择恰当的银屑病整体辨证体系

每位银屑病患者可能有不同的皮损状态，据之可行皮损辨证；每位患者也同时兼具不同的整体疾病状态，据之可行整体辨证。几十年来，众医家对银屑病的辨证分型累计有数十种，其中既有风寒、风热、风湿、寒湿、热入营血等外感辨证体系下的分型，也有肠胃湿热、肝经郁热、气滞血瘀、痰瘀阻络等杂病辨证体系下的分型，还有肝肾阴虚、脾肾阳虚、冲任不调、上热下寒等内伤辨证体系下的分型。由此，基于皮肤之外脏腑、经络、症状、体征的整体辨证有可能得出外感、杂病、内伤不同辨证体系下的不同证型。

从客观上看，在整体辨证之时，由于未对不同的疾病状态加以关注，将分属于外感、杂病、内伤不同状态下的不同证型混在一起比对选择，容易出现评价标准的适用性错误，导致交流过程中互不理解，各言其是。

为避免以上问题，使银屑病的中医辨证思路更加清晰，笔者提出可以在进行整体辨证具体操作之时，先辨外感、杂病、内伤大的类别；再辨外感传变类型、杂病邪气类型、内伤脏腑所在；最后确定具体的证型。以上三步走的分类辨治路径能明确标示辨证分型的状态归属，解决类似"血热证"与"热入营血"异同的困惑，从而使银屑病的整体辨证结论更加明确。

第六节　赵炳南流派银屑病辨治体系新探

从血论治银屑病是燕京赵氏皮科流派论治银屑病的基本框架，也是国内中医同道的共识。血热证凉血活血，血燥证养血解毒，血瘀证活血散瘀，多数情况下，这种规范可以获得较好的效果，但也存在着一些例外情况。如在银屑病的爆发期、红皮病性银屑病的急性期、泛发性脓疱型银屑病的急性期，用凉血活血汤犹如抱薪救火，不能遏制病势；再如静止期银屑病常会见到皮损肥厚，应用活血化瘀却了无寸效。这些特殊情况的存在使我们产生了探索从血论治新思路的想法。

与此同时，中医同道都在对银屑病的辨证论治进行研究，基于事实却得出了众多"从血论治"框架外的证型，超过了目前从血论治银屑病这一框架所包含的范围，这促使赵氏流派后学开始思考"从血论治银屑病"框架之外的世界有多大。

赵氏流派第三代传人张苍教授对以上问题进行了一些思考。

张苍教授认为：疾病有时处于爆发加重的状态，有时处于顽固持续的状态，有时处于迁延的状态。根据疾病的状态，可以分为外感、杂病、内伤三种类型。寻常型及特殊类型银屑病涵盖以上三种状态。

银屑病在传统中医体系里对应多种中医诊断：寻常型银屑病进行期可能对应于风温、温毒、湿温、风热疮；泛发性脓疱型银屑病急性期可能对应于火赤疮、热病热疮、登痘疮；红皮病性银屑病可能对应于火丹疮、溻皮疮；关节病性银屑病可能对应于各种痹证；寻常型银屑病静止期可能对应于白疕、顽癣、松皮癣；寻常型银屑病消退期可能对应于蛇皮、蛇身、干癣等。

虽然在赵炳南先生、张志礼教授的倡导下，现代银屑病的标准中医病名定为"白疕"，但"白疕"这一中医诊断不能完全涵盖银屑病这一现代疾病诊断的全部内涵。"白疕"只能对应于银屑病的部分状态，即寻常型银屑病血燥证。而从血论治银屑病的框架仅适用于寻常型银屑病静止期或曰相对稳定的状态，从血论治框架无法揭示银屑病爆发的原因和状态。血热证、血燥证、血瘀证是静止期状态下的血热、血燥、血瘀，是以皮损为辨证对象的辨治体系。血热、血燥、血瘀是气血津液在局部的异常积聚的外在表现，这属于以邪气实为特点的杂病状态，适用基于皮损的气血津液辨证体系。换句话说，从血论治银屑病属于杂病状态的银屑病。

寻常型银屑病初发或在上呼吸道感染之后发作加重都不是从血论治的标准适应证，而适用于新感温病卫气营血辨证体系或伤寒辨证体系。红皮病性银屑病、泛发性脓疱型银屑病的急性期则属于伏气温病火毒外达的过程，适用于伏气温病辨证体系。这几种情况属于外感状态。

而此类特殊类型银屑病重症经过极期之后的慢性迁延状态，寻常型银屑病皮损多数消退，残存少许浸润轻微的皮损，却始终不能完全消退，这个阶段则属于内伤状态，适用于脏腑辨证体系。

基于以上认识，张苍教授提出了以下六条观点：一，可以从外感、杂病、内伤角度分类辨治银屑病；二，急性的重症的银屑病的急剧变化阶段属于外感病的伏气温病，当用伏气温病之法治疗；三，状态相对稳定的银屑病，核心病机是气血津液在五体的异常积聚，属于杂病，适用基于皮损的气血津液辨证体系，从血论治银屑病是基于皮损的气血津液辨证体系的一部分；四，各种类型银屑病的慢性迁延阶段，邪气弱而不能除，是为内伤，当从脏腑气血阴阳体系辨治；五，病与病人不能分离，任何银屑病的皮损都发生于具体的整体病理生理条件下，必须妥善处理局部辨证（基于皮损的气血津液辨证体系）和整体辨证的关系；六，提出银屑病中医辨证结果记录方式，即明确并且同时标明整体辨证的结果与皮损辨证的结果。

需要说明的是，以上观点只代表张苍教授的个人见解，近 10 余年虽然反复宣讲，但尚未在本流派内部获得普遍认同，更没有在其他同道那里被了解或认知。故在此特别强调：这些观点仅是赵炳南流派传人所进行的学术探索，需要不断接受经典的审视、同道的批评和临床的检验。

一、从外感杂病内伤角度分类辨治银屑病

整体观和辨证论治是中医的两大特点，几十年来对辨证论治研究较多，对整体观关注相对不足。在临床中，把握疾病的不同存在状态，把一个个证放到连续完整的疾病过程中去认识，是重视整体观最直接的体现。通过学习赵炳南先生治疗各型银屑病经验，我们发现：赵老非常关注银屑病的整体状态，并针对不同状态有针对性地选择不同的治疗思路。受此启发，我们回顾传统，发现可以将银屑病的疾病状态划分为外感、内伤、杂病三大类型。从银屑病的疾病状态把握其发生、发展、转归、预后，可以在治疗中有针对性地选择恰当的辨治体系，掌握治疗的主动权，达到执简驭繁，简易有效的目的。

（一）外感、杂病、内伤的划分

古人谈疾病分类常外感、内伤并称，伤寒、杂病并列。伤寒又是外感热病的总称，因而从大的门类上，疾病可以分为外感、内伤、杂病三类。传统上，外感、内伤、杂病是病因学概念，而不是具体的疾病名称。而在经典著作中，三者超越了病因的范畴，分别代表不同的疾病状态：急剧变化、波及全身、表现剧烈的归属于外感；表现相对和缓、波及全身、相对稳定的归属于内伤；表现剧烈、限于局部、相对稳定的归属于杂病。

1. 外感

外感是一种急性发作的状态，有非常剧烈的症状表现，病变涉及全身，常伴有发热、恶寒等表现。外感常处于快速的变化过程之中，倾向于在较短的时间内产生相对明确的结果。针对这种快速变化的过程，要求用

明确的干预手段，迅速遏制病情，正如外感病的经典著作《伤寒论》所讲，要达到"若一服利，止后服""不必尽剂"的效果。临床上，发热发疹性皮肤病如麻疹、水痘、猩红热、带状疱疹、药疹、荨麻疹等许多疾病的急性期，系统性红斑狼疮、皮肌炎、天疱疮等自身免疫病的活动期都属于外感范畴。这些病皮损表现突出，但皮损只是正邪斗争的外在表现，根据疾病的传变特点，他们又常被分为伤寒、新感温病、伏气温病、湿温病等不同类型，每型均有独特的治疗体系。《伤寒论》《温疫论》《温热论》《湿热病篇》《温病条辨》《重订广温热论》等为我们留下了丰富的外感辨治模型。

2. 内伤

内伤是机体收到长期的内外因素的不良影响，导致的继发的脏腑、气血、阴阳失衡的一类疾病。从疾病状态来说，内伤表现为持续、慢性的过程，在漫长的病程中症状常常游走、变化、呈多样表现、涉及全身各脏腑，迁延而不剧烈。其成因是脏腑功能衰退，气血阴阳不足，导致人体自我调控能力不足，邪气虽微，却无力祛除，无法达到阴平阳秘的健康状态。因而会经常出现类似外感的症状或者诸脏腑交替出现不同程度的问题。色素性皮肤病、多种皮肤病的迁延期、系统性红斑狼疮等自身免疫病的稳定期都属于内伤范畴。内伤的治疗首重扶正。《金匮要略》中即有薯蓣丸、炙甘草汤、大黄䗪虫丸、肾气丸等内伤治疗方案，张元素《医学启源》开内伤辨治之先河，李东垣《内外伤辨惑论》立从脾胃论治内伤之先河，朱丹溪《格致余论》、张介宾《景岳全书》、陈士铎《石室秘录》等历代名著更为我们留下了多角度辨治内伤的丰富经验。

3. 杂病

杂病是一个相对缓慢的疾病状态，病情相对稳定，一般局限于某一部位、经络、或脏腑而不涉及全身，但往往痛苦明显，症状剧烈而不传变。张仲景作《伤寒杂病论》，《伤寒论》论外感，《金匮要略》论杂病。李东垣作《内外伤辨惑论》，以补中益气汤、枳术丸为核心，前者论内伤，后者论杂病。杂病实际是外感或者内伤疾病的后果。因为短时间内剧烈的正邪斗争，或者长时间阴阳失衡的累积，导致人体的气、血、津、液出现了异常的停滞、积聚，进而出现相关症状表现，这种状态称为杂病。杂病相对稳定，是一个慢性过程，与内伤相比，杂病的部位比较局限，而表现更加严重。与外感相比，二者症状都非常剧烈、非常痛苦，但外感是一个快速变化的过程，杂病是一个持续稳定的过程。经典的疥癣类皮肤病，如神经性皮炎、慢性湿疹、斑块状银屑病、结节性痒疹、皮肤淀粉样变均属于杂病，病位局限于外在五体：皮毛、脉、肉、筋、骨。杂病的治疗首重祛邪，以祛除气血津液异常积聚导致的痰、饮、水、湿、瘀为目的。继发于外感的杂病治法记录在《伤寒论》《金匮要略》《温病条辨》《感症宝筏》等外感著作中；继发于内伤的杂病治法记录在《脾胃论》《内外伤辨惑论》《丹溪心法》《景岳全书》等内伤著作中。《赵炳南临床经验集》《简明中医皮肤病学》则记载了完备的针对皮损的皮肤杂病气血津液辨治体系，是中医皮肤学科的奠基之作。

（二）从外感、内伤、杂病角度分类辨治银屑病

1. 处于外感状态的银屑病

在寻常型银屑病的进行期，病情急剧加重，快速发展为红皮病或泛发性脓疱型银屑病的过程，以及关节病型银屑病的活动过程都属于外感状态。疾病处于剧烈的加剧过程中时，旧皮损面积迅速扩大、新皮损不断产生，如红斑，水肿，皮损边缘迅速扩展；原来局限于皮肤这一器官的疾患诱发了全身性的症状反应，出现高热、恶寒、淋巴结肿大、肢体肿胀、大面积糜烂渗出等表现。由于皮损面积广泛，皮肤屏障功能受损，经常会继发细菌感染，进而形成脓毒血症、败血症，引起严重的水电解质失衡，威胁患者生命。这个过程具有外感的全部特点：变化剧烈，发展迅速，在短时间内有较大的变化，甚至可能危及生命。在这种状态下，从脏腑角度考虑气血津液的盛衰关系不切急用，必须迅速切断病势，避免不良转归。

对于红皮病型银屑病、泛发性脓疱型银屑病的进展期，疾病初发即进入最严重的阶段，未经历卫气阶段直接出现血分证，需要从外感伏气温病

体系去辨治，遵循温病九传的规律，进行有预见性的指导治疗，余师愚清瘟败毒饮、叶氏神犀丹、赵炳南解毒凉血汤、解毒清营汤均是正确选择。

对于寻常型银屑病进行期，初期常有伤寒太阳表证或温病卫分证，疾病按照六经顺序或卫气营血顺序逐次传变，伴随皮损的加重。常提前或同步出现恶寒、发热、身痛、口干、咽喉疼痛、乳蛾肿大等症状，但早期不会出现神志昏谵、走黄、内陷、热入心包等深层次表现，这属于伤寒或新感温病，可以选择六经体系、卫气营血体系辨治：麻黄汤、桂枝汤、小青龙汤、大青龙汤、祛风败毒汤、银翘散、白虎汤、竹叶石膏汤、消风散、防风通圣散均可适证应用。

如果在加重过程中，皮损潮红、肿胀、糜烂、渗出、结痂、渗出倾向明显，血象升高，则属于湿热染毒，适用湿温病治疗体系，经典方剂草薢渗湿汤、三仁汤、甘露消毒丹、蒿芩清胆汤、赵炳南先生清热除湿汤、除湿解毒汤等方剂堪当重任。

外感状态的银屑病治疗原则是截断病势，要时时顾护正气，防止邪去正虚。尤其对属于伏气温病的状况，虚实转换常在瞬间，刚刚在考虑如何清热凉血，转瞬可能就要回阳固脱。故临床关注点在于正邪进退，保胃气、存津液，力求截断病情，扭转病势，争取在较短的时间内使剧烈的正邪斗争被遏制，阻止疾病进一步恶化。

2. 处于内伤状态的银屑病

银屑病也有相对轻微的状态：皮损散在，面积较小，浸润较轻，疹色较淡，鳞屑较少，偶尔瘙痒；皮损较长时间没有大的变化，或者此处消退两三个，彼处新出两三个；病情虽轻，但缠绵不愈，这属于内伤状态。许多患者是从外感、杂病状态，经过治疗或者自然演化而来，也有起病即属内伤者。患者皮损起而不能多，消而不能绝，乃正邪两虚，自身调节能力降低，阴阳不能自和所致。出现皮损常常是因脏腑功能异常，欲取道于表自解，或阴阳两虚，阳气浮越于外的表现。发疹而不能大发，也是正气不足，有心自救却无力托毒外出的结果。

内伤状态的银屑病治疗原则是扶正，立法亟需调补正气，正气复则邪气退。正气不足有气虚、血虚、阴虚、阳虚之分，又有脏腑的不同，临证需仔细斟酌。若没有明显皮肤外表现，此属五体之气血不足，可以选用托里透脓汤、托里排脓汤、阳和汤等外科经典名方，也可以选用赵炳南先生的健脾润肤汤、软皮丸、回阳软坚汤、温经通络汤等经验方剂。在有明确的脏腑功能异常时，则舍皮损而辨脏腑，依据脏腑功能状态而取不同的治疗策略。从脏腑气血阴阳角度考虑，四君子汤、四物汤是补益的基础。香砂六君子汤、归脾汤、肾气丸、薯蓣丸、左归丸、右归丸等温补和二至丸、滋补肝肾丸、知柏地黄丸等清补之品常联合应用。从调整脏腑关系角度看，肝脾关系、脾肾关系、心肾关系、肺肾关系是优先考虑的方面。逍遥散、清暑益气汤、滋水清肝饮、金水六君煎、黄连阿胶汤、附子理中汤是典型代表。

3. 处于杂病状态的银屑病

临床所见银屑病更多处于静止而顽固的杂病状态，在有限的范围内呈现不同程度的进退变化。皮损常呈现斑块状、地图状；鳞屑常呈现云母状、蛎壳状、砺石状；颜色呈暗红、紫黑、皮色或伴发色素沉着，并且会有阵发的剧烈瘙痒。这些都是外在五体气、血、津、液不同程度停滞、积聚，形成痰、饮、水、湿、瘀的表现。它们互相交织，密不可分。例如血热与血瘀常常并存：皮损色泽深红但肥厚增生；薄膜现象、点状出血持续存在却不再进一步扩大。血瘀与湿阻也常并存：皮损肥厚但不紫暗；或皮损紫暗但搔抓之后会有渗出；外用药物之后斑块变平，鳞屑消失，但其下暗红充血的斑片久久不能消退。而阵发剧烈的瘙痒，肥厚的斑块周围出现的脓疱，刺激之后皮损周围出现的水肿红斑无不提示风、火、热、毒的存在。

在杂病状态，正邪斗争呈现胶着状态，邪气不能进一步深入，故疾病没有继续加重的趋势，正气不足以祛邪，故不会在可预见的时间内减轻。此时不再发生更多的新皮损，旧皮损面积也不再继续扩大；没有剧烈的全身症状，但是皮损常常很严重：肥厚浸润，大量脱屑伴有剧烈的皮肤瘙痒。从正气角度看这是继发于外感或内伤的气血津液的异常停聚；从邪气角度看，这是痰、饮、水、湿、瘀血在局部的积聚。

杂病状态的银屑病治疗原则是祛邪，非常适合按照赵炳南先生基于皮损的气血津液辨治体系进行认识和处理：气的积聚表现为风、火、热、毒，症见剧烈瘙痒、皮损鲜红、高突、灼热、抓后出血明显，可以选择犀角地黄汤、黄连解毒汤、白虎汤、紫雪丹等经典方剂或赵老的解毒清热汤、消痈汤、解毒凉血汤、清热除湿汤等经验方。津液的积聚表现为痰饮、水湿，参苓白术丸、二陈汤、启脾丸、越鞠丸、八正散、二妙散、疮科流气饮等经典名方和赵老健脾除湿汤、除湿胃苓汤、清热除湿汤、除湿丸均是有效方剂。血的积聚表现为血瘀、血热，温经汤、桂枝茯苓丸、血府逐瘀汤、少腹逐瘀汤等经典名方和赵老的凉血五花汤、凉血五根汤、凉血活血汤、活血散瘀汤、活血逐瘀汤均是对证良方。

（三）按疾病状态分类辨治银屑病的意义

从中医学角度看，银屑病的状态是有限的，而银屑病可能出现的证型是无限的。几十年来，银屑病辨证分型从最初的三型，逐渐扩展，不断增加，直至目前报道的几十型，使医者在临证中拥有越来越多的参考，但也造成不同程度的困惑。

1. 分型辨治的困惑及其成因

（1）证型众多，临床无法操作

作者 2006 年综述时报道的北京地区寻常型银屑病的证型即达 19 个，已经很难操作，其后 10 年新的证型不断涌现，证型众多却一直没有公认的分类纲领。诸家或论脏腑，或论六淫，或论经络，或独重血瘀，或独重毒邪，莫衷一是。临床医生已经无法在真实的实践中，有限的时间内，完成对如此众多的证型的比对，进而从中选出最恰当的方案。大量证型报道分类纲领的缺失造成数据的无效堆积，分型论治经验失去参考意义，陷于无法操作的境地。

（2）视角不同，形成无效讨论

众多医家在具体的时空背景下，从个人临床实践出发，真实记录自己经验，总结个人常见证型，形成文献并分享。在交流过程中，大家关注到证型的不同，却未能关注到相似证型有规律地出现于相同的疾病状态；未能关注不同的证型来自具有很大差异的环境、群体和疾病状态。在忽视以上问题的基础上，将个人经验的适用范围扩大，并根据自己的经验去评判别人的经验，往往造成无效的讨论。

（3）不同见解的成因

从客观上看，由于没有对证型进行分类，理出证型间的内在联系，形成有清晰线索的证型库，导致各家经验如散落的珍珠，真实却无法应用，不能在临床重复，影响了传播和使用。由于未对不同证型存在的时相性进行准确标示，学者使用单一标准对处于外感、杂病、内伤不同状态下的不同证型进行评判，出现评价标准的适用性错误，导致大家互不理解，各言其是。从主观上看，则是讨论者没有站在疾病状态的角度审视不同经验产生的原因，反而将个人经验的适用范围扩大到经验产生的时空范围之外；没有用经典作为标准去认识疾病状态，而以个人经验作标准去审视他人。

2. 用外感、内伤、杂病框架分类辨治银屑病的意义

面对如此状况，必须建立清晰的临床辨治路径，将前人总结的众多分型辨治经验归纳于清晰的框架之内，将证型放置于连续的疾病发生发展状态之中，才能形成有效的辨治路径，达成经验的合理使用。正如《金匮要略》所言："千般疢难，不越三条。"外感、内伤、杂病构成了中医最简约的疾病状态分类。当我们面对具体的银屑病患者，迷惑于纷繁复杂的细节、掌握众多分型辨治经验却无所适从时，跳出来，从整体的框架确定其外感、内伤、杂病的状态归属，往往能够快速获得诊疗思路。无论何时、何地、何人，发生银屑病都会处于外感、内伤、杂病三种疾病状态之一，所有已经或尚未被提出的银屑病的证型都可以归入三种状态之内。在这一体系框架下，风寒证、风热证、风湿证、湿热证、热毒证、胃肠实热证、气滞血瘀证、血虚风燥证、肺脾气虚证、肝肾阴虚证、冲任不调证、脾肾阳虚证等不再混为一谈，而是被分别清晰地归入三大状态之一。

而与不同疾病状态相对应的则是古人成熟的治疗体系。外感有伤寒六经体系、新感温病卫气营血体系、伏气温病温热九传体系、湿温病三焦辨证体系等；内伤病有阴阳辨证体系、从五脏立论结合气血津液的不同辨证体系；杂病则有《金匮要略》所开辟的以气血津液异常状态与脏腑功能异常相结合的辨证体系、赵炳南先生开创的基于皮损的气血津液辨治体系。所有的不同视角下提出的证型均能获得精准的定位，并与相应的疾病状态及治疗体系建立准确的对应关系。

用这三种状态为框架对已经报道的银屑病诸多证型进行归类，能够更清晰地凸显各个证型的适用范围及它在疾病发生发展的立体网络中的位置，使临床医生在工作中有清晰的思路可循。

先辨外感、内伤、杂病，再辨外感传变类型、杂病邪气类型、内伤脏腑所在，最后得出具体的证型。这样的"三步走分类辨治路径"能使众多分型经验摆脱无用的信息冗余状态，使现有的经验被充分使用。同样，借助外感、内伤、杂病的框架认识，学者们可以对自己的经验进行清晰的归类，了解自己与他人经验差异的原因，进而减少无效讨论；发现自己的不足，进而不断提高临床水平。

二、从伏气温病角度认识爆发状态的特殊类型银屑病

银屑病为什么会反复发作？银屑病为什么会冬重夏轻？银屑病为什么北方多南方少？银屑病为什么会在没有明确诱因的情况下突然爆发加重？银屑病爆发时为什么常常看不到卫气营血传变或六经传变或三焦传变直接进入极期？所有这些问题都指向中医的伏气温病模型。

何廉臣在《重订广温热论》中对"伏气"学说全部体系进行了深入的探讨，特别是总结了诸家"伏气"学说，将"伏气"温病概括为"邪从里发"，即以里热证为临床的初发症状，这一认识是为各医家所接受的观点。就这一共识而言，"伏气"学说并不是一个病因理论，而是发病学范畴的一个学说，是在广泛观察某些特殊温病发病特征的基础上提出的。换言之，"伏气"温病是不同于新感发病的一类具有共同发病特点和证治规律

的疾病。从它的发病进而测知其病所之浅深的不同、病情之轻重的不同、病机之安危的不同，故其疗法亦因之而不同。

晚清医家刘吉人《伏邪新书》说："有初感治不得法，正气内伤，邪气内陷，暂时假愈，后仍作者，亦谓之曰伏邪。"

由于治不得法，使邪气内陷，不但原有的疾病不能治愈，还可变生他病。如一些链球菌感染的疾病，如扁桃体炎、咽峡炎等，若治疗不力，邪气内陷，深入下焦，可能诱发肾炎，如果激发伏火，就会引发点滴状银屑病。

在较重的银屑病爆发的过程中，起始即见明显的内热炽盛、气血两燔的表现，病情初发即进入极期，没有卫气营血传变的过程，难以按卫气营血、六经、三焦证候传变的一般规律来说明，而伏气学说则可以较圆满地解释病情变化并指导治疗。

人生于天地之间，必然受到天地的影响。天作用于人者为四时更替，地作用于人者为风寒暑湿燥火、六气客主加临。若人五脏安和，元真通畅，虽遭大风邪气，亦不为病；而素有伏气者，感应到天地的变化则易发病。情形有二：其一，感于地气，为风寒暑湿燥火变化所引动，外达于皮肤而生银屑病，此初发银屑病、点滴状银屑病之属，为新感，轻而易治；其二，脏腑积热，因天而变，伏火外达，气血两燔，此寻常型银屑病爆发、泛发性脓疱型银屑病急性期、红皮病性银屑病急性期、关节病性银屑病伴红皮病急性期之属，为伏气，重而难疗。

《黄帝内经》曰：冬不藏精，春必病温。又曰：冬伤于寒，春必病温。伏火的生成有多种原因：物欲无穷，喜怒常积于心；所求不遂，五志皆可化火。火蕴于内则五脏不能安和，人体必然借二便、呼吸、歌哭笑呼呻等多种方式而向外宣散之以求阴平阳秘。

五脏应天，伏火为阳而无形，易感于天之变，在四时发生开阖转变时，伏火最易升腾变动外犯皮肤，血分伏火泛滥皮肤，表现为银屑病突然爆发加重，古人称之为天行。伏火外达，感于天而属伏气，炽燃、暴烈，症见体无完肤、周身潮红、充血、水肿、发热、恶寒、寒战、纳呆、厌食、淋巴结肿大、下肢凹陷性水肿、皮肤大量脱屑，甚至泛发脓疱、糜烂渗出，发则遍身，治之甚难，不治则危。任其发展则或因外伤染毒、脓毒入血，走黄、内陷而死，或因气血津液大量消耗或由体表亡失导致厥脱而亡，重症者由火毒盛极、阴阳离决而亡。对于这种发病急骤、泛发全身、病情较重而无明显诱因者，从伏火角度考虑可令治疗有章可循。

伏火外发，起病急骤却不能发现明确诱因，以其应于天而非应于地，故无象可见，辨证论治难救其急，故必须对其病势胸有定见才能从容处治。伏火外达，火盛水沸，湿象、火象并见：既有充血红斑、皮损灼热、肿胀巨痒、疼痛等火象，又有糜烂、渗出等湿象。但其发生源自伏火，故其立法以清热凉血解毒治本，直折伏火，逆转病势。解毒凉血汤是治疗此种情形的常用方剂，这是赵炳南先生寒凉之重剂，涵盖了清瘟败毒饮的药物，又特别增加了更多清心解毒之品。在红皮病的活动期，只要出现气血两燔兼见湿象，即可与之，取效甚捷。

伏火外达，经治疗后病势稍挫，有两种情况。其一，热略挫而湿生，这是伏火外达过程中的副产品，属于急重的银屑病的亚急性期。伏火外达，蒸腾津液会出现继发的湿热表现，症见皮肤肿胀减而不消，脱屑量大，黏腻成块，身热略减而甚缠绵，此时应用清热除湿汤，此处之热仍是外达之热，此处之湿则是伏火外达途径中的津液被蒸化沸腾而成。其二，热仍在而津液已伤，津已伤而伏火未去，火腑不通，大便难下，此时赵老选用解毒养阴汤。本方证有可能出现在解毒凉血汤证之后，龙雷之火已被部分遏制，而伏火外达的继发问题气阴受损所现燥象开始显现，在时间顺序上常常作为解毒凉血汤的后续方使用，也可能直接出现于津液相对不足的发病之初。火热未去，津液已伤，故以南沙参、北沙参、西洋参、佛手、玄参、生地黄、玉竹、石斛救阴，金银花解毒，生黄芪益气，丹参凉血活血。治在少阴、厥阴。

伏火外达的过程会对外在五体的结构造成破坏，这也是火毒的"毒"字的重要含义，即"破坏性"。被破坏的结构与残余的邪气混居，造成后期顽固化的皮损。这种皮损既有血管的问题，又有表皮的问题，以血的异常为主，以津液的异常为辅。这种状态常会持续数月、数年，在局部形成气血津液的异常积聚，造成血热、血燥、血瘀，这是从血论治银屑病框架的适用范围。这就进入了银屑病的稳定顽固状态，属于杂病，当以从基于皮损的气血津液辨证体系去认识。

三、从基于皮损的气血津液辨证体系认识稳定状态的银屑病

皮肤病发生于具体的人身上，在接诊之时我们首先考虑他处于外感、内伤、杂病哪种疾病状态。当病情稳定时，我们还需要考虑患者属于什么体质，有哪些共患疾病，先后缓急如何，皮肤疾患在其中的重要度、急迫度处于什么级别。

当人体处于相对稳定的病理生理过程中时，皮肤之外没有特别急迫而重要的问题需要处理，而皮损非常典型而具体，伴随明确的症状之时，皮损就成为我们重点关注、解决的问题。

当我们谈皮损时，我们在谈什么？是在什么体系下思考？我们经常会说患者属于肝经湿热、脾虚湿蕴，我们说的是他的整体，还是他的皮损？谈到肝经，是经络问题；谈到脾虚，是脏腑问题。无论经络还是脏腑，功能异常都会影响到皮肤，也可能影响到脏腑本身却不影响皮肤。我们如何对皮肤病中所发生的皮损进行明确标示？或者说：辨证结果里哪些是皮损问题？我们怎样在中医体系里建立皮损辨证的框架？

在赵炳南流派的传承里有两种记录方式：在记录患病的人的整体病机时我们使用脏腑辨证、经络辨证的词汇系统；在记录皮损病机时我们使用气、血、湿、风、热、寒、燥等词汇。

张苍教授在长期临床实践的基础上，反复研读赵老著作，温习经典，深入思考后，在 2009 年提出：赵炳南先生在记录皮损病机时使用气、血、湿、风、热、寒、燥等词汇，其背后的逻辑是气血津液辨证体系。这种气血津液辨证体系是从邪气角度观察皮损的皮肤科专科辨证体系。它关注的

是气血津液在外在五体部位的异常积聚状态，与现代教材《中医基础理论》中从正气虚实角度考虑的传统的气血津液辨治体系具有显著的不同。这种气血津液辨证体系直接源于《诸病源候论》，上承《金匮要略》的杂病体系，而不是传统意义上内伤病框架里的气血津液辨证。赵老所使用的气血津液辨证体系源自外科的气血辨证体系，不是外感病状态下的卫气营血辨证体系。从这一角度看赵老系列自创方剂，便能豁然贯通。

（一）基于皮损的气血津液辨证体系的基本内容

人体是以皮、脉、肉、筋、骨为结构，为脏腑提供有力保护，发挥重要生理功能，经络分布各处，交通联络，气血津液充斥其间，提供动力及营养。气血津液是构成人体和维持人体生命活动的物质基础。气有温煦、推动、护卫作用，血有荣养作用，津液有濡润作用。脏腑经络或者外来邪气都有可能影响气血津液的盛衰及功能，气血津液充斥于人体结构之间，功能异常时，往往出现皮、脉、肉、筋、骨的病变。所以皮肤疾病的发生与人体的气血津液的盛衰和功能关系密切相关。当气血津液的生成不足、消耗过多、功能异常、运行障碍时，会导致病理状态，在皮肤上出现气血津液异常积聚，或是皮肤失于濡养的表现。

气的异常表现有多种形式，其中处于无序的运动状态的气，被称为风，表现于皮肤可出现瘙痒、瘾疹；处于弥漫而亢奋状态的气，被称为热，亢奋而呈上升状态的气，被称为火，在皮肤上可出现红斑灼热甚至疼痛；亢奋而凝聚停滞于局部状态的气，被称为火毒，皮肤上可出现脓疱、深在红斑、结节等表现。津液或血的阻滞，导致气的温煦功能异常，出现寒的问题，可影响血的功能，出现血寒、血滞；推动功能异常可导致血瘀湿阻。气的运行出现障碍可出现气滞，气滞者可表现为局部疼痛肿硬、色素变化等。

血的异常，包括血的活跃与不活跃状态，分别是血热与血寒；血的流通与不流通状态，可表现为出血、血瘀；血不能正常荣养的两种状态，是血燥、血虚。血热可出现皮肤潮红、出血，血寒导致皮肤晦暗、瘀斑；血燥不荣，出现皮肤干燥、瘙痒等。血虚者易生风生燥，出现皮肤干燥、鳞屑、瘙痒，并能出现形质的变化，如面色苍白，身体羸瘦，皮肤萎缩。血行不畅而凝滞，形成局部的气滞血瘀，又反过来影响全身气血的运行，即所谓"血瘀气滞"，甚至可造成某一部位的气血不通，严重的还会使血瘀的局部发生坏死，除有疼痛、肿块、出血等特点外，尚多伴有面色黧黑、肌肤甲错。

津液的异常主要有两种状态。第一种是津液的绝对不足，导致滋润的功能不能正常发挥，名为阴虚、津伤，表现为皮肤干燥瘙痒、脱屑，这属于内伤，不属于此处所说的杂病。第二种是津液不能正常输布，阻滞于某处，表现为痰饮水湿。湿邪是皮肤病最有特点的致病因素，突出的湿邪表现是皮肤病区别于疮疡类外科疾病的要点，表现为水肿、渗出、水疱等。湿邪阻滞日久就会导致濡润功能异常，出现干燥、肥厚、结节的表象，而见燥湿并现的现象。湿邪往往与热相结合，或者与风相结合，热与风均为阳邪，而湿为阴邪，相互掺杂，如油入面，难解难分，形成风湿热蕴，使治疗变得异常困难。赵炳南先生认为，湿邪蕴久，病久耗伤气血，湿邪乘虚由浅层侵入深层，更加黏滞胶结，顽湿阻滞气血经络，肌表失养，出现干燥、肥厚、角化、鳞屑等干燥的表象，甚至形成湿痹。

外科疾患以疼痛为典型症状，以肿疡、溃疡为基本体征，以气血辨证为基本辨证方式。皮肤科疾患以瘙痒为典型症状，在外科常见症状、体征的基础上，更见糜烂、渗出、水疱、斑块、角化过度、肥厚、苔藓样变等体征，因此在气血辨证之外更需关注津液输布的异常、津液不同的积聚状态，是为津液辨证。

按人体正常规律——阴升阳降，水升火降，方得阴平阳秘，内生之湿热火毒应循二便排出体外。但因其为邪气，逆正气之路而行，不能顺降，逆而升散，由经络而皮肤，欲借道皮肤自寻出路。因其不能顺人体自然之性，故所过之处，皮损滋生。在火毒之外，皮肤病更突出的邪气是湿邪。

湿邪与风、火邪气纠结在一起，产生了千变万化的皮损表现。

（二）基于皮损的气血津液辨证体系与其他辨证体系的鉴别

1. 与传统气血津液辨证体系的区别

（1）传统气血津液辨证体系从正气角度思考问题

气血理论是中医基础理论的重要组成部分，气血辨证是中医诊疗疾病的重要方法之一，临床上很多皮肤病的发生和发展都与气血的生理病理变化有关。

气是指体内流动着的、富有营养的精微物质；另指脏腑功能活动的能力，包括元气、宗气、营气、卫气四种，其生理功能是熏肤、充身、泽毛。血者源于先天之精和后天食物之精华，人体生理功能、精神意识无不以血为基础。血不足则百脉空虚，身体衰弱，百病丛生。正常情况下，气与血是维持人体生命活动的重要物质基础。正如《素问·调经论》所说："人之所有者，血与气耳。"气血调和则身体健康，气血失和则疾病发生。气血之病理变化，临床常见有气虚、气滞、血虚、血瘀、血热、血燥、气血不调等几种。体现在皮肤病方面，气虚可使皮肤不充，毛发不泽，水湿停滞，发生肿胀、水疱、皮肤粗糙等病变；气滞可使气机不畅，皮肤发生黑斑；血脉瘀滞可发生瘀血点；气血不调可出现上热下寒，上实下虚，发生口腔溃疡、外阴湿疮、面部红斑、小腿溃疡等。

传统气血津液辨证体系更关注正气的不足，更倾向于揭示内伤状态下疾病的属性。传统气血津液辨证体系的立足点是整体健康状况，因而总是和脏腑辨证、经络辨证同时使用，传统的气血津液辨证体系关注的是人，其主要诊断依据是舌、脉、症而不是皮损，在此体系下，皮损只是整体异常的继发表现，不具有独立性。在传统气血津液辨证体系下，血瘀、湿蕴、痰凝指的是脏腑、经络的湿、瘀、痰，是通过皮肤外在的症状表现凝练出来的辨证结论，而不是基于直观可见的皮损做出的判断。

（2）基于皮损的气血津液辨证体系从邪气角度考虑问题

临床常见的皮损包括丘疹、水疱、脓疱、结节、肿瘤、瘢痕、结痂、脱屑、溃疡、糜烂等。从形态上看，大多数皮损都是在正常皮肤的基础上多了一些东西，都是高出皮肤表面；另一些皮损则在皮下形成肿物，具有浸润感、肥厚性。即使有糜烂、渗出，也是人体在向外排泄部分内容物。从中医学角度看，除了溃疡，其余皮损都是太过、有余之象。这种有余在中医被称为邪气实，而邪实并非体外物质进入人体，融入人体所成，而是人体自身的津液与血在局部异常积聚的结果。这种邪实是直观可见之象，而非间接推理的结论。对这种直观可见之象的分析，形成了基于皮损的气血津液辨证。基于大多数皮损均是津液与血在局部的异常积聚的有余之象这一认识，此处的气血津液辨证更关注邪实（气血津液异常积聚），而非导致其发生的脏腑之虚。可以说，这是一种更写实的辨证体系。

在以阴阳五行、脏腑经络等不可见的概念为客体进行辨证之时，中西医之间似有不可逾越的思维鸿沟。在面对具体实在的皮损之时，中西医获得了交流的基础。你所见者我亦能见，尽管你所思者非我所思。以对皮损这一事实的认同为基础，中西医能够找到交流的切入点。在西医，对皮损的进一步解析称为组织病理；在中医，对皮损的进一步解析称为皮损辨证。西医皮肤组织病理学以结构模式为框架，中医皮损辨证以气血津液异常积聚为视角。而借助西医组织病理增进中医皮损辨证精度也是值得我们考虑的一个方向。

基于皮损的气血津液辨证体系以直观可见的皮损为证据，以局部的组织病理为参照，以血管外的体液为津液，以血管内的红色体液为血，以局部代谢的强度为寒热，以局部的鲜红色泽与灼手皮温为热，以暗淡苍白的色泽与较低的皮温为寒，以体液的聚集及角朊细胞的增生为湿；以血管的迂曲增生为血瘀；以变化不定的皮损和症状为风，以干燥脱屑为燥，是对客观体征的直接记录。

2. 与卫气营血辨证体系的区别

卫气营血辨证体系是基于整体反应状态的体系，尤其适用于新感温病，其发生发展往往呈现阶段性的变化。在感受到外界环境的变化时，人体做出了过度的反应，因而呈现为热证。这种亢奋的反应首先作用于最外层的免疫场所口鼻咽喉，表现为上呼吸道感染的变化，此为卫分证。这种亢奋的代谢状态需要机体的营养支持，同时对浅表的津液（细胞外液）造成消耗，表现为气分证。当反应剧烈时，表现为精神情志方面的变化，比如烦躁、失眠、夜卧不安；同时表现为水电解质平衡由高代谢状态向失代偿阶段转变的特点，出现血液浓缩、细胞内液受损的现象及继发后果，如高热神昏、身热夜甚、口燥而不欲饮，此为营分证。最后过于亢奋的免疫反应造成凝血机能障碍，形成出血及一系列后果，此为血分证。所有卫气营血的见证，都是发生于急性外感热病的过程中，以发热为主要表现。在点滴状银屑病进行期，有时表现为卫分证、气分证，适合应用卫气营血辨证。在特殊类型银屑病的急性期，可能会出现高热，但这种高热常常是骤然加重、不可抑制的，应用轻清透散、输转气机佐以养阴的温病营分治法确定无效，只有重剂苦寒凉血解毒才是正治之法，此时更多属于伏气温病，而不是卫气营血辨证体系里的营分证。银屑病的四种类型，都没有以出血、发斑为主要表现的阶段，所以银屑病没有卫气营血辨证里的血分证。因而卫气营血辨证体系只能解决新发点滴状银屑病的部分问题，伏气温病可以解决各种类型尤其是特殊类型银屑病急性发热期的问题，对于临床上占绝对多数的处于相对稳定状态的银屑病，基于皮损的气血津液辨证体系才是首选。

（三）基于皮损的气血津液辨证体系中对血的异常的认识

对于皮肤病，赵老非常重视血的异常的辨证。一般情况下，他将血的异常分成三种类型，分别是血热、血虚和血瘀。血分何以有热？主要的原因是内部的五志化火，也就是过度的精神、情志异常导致的内生火热。这种内生的火热，既不在皮肤之表，又不在六腑之里，而是处于半表半里之间，没有直接的渠道可以透发或者被排除，所以往往取道于皮肤、血脉而表现出来，表现为出血性的、红斑性的皮肤病，比如银屑病、副银屑病、过敏性紫癜、各种血管炎性皮肤病。

血的异常往往伴随气的异常和津液的异常。赵炳南先生治疗血热，有常用的凉血系列方，包括凉血五根汤、凉血五花汤、凉血活血汤。赵老充分关注到血热、血瘀、血虚三者之间的辩证关系。比如凉血五花汤包括甘寒的白茅根，苦寒的栝楼根、茜草根、紫草根以及板蓝根这五味药，乍看上去以寒性药为主，确实是凉血活血的药物，但是仔细看来，其中配伍包含多种层面，如五味药中有四味具有补中的功能，所以虽然寒，但是不伤脾胃。其中有三味药具有利水的功能，特别适合治疗血液停滞而化为瘀血和水湿这种情况，所以还可以治疗湿热流注下焦、被称为湿热搏于血分为患的皮肤病。

血分有热会造成多种不良的后果。赵老认为血热可以导致多种类型的皮肤病，而且热又有许多继发的病理结果。如血热常能导致火毒，血热常能导致瘀血；血热出现必然导致津液的损耗，津液损耗进一步诱发湿邪的侵袭。这些从凉血五根汤的方方面面都可以看出来。我们可以看到很多血管炎性皮肤病的皮损表现为多形态，有瘀斑、水疱、脓疱等，其中的脓疱就是继发于血热的火毒表现；其中的瘀斑就是血热继发的瘀血。血液和津液是同属阴性的物质，二者均属于人体的滋养系统，如果其中之一出现了异常，那么另一项必然也受到损害，所以血热之后往往继发性地造成津液的损耗。人体的正气和邪气是相对立而并存的，正气损耗之时邪气必然趁机侵袭，所以当血热出现之后，人体的津液往往受到损伤，原地转化为湿邪，结果出现血热合并湿热的情况，而凉血五根汤恰能很好地处理这样的问题。

什么叫作血虚？就是血的损伤，造成血的荣养能力的不足。人体的五官九窍、各种功能、精气神都要受到血的荣养，所以血虚会出现许多继发性的问题，包括皮肤问题。具体体现为皮肤干燥、瘙痒、枯涩、没有光泽，形体变瘦变弱，这种情况就是血虚。赵炳南先生治疗血虚性皮肤病常用的是当归饮子。其中包括养血的当归、白芍、川芎；补肾的生地黄、何首乌；补气的黄芪、甘草；祛风止痒的荆芥、防风、刺蒺藜，其中每味药物均有独特的作用，而大多数都专注于皮肤病。通过研习赵炳南先生应用当归饮子的经验，我们可以看出，血虚是一种病理状态，会产生许多继发性的病理问题，比如血虚之后人体的津液也会出现枯燥的状况；血虚导致脉道空虚；血液运行变慢，所以会自发出现血瘀的问题；血虚会导致部分区域出现血不能滋养的问题，风邪会趁机侵袭，表现为瘙痒性的外风，以及眩晕、震颤类的内风。

血的第三种异常状况是血瘀证，可以由多种原因引起，同时也会成为其他多种病理结果的原因。一般认为，血液亏虚，脉道流行速度变慢，血液可以出现瘀滞不通。血热可以煎灼血液形成血瘀，风毒、湿毒、热毒都可以和血液相搏，造成血液流行的瘀滞状态。所以治疗上需要多管齐下，从多方面加以关注。赵老治疗银屑病血瘀证的经典方剂银乐丸正体现了以上治血的学术观点。此方包括几组药物，其中包括养血活血的当归、白芍、鸡血藤、夜交藤；凉血活血的牡丹皮、赤芍、丹参；化瘀活血的三棱、莪术；解毒除湿的白花蛇舌草、土茯苓；解毒祛风的蜂房；解毒凉血的大青叶；以及清热燥湿的苦参、白鲜皮。组方可以看出赵老在治疗血瘀证时所关注的诸多层面。所谓"见血不止于治血"，就是这个意思。有许多病理机制可以继发于血瘀证，比如血瘀证出现之后，脉道流通不利，其后的血液停滞就会分解为两部分：一部分是湿，一部分是瘀血。这就叫"血不利则为水"。饮食如果积聚于胃肠道，可以影响消化、吸收、排泄，造成饮食积滞的出现。血液瘀阻于脉络、关节、筋骨，就会出现各种各样的疼痛。血液瘀阻于皮肤，就会出现各种各样的结节、斑块、肿物。在治疗血瘀证的同时必须注意，要配合凉血的药物，因为活血的药物，往往药性温热，单独应用活血的药物可能造成血热证。在应用桃仁、红花、三棱、莪术等活血化瘀药物之时，必然会造成血液的损耗，所以往往需要配合应用养血的药物。

（四）从基于皮损的气血津液辨证体系认识银屑病

气血津液辨证体系是基于皮损的辨证体系。在临床上，我们面对的多数银屑病患者是处于相对稳定状况的静止期患者，也就是传统所说的"疥癣"顽疾。在这个阶段，患者皮损不增不减，非常稳定，从中医学对疾病状态的划分看，属于杂病状态。这个阶段的核心问题是邪气实，是气血津液的异常积聚。血的积聚体现在局部是持续存在的红斑，这种红斑压之褪色，不是卫气营血辨证体系里的血分证，后者的典型表现是出血。这种红斑也不是气分热盛导致的充血，而是因为血液在局部的异常积聚，按照传统，我们认为这是与血相关的实证状态，而银屑病属于典型的皮肤血病，其静止期非常适合基于皮损的气血津液辨证体系，而以其中的血的异常辨证为主。

从微观角度看，在红斑之下增生、迂曲的血管，其总长度是正常状态的数十倍。大多数情况下，这些血管有的管径正常，但因为在相同体积的组织里血管所占比例明显增加，导致血液在这一体积的组织里的异常积聚。有的血管处于扩张状态，导致更多的血液在此停留。这种异常的状况就是我们所说的基于皮损的气血津液辨证体系里的血证。我们可以设想，这一体积的组织有一个血管的输入端，有一个输出端，正常状态下，从入口到出口的血管长度如果是 1，流速是 1，血从入口到达出口所用实时间为 1，那么当血管迂曲增生增长 10 倍的时候，如果流速不变，血从入口到达出口所用实时间将变为 10，我们从宏观角度看到的就是在这一区域血流速度明显减慢，虽然没有出现出血、凝血，但血处于明显的瘀滞状态，我们将之称为血瘀证。如果在此基础上出现血管内血的流速绝对增加，那是在血瘀证的基础上同时存在血热证。从微观角度看，在银屑病的整个病程中，血瘀是基础，在此基础上受各种外在原因或内在体质状态影响或病程的变化，会兼夹寒热虚实等不同状态。无论是血热证、血燥证、血瘀证，血的异常积聚均是最基本的病理改变，没有它也就没有典型的银屑病。我们治疗银屑病血热证的"白疕一号"被定名为凉血活血汤，而不是凉血汤，也反映出前辈们内心的认识。

在以银屑病皮损为辨证对象的时候，皮损局部只有实证，没有虚证，我们始终在实证的范围里进行辨析：有时局部红斑更为鲜艳，那是血液流速绝对增快的表现，我们称之为血热；有时皮损紫暗，那是血流绝对缓慢的表现，我们称之为血瘀；有时皮损肥厚，角质层增生，我们看不到其下是红是紫，这是最具学术难度的血燥证。这里所说的血燥证同样是实证，是因为血的瘀滞，导致津液继发性的在局部积聚，而失去濡养的能力。其外象可能有皮肤干燥脱屑的燥象，有可能没有。这里所说的燥是一个病机的概念，指的是津液涩而不流，其标志性外象是皮肤肥厚，这种肥厚与慢性湿疹的肥厚是同一机理，即顽湿聚结。而其原因是血的异常积聚，故虽形似慢性湿疹，仍非皮肤湿病，而应归属皮肤血病。

行文至此，回想起 2006 年，陈凯教授、邓丙戌教授在相隔 2 个月的时间里分别问过我同一个问题："张苍，你说银屑病是血热为主，还是血瘀为主？"在我认真思考过之后，两位老师都以相同的答案为我做了印证。当我在 2009 年 9 月在"赵炳南学术思想高级研修班"上第一次系统阐述我所理解的气血津液辨证体系时，我以为这是自己孜孜研学，获得的来自赵老的灵感，今天想来，其实这一体系同样包含着若干老师直接的启发。

在这里需要强调一个问题：在赵炳南流派的传承过程中，对血燥证的认识发生了转变。血的瘀滞导致津液继发性地在局部积聚，以皮肤肥厚为标志性外象，这是最初的血燥证。在这里，"燥"是病机。而后来在中西医结合的过程中，为合理建立血热证、血瘀证、血燥证与银屑病的进行期、静止期、消退期的对应关系，血燥证被描述为消退期的皮损，即以脱屑为主要外象，而非以肥厚为主要外象。此时的"燥"转变为一个病象概念，而非病机概念。如果用病机来描述，此时的所谓"血燥证"，实际是"津液虚证""血虚风燥证"。这提示我们：在学习古人经验时，不能以为用词相同，其内涵一定相同。须知每一个名词的内涵都在随时代而改变。我们必须以谦卑的心态去认真思考，才有可能领悟前辈想传达的真意。

四、基于皮损的气血津液辨证体系与整体辨证的关系

需要特别强调的是：气血津液辨证体系是我所理解的燕京赵氏皮科流派原创的专科辨证体系，是解读赵炳南先生原创性学术经验的钥匙。但基于皮损的气血津液辨证体系不是赵老学术的全部。在基于皮损的气血津液

辨证体系之外，赵老广泛地使用着各家各派的经验，既有外感治疗体系经验，更有内伤体系、杂病体系的经验。可以说，赵老是在深厚的内科、外科学养基础之上，向前走了一小步，带我们进入了中医皮肤科的世界。这个世界以皮肤病患者所处的外感、杂病、内伤状态为背景，以基于皮损的气血津液辨证为特色。这一体系源自经典，有所创新。这一小步对于中医学具有开创性的贡献。

然而，在临床中，我们会同时面对皮损辨证结果和整体辨证结果，妥善处理二者关系是治疗有效的前提。

1. 皮损的独立性

皮损真的不具有独立性吗？皮损当然具有独立性。其一，皮损病位浅表，病情直观，具体可见，基于皮损的辨证结论是对皮损的直接解读。而建立在脏腑经络认知基础上的传统气血津液辨证系统其辨证对象不可见，其辨证依据则是若干外在的症状表现，其思维则是反复验证的假说得出的预测模型，其得出的辨证结论是间接结论。其二，皮损出现于人体，但皮损并不总是被整体所决定，犹如自主神经系统默默运行，而不受大脑皮层直接调控。皮损有自己局部的小循环、微世界。这一小循环为相对独立的存在，并因各种有形结构的间隔而形成了和整体具有一定程度的区隔，这种区隔被称为腠理：腠者，是三焦通会元真之处；理者，是皮肤脏腑之纹理。腠理有很多处，皮肤是内部与外界的区隔，是我们最熟悉的腠理。我们放大局部，则会发现在表皮与真皮之间也有区隔，基底膜就是表皮、真皮之间的腠理。脉管内外也有区隔，脉管也是一种腠理。血脑屏障、肺泡都是腠理的不同存在方式。这些腠理都存在着若干阀门，构成双向交流的通道，这些阀门，就叫玄府。其三，基底层细胞、棘细胞、颗粒层细胞与外环境之间隔着角质层，与内环境之间隔着基底膜，哪个距离更遥远，并不容易区分。皮损不总伴随整体的脏腑气血功能失调，例如皮肤局部出现水疱，但不一定必然伴有整体的脾虚，再如皮肤出现红斑，不一定必然伴随心肝火旺。

然而银屑病的皮损真的可以与整体完整区隔开吗？当然不是，皮损所在的外在五体部位的一切均是脏腑气化功能的产物，并且通过与脏腑经由经络传导、直接感应等多种方式发生联系。许多情况下，银屑病是六淫七情、饮食劳倦影响脏腑之后的继发结果。所有情况下，银屑病均建立于具体的整体健康状况之下。没有脱离整体存在的银屑病皮损。因而在临床中，我们常常同时使用局部皮损辨证和整体辨证。

2. 合理处理整体辨证与局部辨证的关系

许多情况下，银屑病既有局部皮损，同时伴有不同程度的整体异常，临床上，偏重局部或整体任何一方都可能降低疗效。

（1）不能单纯依赖局部辨证

银屑病有触目惊心的外观，当我们被局部异常所吸引时，常常会降低对整体异常的敏感度和分辨力，进而倾向于单纯依赖皮损信息做出病机分析。皮损虽然远居边陲，但腠是三焦通会元真之处，其新陈代谢与内部紧密联系，息息相关，正如赵炳南先生所说："皮肤疮疡虽形于外，而实发于内，没有内乱，不得外患。"一定要时刻记得：皮肤病只是体内长期的气血阴阳失衡在一定的外在刺激下在皮肤上的显现。银屑病在皮损局部显现为红斑、鳞屑、燥热之象，但其具有冬季加重、夏季减轻的特点，其成因既有人体受自然界阳气升降浮沉影响的问题，也有体内气血痰食阻滞经脉导致热蕴于皮肤局部、不得宣发的问题，因此凉血润燥不是唯一之选。银屑病皮损形成有深刻的内部原因，涉及气血痰食瘀等邪气阻滞，又有脾虚、肺燥、肾虚等正气不足。单纯依赖皮损辨证也许可以一时缓解，但不深究病因，疗效常不巩固。

（2）局部辨证与整体辨证相结合，是取得疗效、减少复发的关键

现实中，处于理想的健康状态的银屑病患者很少，而银屑病持续存在进而也会引起整体的异常，所以治疗时要兼顾局部与整体。局部辨证与整体辨证相结合，是取得疗效、减少复发的关键。银屑病之所以久羁不去，或因有气血阴阳的虚衰，或因有痰饮、水湿、宿食、瘀血阻滞。许多情况下，从整体辨证恰能发现其形成的深层原因，疗效不慢，反而能迅速治愈。

临床上，银屑病屡次治愈又一再复发常是过度重视局部辨证、忽视整

体辨证所致。多数情况下，皮损是整体失衡的结果，单纯针对结果（皮损表现）进行治疗或者单纯针对较显眼的矛盾进行治疗，疗效并不巩固。单纯重视皮肤局部的血热，而不考虑在外的风寒湿束表，在内的气血痰瘀阻滞，一味凉血解毒，往往导致疾病顽固化、迁延难愈或者倾向复发。单纯强调皮损而不考虑机体内环境，及外在的气候、社会环境，很快邪气复聚、诸般条件聚合，则皮肤病必然复发。而兼顾整体，在最大程度上改变了发病的环境背景，常常可以取得更巩固的疗效。

（3）不能单纯依赖整体辨证

习惯于整体辨证的医生往往忽视局部辨证，这是重视疾病一般性而忽视疾病特殊性的表现。整体的异常作用于皮肤局部而发生银屑病，银屑病日久必然形成局部气血流通的障碍，又转而成为疾病发展链条中的一环。它既是结果，又是原因。忽视局部异常常会遇到这样的问题：患者经治疗周身舒适、活力健康，唯独就诊的首要问题即皮损毫无改善。忽视局部辨证，常导致药物使用不对症，而演变为体质调整，患者对疗效不满意。从标本缓急看，皮损局部的瘀滞是必须重视的问题，尤其是在残存顽固皮损的情况下，必须关注局部络脉的通畅，才能将银屑病皮损完全祛除而不遗留"钉子"。

银屑病局部辨证与整体辨证的关系密切。临证中不能单纯依赖局部辨证，亦不能单纯依赖整体辨证，局部中可以见整体，由整体可以测知局部，局部辨证与整体辨证有机结合，是取得疗效、减少复发的关键。最终，无论从哪一方面入手，均应符合同样的原则，即兼顾整体辨证与局部辨证，而不忽略任何一方，如此，在银屑病的治疗中才能不偏不倚，近于完善。

3. 建立银屑病辨证结果记录规范

在银屑病的辨证过程中，存在着两种不同的辨证方式：其一是关注局部的皮损辨证；其二，是关注皮损之外的人的整体异常的整体辨证。

现有记录辨证结果的方法是默认一个病患在同一时间只能记录一条辨证结果，而不能同时记录皮损辨证结果和整体辨证结果，起码是不能清晰标示哪个是皮损辨证结果，哪个是整体辨证结果。

这造成文献中的辨证结果往往只记其一，而舍其二，或者将两部分辨证结果不加标示地混在一起。这样的记录方法造成辨证结果信息的丢失，造成学术交流的障碍，同时也影响临床正确决策。

因而，我们提出：在记录银屑病中医辨证结果时，同时记录皮损辨证结果和整体辨证结果，并对二者做出清晰标示。

这一方案能同时清晰揭示医生对患者皮损的辨证结果和对皮损之外整体异常的辨证结果。我们举例说明：

如果一个银屑病患者的皮损辨证结果是血热证，而整体辨证结果是"脾肾阳虚证"，对于血热证应该凉血解毒治疗，对于脾肾阳虚证应该温补脾肾治疗。这两种治疗方法有时单独使用，有时需要合并使用，并且可能有不同的配比。在辨证过程中，两位医者均已明确上述两种结果同时存在。

但依传统单一结果的记录方法，根据对皮损辨证、整体辨证权重认识的不同，两位医者会各自舍弃其中一部分辨证结果。在现实中，会出现如下记录。

1. 一部分医者会记录如下：

诊断：西医：银屑病

中医：白疕

血热证

2. 另一部分医者会记录如下：

诊断：西医：银屑病

中医：白疕

脾肾阳虚证

3. 还有一部分医者会记录如下：

诊断：西医：银屑病

中医：白疕

脾肾阳虚证，血热证

4. 也有一部分医者会记录如下：

诊断：西医：银屑病

中医：白疕

血热证，脾肾阳虚证

在以上不同的记录中，1、2各自遗失了部分信息，会造成学术交流上不必要的争论。3、4将两个辨证结果混合在一起，却没有清晰标示各自的辨证对象，如果疗效不够满意，无法反推发现问题的所在，也就无法修正治疗方案。

而新的记录方法记录如下：

诊断：西医：银屑病

中医：白疕

皮损辨证：血热证

整体辨证：脾肾阳虚证

这一记录格式清晰地标示出血热证是根据皮损得出的辨证结果；而脾肾阳虚证是依据整体异常得出的辨证结果。

这样，在学术交流中，可以清晰揭示自己的论点及论据，哪个辨证结果是依据皮损做出的，哪个辨证结果是依据整体异常做出的。这样可以避免不必要的争论。在临床中，遇有疗效不满意时，可以回溯自己发生问题的原因：是忽视了皮损辨证？还是忽视了整体辨证？并能据此做出修正。遇到满意的病例，也可以清晰阐明自己的思路，使经验可以被完整保存、清晰解释、易于理解、能够重复。

第三章
赵炳南流派银屑病研究成果举要

第一节　赵炳南流派银屑病临床研究举要

燕京赵氏皮科流派在银屑病的研究方面以临床为基础，几十年来在银屑病的辨证论治、内外治法等方面进行了众多的探索。其中既有传统的成功案例的收集、著作的出版、专利的申请，也有自建科之初就开展的一系列规范化的临床研究，近 10 年来我们在银屑病血热证方面做了较多研究，对血燥证、血瘀证也有专项研究。这些研究不仅涉及临床疗效，还涉及患者发病相关因素、证候分布、证型演变规律、经效良方、非药物疗法、心身医学等多方面的内容。

一、从血论治系列方治疗寻常型银屑病的临床疗效研究

陈维文、周冬梅、苏婕等采用前瞻性、随机、双盲、安慰剂对照的研究方法，探讨从血论治系列方治疗寻常型银屑病的临床疗效。全部病例来自首都医科大学附属北京中医医院皮肤科门诊 2015 年 5 月～ 2016 年 1 月的寻常型银屑病患者。

总样本量为 120 例，治疗组与对照组按 2：1 对照原则进行随机分组，采用双盲法，对照药物与治疗药物均为水煎剂，均委托北京中药研究所生产，其物理特性如外观、颜色、剂型、重量、味道和气味都与研究药物相仿，对照组采用对本病无治疗作用的普洱茶、食物淀粉、糊精等，药物包装设计要求外观、规格、样式均与两组相同，患者只有在服药时才可打开包装。随机数字表采用信封法，随机数据在临床试验完全结束后进行揭盲。

治疗组干预方法：按照辨证论治原则，患者符合血热证，则予凉血解毒汤口服，符合血燥证则予养血解毒汤口服，符合血瘀证则予活血解毒汤

口服，每周进行辨证1次。

凉血解毒汤：土茯苓、生槐花、紫草、生地黄、赤芍、牡丹皮、白茅根、白鲜皮、防风、白花蛇舌草、草河车、板蓝根等。

养血解毒汤：当归、生地黄、丹参、鸡血藤、麦冬、玄参、天花粉、土茯苓、白花蛇舌草、草河车、苍术、白蒺藜等。

活血解毒汤：当归、莪术、丹参、鸡血藤、桃仁、玄参、威灵仙、桂枝、苍术、鬼箭羽、白花蛇舌草、草河车等。

对照组干预方法：所有患者亦每周辨证分型1次，但血热证、血燥证和血瘀证患者均口服同一安慰剂。安慰剂制法：淀粉、糊精用少量水沏开，普洱茶用水煮沸，把沏开后的淀粉、糊精缓缓地加到煮沸的普洱茶中，不断搅拌，煮沸50分钟，过滤即可。灌装后辐射灭菌。

联合用药：两组均以白凡士林外用作为润肤剂，除研究药物外，观察期间禁止应用其他治疗银屑病的中药和西药及与本病治疗相关的其他治疗。

治疗时间：8周。

研究数据显示，入组时从血论治系列方治疗组：血热证25例（42.4%），血燥证25例（42.4%），血瘀证9例（15.3%）；安慰剂组：血热证15例（50.0%），血燥证10例（33.3%），血瘀证5例（16.7%），因此在入组时均以血热证患者相对最多，血燥证次之，血瘀证最少，经卡方检验，两组证型分布情况差异无统计学意义（χ^2=0.696，P=0.706 > 0.05）。

证型稳定情况：在治疗结束时，治疗组有28.6%（4/14）的血热证，77.8%（14/18）的血燥证，42.9%（3/7）的血瘀证未发生证型变化；对照组有41.7%（5/12）的血热证，有80%（4/5）的血燥证未发生证型变化，而血瘀证均发生了证型变化。两组比较发现，均以血燥证最为稳定，虽然两组血热证和血燥证的稳定情况不同，但两组比较差异均无统计学意义。

证型演变情况分析：治疗组和对照组中均是血燥证增加最多，血热证减少最多，经 M-W 检验，各组证型变化差异均无统计学意义。

不良反应发生情况：本研究治疗组共59例，对照组30例，共89例纳入统计学观察，其中治疗组1例诉服药后身体痒，停药3天后瘙痒缓解，继续服药未诉不适。依据患者主诉、体格检查及生化检查等检测手段，所有患者均未发生其他不良反应。

以北京地区赵炳南、朱仁康和金启凤等为代表的名老中医治疗银屑病的方药为基础，参合众多现代医家的经验方，经过多轮的专家共识，提出寻常型银屑的病位在"血"分，病性多为"热、虚、瘀、毒"，核心病机为"血分蕴毒"，血热证、血燥证和血瘀证是本病的3个基本证型，针对银屑病3个基本证型的相应治法分别是凉血解毒法、养血解毒法和活血解毒法，并在专家经验继承和专家共识相结合的基础上形成了3个治疗基本方药，分别命名为凉血解毒汤、养血解毒汤、活血解毒汤。

本研究结合既往流行病调查结果，发现夹"湿"证是最常见的兼夹证，以及银屑病常常缠绵难愈的临床特点，对银屑病的病性进行了补充，认为本病的病性多为"湿、热、瘀、毒"，因此在组方过程中更加注重清热除湿解毒中药的应用，在既往研究基础方的基础上，对既往的方药分别进行了进一步优化。新拟凉血解毒汤主要针对"血热内蕴，湿毒瘀滞"病机，凉血同时应兼顾活血，能凉血解毒，清热除湿；养血解毒汤主要针对"血虚风燥，湿毒瘀结"病机，可养血润燥，解毒除湿；活血解毒汤主要针对"血行不畅，瘀毒内结"病机，有活血化瘀、理气解毒除湿之功。

本次研究采用了前瞻性、随机、双盲的研究方法，按照"辨证分型、对证治疗"的原则，根据本病病情的变化，随时调整治法和用药，并对以上内服治疗方案进行了验证，发现与既往研究相比，整体疗效有明显提高。同时发现在治疗过程中多有证型转变发生，由于采用随时调整用药的治疗方案，患者证型的变化情况与临床治疗效果无明显相关。证型相对稳定的患者的疗效与证型出现变化患者的疗效基本相当。由于证型出现变化的患者比例远大于证型相对稳定的患者，这提示在临床治疗当中，应根据患者的病情变化及时调整用药，以保证患者的临床疗效。

既往研究发现，银屑病的3个基本证型血热证、血燥证和血瘀证的分布与本病病期密切相关，银屑病的3种基本证候之间也存在着时相性，认为每一次发病初期为血热证，随着时间的延长，逐渐转化为血燥证或血瘀证。血热既是发病之始，又是病情转化的关键，如治疗不及时或治疗失误，则转变为血燥证，再进一步转变为血瘀证。根据中医理论，过用寒凉可能导致冰伏、寒凝、湿阻、凉遏，造成病邪稽留或暂时伏匿，虽然出现一时性的缓解，但继之以更严重的复发；或者呈现正邪相持，顽固化的表现，而这正是寻常型银屑病的一般过程。对于本病，现代中医治疗多以清热凉血解毒之法为主，久用、过用寒凉，很可能是诱生顽固性证型并造成疾病复发的原因。但将中药内服和安慰剂口服作为干预因素，进行前瞻性研究银屑病证型演变和预后的影响，尚未见报道。

本研究将患者分为口服从血论治中药组和安慰剂对照组，对患者证型在不同干预情况下的演变的规律进行观察和比较研究。研究发现，血热证和血瘀证均是不稳定证型，血燥证相对稳定。既往研究表明，血燥证大多处于银屑病的退行期和稳定期，结合本研究可以认为，处于退行期的患者，其中医证型也大部分保持稳定不变。既往研究认为，血瘀证患者大多处于银屑病的静止期，由于病情稳定，可能证型相对稳定，但本研究发现，血瘀证并不稳定，它既可以向血热证转化，也可以向血燥证转化，证型和病情的不稳定也可能是血瘀证病情缠绵难愈的原因之一。

此外，本研究发现，银屑病的 3 个基本证型可发生任意转变，即任何一个证型都有转变为其他两个证型的可能。既往研究认为，银屑病证型的变化存在时相性，即病情初期为血热证，逐渐发展为血燥证，进一步发展为血瘀证。本研究发现，虽然以上证型演变方式是最为常见的证候演变方式，但血燥证也可以转变为血热证，血瘀证也可以转变为血热证或血燥证，其证型转变方式并无严格的时相性。本研究与既往研究均发现，在治疗前，血热证是最常见的证候，血燥证次之，血瘀证最少，但本研究发现，无论是从血论治系列方干预的治疗组，还是口服安慰剂的对照组，在 8 周观察期结束时，均是血燥证最多，血热证次之，血瘀证最少。这反映了随着时间的延长，血热证向血燥证逐渐演变是最主要的演变方式，与既往研究认为银屑病证型的变化存在时相性的规律基本一致。

基于以上观察，研究认为，大部分银屑病患者的证型演变是存在时相性的，即由血热证向血燥证逐渐转变，但证型转变的时相性规律并不对所有患者适用，每个证型的对证治疗均十分重要，临床应根据每个患者的具体情况，及时随访，随时调整用药，以提高患者的临床治疗效果。

点评：本研究初步证实了从血论治中药内服治疗寻常型银屑病的疗效，提示在进行临床研究时，应根据中医治疗疾病的特点设计研究方案，以凸显中医治疗的优势。研究发现血热证和血瘀证均是相对不稳定证型，血燥证相对稳定，随着病情的发展，本病的3个基本证型可发生任意转变，最常见的转变趋势是由血热证演变为血燥证，临床中应该根据患者证型的变化及时调整用药。另外，由于本研究纳入的病例相对较少，观察的时间相对较短，对于证型演变的规律，尤其是血瘀证的证型演变情况和中药内服对患者复发的影响，需要更大规模和更长观察时间的临床研究来进一步证实。

二、2651 例寻常型银屑病中医证候分布和演变规律研究

中医辨证的正确与否是中医药治疗取效的关键。以往的研究多是医家个人经验的总结，辨证分型多种多样。为了探讨寻常型银屑病中医证候的分布和演变规律，张广中、王萍、王莒生等按照临床流行病学群体研究方法，采用现况调查、多中心、大样本的研究设计，用 EPIINFO6.0 建立数据库，对 2651 例寻常型银屑病中医证候构成情况及与病期、民族、银屑病病史、家族史、吸烟史、饮酒史、病情严重程度的关联情况进行了探讨。研究结果表明，寻常型银屑病主要证候为血热证（53.8%）、血燥证（27.4%）和血瘀证（18.1%），其他证候较少见（0.6%）；兼夹证候主要有夹湿、热、瘀、毒。主要证候在银屑病各病期的分布差异具有统计学意义（$P < 0.01$），证候分布与民族和银屑病家族史无关联（$P > 0.05$），与银屑病病史、吸烟史、饮酒史、病情严重程度有极密切的关联（$P < 0.01$）。

根据本次研究数据，寻常型银屑病疾病初期一般为血热证，以后病情

或者好转，或转化为血燥证或血瘀证。血热证是病机转化的关键，吸烟、饮酒、疾病严重程度等可能在证候转化中起一定作用。

统计情况：寻常型银屑病调查表 2651 例，其中男 1544 例（58.2%），女 1107 例（41.8%）。年龄 4～91 岁，平均（37.43±15.15）岁。汉族 2532 例（95.5%），少数民族 119 例（4.5%）。病程 1 周～65 年，平均（10.60±10.42）年。北京地区长住 1827 例（68.9%）。有银屑病家族史 708 例（26.7%），首次发病者 667 例（25.2%）。中医证候构成：在寻常型银屑病的中医证候中，血热证 1427 例（53.8%），血燥证 727 例（27.4%），血瘀证 480 例（18.1%），其他证候 17 例（0.6%）。另外，有 1448 患者（55.2%）在基本证候的基础上伴有兼夹证，其中夹湿 618 例（42.7%），其他依次为夹热 341 例（23.5%）、夹瘀 227 例（15.7%）、夹毒 146 例（10.1%）、夹风 78 例（3.0%）、夹燥 38 例（1.4%）。主要证候分布：3 个主要证候血热证、血燥证和血瘀证在不同病期中的分布差异有统计学意义（$P < 0.001$）。血热证以进行期为主，血燥证和血瘀证以静止期为主。

本研究结果表明，寻常型银屑病以血热证最常见，其次为血燥证和血瘀证。证候分布与病期密切关联，血热证主要见于进行期，血燥证主要见于静止期和退行期，血瘀证主要见于静止期。说明银屑病中医证候具有明显的时相性，即初发或复发患者初期表现为血热证，随着时间的延长或者皮损消退，或者演变为血燥证或血瘀证。银屑病发病原因复杂，病情变化多端，血热证、血燥证和血瘀证基本证候并不能反映全部病机。经调查，55.2% 的患者伴有兼夹证，42.7% 为夹湿，其他依次为夹热、瘀、毒、风、燥。因此，治疗时对兼夹证要仔细辨明，这样才能在选方用药时做到有的放矢，提高疗效。

基本证候的分布与民族和银屑病家族史无关，说明银屑病基本证候的分布与遗传因素无直接联系。基本证候与是否首次发病、吸烟史、饮酒史密切关联，首次发病者以血热证为主，而复发者血燥证和血瘀证的比例明显上升；吸烟者和饮酒者血瘀证比例较高，不吸烟和不饮酒者血燥证比例较高。因此吸烟和饮酒可能为影响银屑病发病及其证候特点的原因之一。

PASI 值与银屑病证候分布也密切关联，随着 PASI 值的升高，即病情程度的加重，血热证和血瘀证比例升高，而血燥证比例下降。根据以上结果，推论寻常型银屑病中医证候的演变规律为：疾病进行期一般表现为血热证，以后有两个转归：一是大部分患者在适当调护和正确治疗下进入退行期，不再转变为其他证候；若因种种原因皮损消退缓慢或转为静止期，则血热证转化为血燥证；二是小部分患者因体质因素、情志因素、失治误治或吸烟、饮酒等原因由进行期转为静止期，则血热证转变为血瘀证或血燥证。血热证属易治性证候，大部分预后良好；血燥证和血瘀证属难治证候，皮损消退缓慢，尤其是血瘀证，往往缠绵难愈，反复发作，严重影响患者生活质量。

点评： 本研究围绕银屑病的相关问题，遵循临床流行病学调查表的一般原则和方法，设计了银屑病的中医辨证规范研究病例报告表，涉及患者一般状况、生活习惯、发病情况、诱发因素、中医四诊和皮肤病专科情况等内容，是 21 世纪初期对于中医治疗寻常型银屑病较早的、采用现况调查、多中心、大样本的研究设计，基于较大的样本量分析了当下治疗本病的中医辨证、治法及疗效，数据详实、客观，是一项较为重要的基础性研究。

三、凉血解毒汤治疗 221 例寻常型银屑病疗效及预后分析

寻常型银屑病中医病名为"白疕"，白疕血热证多见于寻常型银屑病进展期，这一时期内是否得到有效的干预对疾病进展有着重要影响，中医药治疗由于疗效确切、副作用小被广泛接受。但由于个体因素不同，即使治疗方案相同，患者的预后仍存在差异。为了解凉血解毒法治疗白疕血热证的临床疗效，并探索影响其疗效的相关因素。陈丽君、周冬梅、曲剑华等回顾性分析了 221 例寻常型银屑病血热证患者的病历资料，以 PASI25 作为患者对治疗有无应答的分界值，其中无应答组 52 例，应答组 169 例。统计分析患者个人一般资料及入院首次实验室检查结果的差异，将差异具

有统计学意义的指标纳入多因素 Logistic 回归分析，得到影响预后的独立相关因素。其中 221 例患者均接受中医综合治疗，以凉血解毒为法，核心中药方为凉血解毒汤，治疗总有效率为 76.9%。通过对皮损 PASI 评分进行分析，整体评分下降率为 45.50%±10.49%，浸润、鳞屑、红斑评分的下降率分别为 24.55%±17.06%、46.48%±16.55%，65.79%±27.29%。Logistic 回归分析显示，NLR、PLR、CRP、低蛋白血症、肝功能异常、既往治疗复杂及既往合并代谢性疾病是预后的独立危险因素，证明凉血解毒法治疗白疕血热证临床疗效确切，经治疗皮损浸润程度改善最为明显，其次为鳞屑，再次为红斑。患者既往治疗复杂程度、是否合并代谢性疾病、NLR、PLR、CRP 及肝功能、白蛋白水平有助于评估预后。

经过对前人经验的不断总结与深入研究，目前"从血论治"的理论被广泛接受，对于银屑病证候分布的持续研究表明血病辨证为临床最为常用的辨证原则，《指南》亦认为"辨血为主，从血论治"是本病的辨证论治规律，并将血热证、血燥证和血瘀证确定为临床基本证型。

在三种基本证型中，血热证被认为是主要病机，血热贯穿疾病的始终，凉血为本病主要治疗方式，方剂以犀角地黄汤、凉血活血汤、清营汤、鳖甲煎丸、土槐饮等为基础进行加减。最为常用的单味药为生地黄、牡丹皮、赤芍、金银花、紫草、土茯苓等。

寻常型银屑病皮损除表现为红斑，干燥、脱屑、瘙痒等燥象亦为主要表现，故较多医家从血燥论治，以养血润燥为纲，兼以清热、化瘀、解毒等法，临床常用养血润肤汤、当归饮子等。常用单味药为当归、生地黄、白鲜皮、土茯苓、生甘草、丹参、赤芍、牡丹皮、防风、白芍等。燥邪易伤津液，因此血燥证往往伴随津液代谢异常，血热易伤阴、肌肤失养，故当清热滋阴与养血润肤并重。

血瘀证多见于静止期，为缠绵难愈、反复发作的关键因素，治疗原则主要包括活血化瘀、益气化瘀。临床研究中，对桃红四物汤、桂枝茯苓丸等经方进行加减常有很好的疗效，常用单味药为桃仁、红花、当归、鸡血藤、莪术、丹参等。络病学说则以血瘀为基础，认为久病入络，治疗宜以通为用，在活血化瘀的基础上注重加用全蝎、地龙等虫类药以通络散瘀。

血热、血燥、血瘀为寻常型银屑病的基本证型，但本病临床表现繁杂众多，单独从血论治不足以概括全部证型，故临床医家结合自身经验，在从血论治的基础上对其进行完善。如周冬梅等认为血分病变实则为气血津液整体的异常，因此辨证时当关注气血津液的整体变化，并基于此提出皮损辨证。刘爱民在血热、血燥、血瘀的基础上进行细化，提出辨证新体系，血热包括风热蕴毒、积热、肝经郁热、湿热内蕴；血燥包括热耗阴血、血虚化燥、气血两虚；血瘀包括血热日久、阴血亏虚；此外根据寒热分为外寒内热及阳虚外寒。以此辨证体系在临床中加以运用，取得明显疗效。

遵循"辨血为主，从血论治"的原则，北京中医医院皮肤科以凉血解毒法作为银屑病血热证的治则，并在临床诊疗过程中针对血热证形成了优化方——凉血解毒汤。该方经过前期的多中心、双盲对照研究，其总应答率为69.23%，疗效确切，且安全性较高。因此自2013年被用作我科治疗银屑病血热证的基础方，用于临床规范化治疗。此次回顾性分析纳入的患者均为血热证，住院期间治疗以内服凉血解毒汤为核心，其余外用药及辅助治疗保持一致。结果表明：经住院治疗，221例患者中94例为有效，75例为显效，总有效率为76.9%。总体而言，经过治疗后患者皮损浸润程度改善最为明显，其次为鳞屑，再次为红斑，相关研究亦体现了这样的消退趋势，临床中也时常观察到患者皮损变薄变平、鳞屑减少后仍有淡红斑、暗红斑存在。分析其原因，可能是在患者的治疗方案中，外用药占了很大比重，包括卡泊三醇软膏、中药膏、药浴等，这些外治措施直接接触皮损表面，可以对表皮层起到直接的调控作用。而银屑病皮损肥厚、浸润是由表皮增厚、表皮突向下延长所致；表皮层角化过度，角质形成细胞过度增殖形成层层鳞屑，因此皮损的浸润、鳞屑变化相对更明显。红斑的形成则是由扩张、新生的微血管所致，血管位于真皮层，位置较深，外治法力有所不逮。当其联合外治疗法时，皮损的红斑、鳞屑、浸润呈现不同层次的消退，或许是凉血解毒汤对于角质形成细胞和微血管及其上游环节的作用强度不同所致，需要进一步的研究进行验证。

银屑病的预后相关因素，在 221 例患者中，有 52 例（23.1%）的患者治疗无效。将应答与无应答患者的基线资料进行对比并进行 Logistic 回归分析，结果显示患者既往史、既往用药及入院首次实验室检查中的部分指标与预后相关。

综合本临床研究的结果，遵循凉血解毒为原则的中医综合治疗可有效治疗寻常型银屑病血热证，总有效率为 76.9%。既往合并代谢性疾病、既往治疗复杂及 NLR、PLR、CRP 的升高、肝功能异常、低蛋白血症对于预测凉血解毒汤的临床疗效具有一定价值，均是预后的独立危险因素。这些指标临床容易获取，可作为开始治疗时的重点关注项目，有助于对疾病的预后有整体的掌握，以便灵活调整用药方案，提高临床疗效。

点评：本研究主要针对赵老先生针对进行期血热证银屑病的主方凉血解毒汤进行了疗效评价相关研究，并根据疗效和预后情况进行了影响因素的回归分析，对于凉血解毒汤的实际应用提供了相对客观的数据支持，在疗效观察方面具有创新性地关注了本方针对皮损各个方面改善的不同效果，如红斑、鳞屑、浸润程度等，这种客观数据的支持可以为医生根据皮损和整体辨证选方提供一些有力依据。

四、芩柏软膏治疗进行期银屑病血热证的临床观察

为了观察芩柏软膏对进行期银屑病血热证的治疗作用和安全性，以及细化芩柏软膏在安全及疗效方面是否更优于芩柏软膏，徐佳、张苍、瞿幸等采用随机方法，将 93 例患者分为芩柏软膏组、细化芩柏软膏组及对照组（白凡士林组），3 组均口服凉血活血汤，并分别采用芩柏软膏、细化芩柏软膏及白凡士林外涂患处治疗 8 周，记录改良银屑病面积严重程度指数（改良 PASI）积分、皮损面积、红斑、浸润、鳞屑、瘙痒的改善情况及症状改善时间，并观察药膏的安全性。

研究结果发现芩柏软膏组、细化芩柏软膏组、对照组愈显率分别为

63.3%（25/30）、66.7%（20/30）、36.7%（11/30），两中药组优于对照组（$P < 0.05$）。3组治疗后皮损改良PASI积分较治疗前均明显降低（$P < 0.01$）；两中药组优于对照组（$P < 0.05$）。3组均能显著改善进行期银屑病血热证皮损的红斑、鳞屑、浸润、瘙痒症状；在改善鳞屑、浸润、瘙痒方面两中药组明显优于对照组（$P < 0.05$）。在改善红斑、浸润、瘙痒的时间上，尤其在瘙痒改善时间方面，细化芩柏软膏更优于传统芩柏软膏（$P < 0.05$）。根据研究结果，芩柏软膏、细化芩柏软膏能够有效改善进行期银屑病血热证的皮损症状，其疗效优于白凡士林，而细化芩柏软膏在改善局部皮损症状的时间方面更优于芩柏软膏。

共入选患者93例，均为2004～2007年北京中医医院皮肤科门诊及住院患者。3组患者均于治疗期间口服凉血活血汤（主要成分：槐花、紫草根、赤芍、白茅根、生地黄、丹参、鸡血藤，北京中医医院制剂室制备）水煎剂400mL，每日分2次口服，共8周。芩柏软膏组：清洁患处皮肤，外涂芩柏软膏（含黄芩、黄柏各10%，由北京中医医院制剂室制备）于患处，每日2次。细化芩柏软膏组：清洁患处皮肤，外涂细化芩柏软膏（含黄芩、黄柏各10%，由北京中医医院制剂室与清华大学共同制备），每日2次。白凡士林膏组：清洁患处皮肤，外涂白凡士林膏（由河北兰炼飞天石化有限公司提供），每日2次。

结果发现，芩柏软膏组痊愈4例，显效15例，有效10例，无效1例，愈显率为63.3%；细化芩柏软膏组痊愈4例，显效16例，有效8例，无效2例，愈显率为66.7%；对照组痊愈2例，显效9例，有效13例，无效6例，愈显率为36.7%。秩和检验结果显示，芩柏软膏组与细化芩柏软膏组比较差异无统计学意义（秩和统计量=0.101，$P=0.751 > 0.05$）；芩柏软膏组与对照组比较差异有统计学意义（秩和统计量=8.460，$P=0.015 < 0.05$）；细化芩柏软膏与对照组比较差异亦有统计学意义（秩和统计量=6.619，$P=0.010 < 0.05$）。说明芩柏软膏组与细化芩柏软膏组综合疗效相当，均优于对照组。

各组不同时间单项症状评分：①治疗两周后，芩柏软膏组瘙痒改善程度、细化芩柏软膏组浸润、瘙痒改善程度与治疗前比较，差异均有统计学意义（$P < 0.05$）。②治疗 4 周后芩柏软膏组红斑、鳞屑、浸润改善程度，细化芩柏软膏组红斑、鳞屑改善程度与治疗前比较，差异均有统计学意义（$P < 0.05$），对照组红斑、瘙痒改善程度与治疗前比较，差异均有统计学意义（$P < 0.05$）。③治疗 6 周后对照组鳞屑、浸润改善程度与治疗前比较，差异均有统计学意义（$P < 0.05$）。④治疗 8 周后 3 组红斑、浸润、鳞屑、瘙痒改善程度与治疗前比较，差异均有统计学意义（$P < 0.05$）；两中药组在改善浸润、鳞屑、瘙痒方面，均优于对照组（$P < 0.05$）。

各组症状改善时间比较：①两中药组之间比较：第 2 周在改善浸润、瘙痒程度方面，第 4 周在改善瘙痒程度方面，第 6 周在改善红斑、瘙痒程度方面，两中药组评分差异有统计学意义（$P < 0.05$），说明细化芩柏软膏在改善红斑、浸润、瘙痒的时间方面，尤其是在改善瘙痒方面更优于芩柏软膏。②两中药组与对照组比较：芩柏软膏组第 4 周改善浸润、第 6 周改善瘙痒；细化芩柏软膏组第 2 周改善瘙痒，第 4 周改善鳞屑、浸润、瘙痒，第 6 周改善红斑、鳞屑、浸润、瘙痒方面，差异均有统计学意义（$P < 0.05$），说明在症状改善时间方面，两中药组均优于对照组。不良反应：芩柏软膏组 2 例、细化芩柏软膏组 1 例、对照组 1 例患者均在初用药时有皮肤轻度发红、刺激感觉，继续用药 5～7 天后不适感消失。

银屑病是皮肤科领域重点研究和防治的疾病之一，目前治疗多以局部用药为主。常用西药如糖皮质激素、煤焦油、水杨酸、维 A 酸、维生素 D 类似物等，或刺激性大，或价格昂贵，故目前缺乏安全经济的外用药膏。银屑病由于角质形成细胞增殖加速，表皮更替时间缩短，因此在组织病理上具有表皮增厚、角化不全、颗粒层变薄或消失的特点。既往已有部分设置对照组的中药软膏的临床及实验研究报道，如普连膏（即芩柏软膏）外用治疗进行期银屑病 3 周，总有效率为 89.19%，与对照组比较差异有统计学意义。

现有文献提示中药软膏在外用治疗银屑病方面确实具有较好疗效，为今后临床应用及理论研究提供了科学依据和研究思路。目前治疗进行期血热证银屑病的药膏多采用清热解毒、凉血活血、燥湿止痒之中药，并在临床及实验研究中证实具有良好疗效，这与赵炳南老中医组方用药不谋而合，说明中药的内治法则同样适用组方外用药物。赵炳南老中医认为银屑病主要病因病机为素体热盛，复感毒邪或饮食失节或七情内伤，内外合邪而致血热炽盛，辨证以血分辨证为主，而在分型中，血热证占多数。利用中药的内治理论组方外用药物，是治疗银屑病的主要手段之一。芩柏软膏也称普连膏，是赵炳南老中医自行研制的治疗银屑病的有效外用药，但既往未经规范的临床研究验证。

芩柏软膏由黄芩、黄柏组成，具有清热除湿、消肿止痛、养血活血、凉血解毒之功效。其中黄芩清热燥湿、泻火解毒，具有降低银屑病患者中性粒细胞对白三烯的趋化作用及阻滞成纤维细胞周期发挥抑制增殖作用；黄柏清热燥湿、泻火解毒、退虚热，具有抑制成纤维细胞增殖的作用，并能影响成纤维细胞内游离钙离子浓度的变化，降低成纤维细胞内膜电位，使线粒体钙离子外流，进而干预银屑病发病的作用，其药理作用包括可抑制 DNA 和蛋白质的合成，使细胞周期停止、抑制增殖、抗炎和抗癌作用。而通过临床研究，提示传统芩柏软膏、细化芩柏软膏可以有效改善进行期银屑病血热证的皮损面积及症状，两组在治疗过程中均没有明显的不良反应。

过去一般认为中药防病治病的物质基础来自生物活性成分或活性化学组分，但是中药产生的药理效应不能完全归功于该药物特有的化学组成，还可能与药物的物理状态密切相关。从药物学来说，药物的起效速度与药物的颗粒比表面积成正相关，而比表面积与粒径成反比。因此，药物的粒径越细，其比表面积越大，越有助于药物有效成分的发挥。由于传统中药加工方法缺少先进的加工手段，使许多药物的生物利用度低，药效难于得到充分的发挥。超细化中药借其颗粒达到微米水平，其比表面积显著增加，药物有效成分透皮吸收明显增加，从而增加药物的生物利用度，并加快药物的起效时间。

临床研究发现，细化芩柏软膏与芩柏软膏相比较，前者可以更快地改善红斑、浸润、瘙痒症状，可能由于细化后的芩柏软膏中药有效成分被更多地释放出来，增加了机体对药物的生物利用度，加快了药物的起效时间，且细化的药粉可减少对皮肤的刺激，使外用药具有更好的疗效。本研究为中医外用药剂型的改革提供了初步的依据。

点评： 目前皮损面积小于 10% 的寻常型银屑病的治疗多以局部对症用药为主，而进行期时皮损更敏感，如果外用药物不当，极易刺激皮损而加重病情，目前仍缺乏安全、经济的外用药物。芩柏软膏是我科治疗进行期银屑病的外用中药制剂，但在临床应用中，发现少数患者出现皮损发红、瘙痒不适等症状，考虑可能由于其药粉颗粒较粗，刺激皮损所致。我们结合当前科技进步的成果，将微细化处理技术引入传统的中药制剂，以检验是否能减少药物刺激，增加其皮损的渗透与吸收，从而增强疗效。为此本研究采用随机、单盲、空白对照的方法，客观评价了芩柏软膏及细化芩柏软膏对进行期银屑病血热证患者的治疗作用。

五、不同温度及频次中药溻渍对寻常型银屑病血热证的疗效观察

中药溻渍法是中医皮肤科外治法之一，本法将药液直接外敷于皮损处，可促进药物透皮吸收，在缓解皮损症状方面作用明显，但目前对中医溻渍法的药物温度、实施频次尚无统一的标准。为了观察使用不同温度及频次的中药溻渍对寻常型银屑病血热证患者的疗效，胡薇、张苍、刘冬梅等选取 2017 年 9 月～2018 年 5 月首都医科大学附属北京中医医院皮肤科病房住院的寻常型银屑病血热证患者共 247 例，分两个阶段进行了相关临床试验研究。

所有患者均遵医嘱口服凉血活血汤（组成：生槐花 30g，紫草 15g，赤芍 15g，白茅根 30g，生地黄 30g，丹参 15g，鸡血藤 30g）每日 2 次，每次 200mL。皮损处外用芩柏软膏（组成：黄芩、关黄柏，首都医科大学附属北京中医医院院内制剂，京药制字 Z20053387，批号 170905），每日 2 次。干预组患者使用清热消肿洗剂（组成：黄柏、马齿苋，首都医科大学

附属北京中医医院院内制剂，京药制字 Z20053407，批号 1610012）并实施中药溻渍法，两周为 1 个疗程。使用 8 层纱布浸透于稀释好的 1：30 的清热消肿洗剂的药液中，取出拧挤至不滴水。纱布覆盖于患处，20 分钟后更换 1 次，共持续 40 分钟。药液使用双层不锈钢盆保温，每次浸透纱布前测量温度，如温度改变，则使用电磁炉或冰袋进行调节。对照组不进行中药溻渍治疗。第一阶段：在 26 ～ 28℃的室温下，干预 1 组及干预 2 组每日进行中药溻渍治疗 2 次，间隔 6h，上下午各干预 1 次。干预 1 组温度为 25℃，干预 2 组温度为 37℃。第二阶段：在 26 ～ 28℃的室温下，干预 1 组每日进行 1 次 37℃的中药溻渍治疗；干预 2 组每日进行 2 次 37℃的中药溻渍治疗，间隔 6h，上下午各干预 1 次。

最终研究结果显示，中药溻渍法可以缓解寻常型银屑病血热证患者皮损及瘙痒症状，溻渍温度为 37℃时，患者舒适度更好，且疗效优于 25℃。每日溻渍 1 次或 2 次对皮损及瘙痒改善效果无明显差异。

中药溻渍法将药液直接外敷于皮损，是传统的方法。《外科心法要诀》曰："凡肿在四肢者，溻渍之；在腰腹脊背者，淋之；在下部者，浴之，俱以布帛或棉蘸洗，稍温即易，轻者日洗一次，重者日夜洗二次，每日洗之，不可间断。"西医学认为，溻渍法可以增加局部角质层含水量，提高皮损处药物浓度，使得药物直达病所发挥作用；低温药液的冷却作用可以收缩皮肤末梢血管、减轻充血，传导及放散局部的炎症蓄热，抑制末梢神经冲动，缓解患处局部瘙痒感。本研究溻渍药液为清热消肿洗剂，其组成为黄柏和马齿苋，其中黄柏具有清热、燥湿、解毒的功效，马齿苋具有清热解毒、散血消肿的功效，组方主要功效是清热消肿、泻火解毒、收敛止痒，可以有效缓解患处局部皮损焮红、瘙痒等不适症状。

中药溻渍法在治疗寻常型银屑病方面疗效明确，应用广泛，但针对本病患者实施的具体温度及频次尚无统一标准。依据"寒者热之，热者寒之"的护治原则，针对银屑病血热证患者，为配合清热凉血活血的治疗方案，为其行溻渍法应以冷溻渍为主。《中医护理学基础》认为中药溻渍法应温度适宜，一般温度为 38 ～ 43℃，同时要做到辨证施护，寒证热敷，老人、儿童药液温度不超过 50℃，避免烫伤；热证凉敷，低于体温，以患者可耐受为宜。在我院临床观察中发现，多数银屑病血热证患者认为药液温度为室温的溻渍法舒适度欠佳，难以耐受，故选取相近于室温的 25℃ 药液与相似于体温的 37℃ 药液进行对比。第一阶段研究表明采用中药溻渍可以改善患者皮损，缓解瘙痒症状。药液温度为 37℃ 的干预效果及舒适度均优于 25℃，可能为以下原因：药液 37℃ 接近体温，和缓舒适，对微循环刺激不大，皮肤微循环状态正常，有利于药物透皮吸收，所以干预效果更好。第二阶段研究表明，药液温度为 37℃ 时，每日进行 2 次与每日进行 1 次溻渍对皮损及瘙痒均有改善，但 PASI 评分无明显差异，表明两者干预效果区别不大，所以建议临床实践中每日进行 1 次溻渍干预，既可有效地改善皮损及瘙痒，又可减轻患者的经济负担，同时减轻一线护理人员工作强度。第一阶段及第二阶段研究结果表明，使用清热消肿洗剂治疗寻常型银屑病血热证，建议临床护理采用每日 1 次药液温度为 37℃ 的中药溻渍疗法，在满足患者舒适度的同时达到治疗效果。

点评： 中药溻渍法是中医皮肤科外治法之一，本法将药液直接外敷于皮损处，可促进药物透皮吸收，在缓解皮损症状方面作用明显。《寻常型银屑病中医外治特色疗法专家共识》及《白疕病中医护理方案》均推荐使用此疗法，但目前对中医溻渍法的药物温度、实施频次尚无统一的标准。本研究首次针对中药溻渍法溻渍温度及实施频次进行分组对照，对比其治疗效果。本研究对于银屑病的中医外治方法常规操作和护理标准提供了较为严谨的数据支持。

六、中药熏蒸疗法治疗血热型银屑病疗效评价

为了研究中药联合熏蒸疗法治疗血热型银屑病的疗效，王倩、蔡念宁、周冬梅等选择来自 2014 年 10 月至 2016 年 9 月北京中医医院皮肤科门诊及住院患者共 238 例，随机分为治疗组和对照组。其中治疗组 128 例采用中药内服联合中药熏蒸治疗；对照组 110 例采用中药内服治疗，外用

药物均使用白凡士林软膏。内服中药采用我科自拟方剂凉血解毒消银方加减（药物组成：紫草 15g、生地黄 15g、草河车 15g、土茯苓 15g、生槐花 15g 等），水煎 400mL，分 2 次饭后温服；熏蒸中药采用我科熏蒸 1 号方（药物组成：生侧柏叶 30g、白鲜皮 30g、黄柏 30g、马齿苋 30g 等），水煎 200mL 备用。将中药熏蒸治疗仪（杭州立鑫医疗器械有限公司生产，型号：LXZ-200D 型）开机预热后，加入熏蒸 1 号中药 200mL，将治疗仪调整为直立状态，打开舱门，协助患者进入治疗舱，头颈部露出舱外，关闭舱门，按下启动键开始治疗，治疗时间为 20 分钟 / 次，温度 37 ～ 40℃，餐后 1 ～ 3 小时进行，隔日一次。治疗结束用毛巾轻吸身上多余水汽，稍事休息后返回病房。治疗期间如果患者出现任何不适症状，随时停止治疗并进行相应的对症处理。观察指标及观察时点：两组治疗疗程均为 4 周，分别于治疗前、治疗 2 周、治疗 4 周观察记录。指标包括皮损面积、红斑、浸润、鳞屑及不良反应。疗效判定标准：治疗前后进行银屑病面积及严重程度评分（PASI 评分），根据 PASI 评分标准进行疗效判定。疗效指数 =（治疗前 PASI 积分 — 治疗后 PASI 积分）/ 治疗前 PASI 积分 ×100%。有效率以痊愈加显效计算。

研究结果发现，两组患者临床疗效比较，治疗组和对照组有效率分别为 72.7% 和 59.0%，治疗组有效率高于对照组，疗效差异有统计学意义（$P < 0.05$）。两组患者治疗前后 PASI 评分比较治疗前，两组患者 PASI 评分比较无显著差异（$P > 0.05$），治疗 4 周后，治疗组 PASI 评分较对照组明显降低，差异有统计学意义（$P < 0.05$）。两组患者治疗后 PASI 评分较治疗前均有降低，存在显著性差异（$P < 0.05$）。

中药熏蒸疗法又称为中药汽浴疗法、中药熏洗疗法等，此种疗法应用已久，《黄帝内经》中即有"其有邪者，渍形以为汗，邪可随汗解"的记载。中药熏蒸疗法是在中医基础理论的指导下，进行合理的药物配伍，利用药物煎煮产生的蒸汽熏蒸机体达到治疗目的。由于这种方法简便易操作，不良反应少，故临床应用广泛。文献报道中药熏蒸疗法已被用于多种疾病的治疗，并且取得了较好的疗效，如应用于内科、骨科等，在皮肤科则广泛应用于银屑病、湿疹、结节性痒疹以及玫瑰糠疹等疾病。

中医学认为，血热型银屑病其发病机制以"血分郁热"为主，因此治疗以清热解毒、凉血祛风为大法。通过文献复习，研究者初步总结了中药熏蒸疗法治疗银屑病的作用机制。首先是温热作用。在中药蒸汽的温热刺激作用下，皮肤温度会升高，可以改善局部的血液及淋巴液循环，促进炎症的吸收消退，同时可使体内"邪毒"随汗而解。其次，透皮吸收作用。蒸汽直接接触皮损，可以使中药有效成分直接发挥作用，同时通过皮肤表层吸收渗透以及真皮层运转，使药物进入血液循环而发挥药效。最后，软化清除作用，促进鳞屑清除，调节上皮细胞异常角化，同时还可以加快细胞功能恢复。对于银屑病而言，中药熏蒸的方法可以有效地调动机体的免疫功能，使人体各组织器官免疫功能增强，从而达到整体治疗的作用。

中药熏蒸基础方药分析：生侧柏叶，性凉味涩，功能凉血止血，擅长治疗各种内外出血证，同时外用亦有疏风止痒之功。现代药理研究显示，其水煎剂具有抗菌、抗病毒、抗氧化作用；白鲜皮味苦性寒，功能清热解毒、祛风利湿止痒，用于湿热疮疹、皮肤瘙痒等多种皮肤病，据研究白鲜皮对多种皮肤菌也有很好的抑制作用；黄柏味苦性寒，功能清热燥湿、泻火解毒，可治疗多种疮疡肿毒，且有多种抑菌杀菌作用，可以促进皮下出血的吸收，具有收敛止痒之功；马齿苋，味酸性寒，功能清热解毒、凉血止血，有多种抑菌作用，且具有明显的抗组胺及收缩血管作用，外用有消炎、收敛、止痒之功。以上诸药相合，共奏清热解毒、凉血祛风止痒之功效，加之中药熏蒸本身的作用，起到事半功倍的效果。

点评：本研究选择我科治疗寻常型银屑病的熏蒸经验方作为研究用药，对比单纯使用口服中药治疗的患者收获更佳的疗效，提示以熏蒸治疗为代表的中医外治对于皮损的改善和瘙痒、脱屑干燥等症状均有更好的改善作用，在中医基础理论的指导下，进行合理的药物配伍，配合口服药物控制病情，可以达到事半功倍的效果。此外，中药熏蒸疗法属于中医外治，不易出现胃肠刺激、肝肾毒性等不良反应，值得临床推广应用。

七、银屑病血热证与血燥证肠道菌群特征研究

大量的文献研究和多中心、大样本的临床流行病学调查发现，血热证和血燥证是寻常型银屑病最常见的证型。两证型的皮损特点、伴随症状、体征复杂多变，给临床辨证造成困难。中医认为"肺主皮毛""肺与大肠相表里"，肠道异常变化可能反映银屑病的病机。分析用于治疗寻常型银屑病血热证和血燥证的赵炳南经验方药发现，治疗血热证的中药兼具清肺肠热邪的作用，治疗血燥证的中药兼具健脾益肠的作用。从肠道菌探索证型差异特征有助于深刻理解银屑病证候本质，对银屑病的精准诊治具有重大意义，目前尚无银屑病证候分类的肠道菌群研究。

既往银屑病肠道菌研究的方法多是运用 16SrDNA 测序技术，其通常可在"属"水平上获得系统分类。但最近的一些分析表明，许多生物的分类关联性可能仅在物种水平上存在。故刘欣、张广中、肖士菊等为了探究寻常型银屑病血热证和血燥证的肠道菌群差异，采集 2019 年 7 月～ 2019 年 12 月在首都医科大学附属北京中医医院皮肤科就诊的寻常型银屑病血热证和血燥证患者的新鲜粪便标本各 15 例，以及健康志愿者 15 例，提取 DNA、进行宏基因组学测序，分析各组肠道菌群的 α 多样性、β 多样性以及菌群差异。结果发现，血热组、血燥组菌群的 α 多样性和 β 多样性较健康对照组无显著差异；最终发现，不同证型银屑病患者的肠道菌群有其独特组成，其中"门"水平的 Firmicutes，"属"水平的 Prevotella、Butyricimonas 等在血热组和血燥组中均减少，"种"水平的 Clostridiumbartlettii、Citrobacterfreundi 和 Dialister 菌属等在血热组中增多，Megamonasfuniformis 菌种、Cellulophaga 菌属等在血燥组中增多。而根据本研究得出的结果推断，寻常型银屑病患者的肠道菌群较健康人群发生了紊乱，血燥证较血热证菌群紊乱更严重；采用中药调整肠道菌群可作为治疗银屑病血热证和血燥证的潜在方案。

门水平上，血热组与血燥组 Firmicutes（厚壁菌门）丰度高于对照组，

Bacteroidetes（拟杆菌门）丰度低于对照组。与对照组比较，属水平的 Prevotella（普雷沃菌属）在血热组及血燥组中均减少，Megamonas（巨单胞菌属）在血燥组中升高，Eubacterium（优杆菌属）在血热组中升高而在血燥组中降低。银屑病患者的菌群组成不同于健康人群，血热证与血燥证之间也存在差异。Lefse 分析与对照组比较，Butyricimonas（丁酸弧菌属）在血热组和血燥组中均减少，在血热组中显著增多的为 Citrobacterfreundi（梭状芽孢杆菌）、Roseburiainulinivorans（食葡糖罗斯拜瑞氏菌）等，显著减少的是 Lactobacillus（乳酸杆菌属）、Odoribacter 菌属等；血燥证中显著升高的是 Selenomonadales（属厚壁菌门）、Megamonasfuniformis（单形巨单胞菌）等，而 Porphyromonadaceae（紫单胞菌科）、Dialister（小杆菌属）等均显著减低。与血热组比较，血燥证中的 Cellulophaga（噬纤维菌属）丰度显著升高，而 Eubacterium 菌属、Citrobacter 菌属等则较血热组显著降低。

肠道菌群失调与慢性炎症和免疫系统介导的疾病有关，而作为由免疫介导的慢性炎症性皮肤疾病，银屑病的发生发展与肠道菌群必然相关。中医的整体观和恒动观与肠道微生态的整体性、动态性特征相契合，证候分类是疾病所处阶段的病理性症状、体征的整体概括，从肠道菌群探索银屑病证候的科学本质是银屑病研究的关键。本研究使用的宏基因组测序技术是在既往研究应用的 16SrDNA 基础上发展而来，在微生物研究方面更具优势。本研究通过探究健康人群与寻常型银屑病血热证与血燥证患者的肠道菌群差异，以揭示血热证与血燥证患者的肠道菌群特征，深化对银屑病证候内涵的认识，为规范银屑病证候分类提供依据，也为银屑病中医药治疗发现新靶点奠定基础。

本研究中两种证型患者在肠道菌群方面则表现为菌群结构紊乱的逐渐加重，以上可以用中医学的"恒动观"理论解释。中医学用恒动观揭示生命规律，认为人体脏腑的生理功能活动总是处于无休止的运动中，中医的"证"是疾病所处阶段的病理性症状、体征的整体概括，肠道微生态是一个动态的代谢系统，二者在疾病的发生发展过程中都是动态变化的，随着疾病的发展、证候的演变，肠道微生态必然会受到影响，进而显示出特殊的菌群失调规律。

　　饮食是影响肠道菌群的重要因素，通过调整饮食结构调整肠道菌群，可能成为银屑病患者改善病情的潜在调护方式，其中素食是值得推荐的饮食方式，更完善的饮食结构尚需进一步研究探讨。对于炎性菌的增多，例如血热组的 Citrobacterfreundi、血燥组的 Megamonasfuniformis，使用特定抗生素抑制该菌可能成为血热证、血燥证潜在的治疗手段。此外，肠道菌群也是中药的作用靶点，近年来中药作为调整肠道菌群的重要手段尤其受到关注。例如天然化合物槲皮素是多种中药的有效成分，常用于银屑病血热证治疗中清热凉血兼清肺肠邪热的中药，槐花中其含量可高达 4%。相关动物实验发现槲皮素可以显著降低 F/B 比值，恢复肠道菌群的失衡。单味中药即包含多种有效成分，不同的配伍更增加了其复杂性，也正因如此，中药可以通过多层次、多途径、多靶点的途径发挥干预作用。进一步应明确中药作用的具体部位和靶点，并探究可调节相关肠道菌群失调的中药复方制剂或单味药物，可用于指导临床银屑病辨证论治的选方用药，从而提高中医疗效。

　　点评：目前从肠道微生态角度探索人类健康和疾病的关系日益成为医学研究的热点，越来越多的证据显示银屑病患者与健康人群比较存在肠道微生态失调状态，肠道菌参与了银屑病的炎症性、免疫性等病理机制。中医的整体观和恒动观与肠道微生态的整体性、动态性相契合，从肠道菌群研究中医证治是中医现代研究的重要切入点。证候分类能够反映疾病的阶段性和病理变化本质，是中医疾病诊断和治疗的基础和依据。从肠道菌群探索证候分类的内涵是拓展和深化其科学意义的重要途径。本研究采用宏基因组测序技术揭示健康人群与寻常型银屑病血热证与血燥证患者的肠道菌群差异，从而深化对银屑病证候内涵的认识，为规范银屑病证候分类提供依据，也为银屑病中医药治疗发现新靶点奠定基础。

八、养血解毒汤对寻常型银屑病血燥证患者焦虑、抑郁及炎症因子影响研究

为了探讨养血解毒汤对寻常型银屑病血燥证患者焦虑抑郁状态、生活质量和睡眠质量的影响，以及对血清炎症因子含量的干预作用，蔡佑萱、张广中等在 2018 年 8 月～ 2019 年 11 月间招募就诊于北京中医医院皮肤科门诊的寻常型银屑病患者，研究由副主任及以上医师辨证为寻常型银屑病血燥证者方可入组，同时于门诊招募健康受试者作为健康对照组。治疗组给予养血解毒方口服和白凡士林外用，共 8 周疗程。治疗前后采用银屑病病情严重程度（PASI 评分）评价皮损恢复情况，采用抑郁筛查量表（PHQ-9）、焦虑筛查量表（GAD-7）评价银屑病患者抑郁、焦虑情况，采用银屑病无能指数量表（PDI）和皮肤病生活质量指数（DLQI）评价银屑病患者生活质量情况，采用睡眠状况自评量表（SRSS）评估患者睡眠质量情况；治疗组在治疗前后及健康对照组抽取静脉血检测血清中 IL-1β、IL-6、TNF-α、CRP 含量变化。

研究结果如下：①养血解毒汤治疗后患者 PASI 评分、抑郁筛查量表（PHQ-9）、焦虑筛查量表（GAD-7）皮肤病生活质量指数（DLQI）、银屑病无能指数量表（PDI）及睡眠状况自评量表（SRSS）量表评分下降，均具有统计学差异。53.3% 的银屑病血燥证患者抑郁筛查量表（PHQ-9）、焦虑筛查量表（GAD-7）评分均升高，存在焦虑抑郁状态。②银屑病血燥证患者与健康对照组比较，血清 IL-6 含量无统计学差异；IL-1β、TNF-α、CRP 水平变化存在统计学差异。③养血解毒汤治疗后患者血清 TNF-α 含量下降，存在统计学差异 $P=0.024$；血清 IL-6、IL-13、CRP 含量变化无统计学差异。

根据研究结果分析：①养血解毒汤治疗后银屑病血燥证患者的 PASI 评分较治疗前明显下降；患者焦虑抑郁状态、生活质量评分、无能指数明显降低，睡眠质量明显改善，且 53.3% 的血燥证患者存在焦虑抑郁状态。

②银屑病血燥证患者组相较于健康对照组血清 IL-1β、TNF-α、CRP 明显升高。③养血解毒汤治疗后血清 TNF-α 水平降低，IL-6、IL-1β、CRP 无明显变化。

本研究发现养血解毒汤可以明显降低患者 PASI 评分、生活质量评分、无能指数，同时能改善患者睡眠质量、焦虑抑郁状态，并能降低患者血清 TNF-α 含量。本研究应用养血解毒汤治疗寻常型银屑病血燥证患者后 PASI 评分下降，具有统计学差异，在研究过程未出现不良反应事件，因此认为养血解毒汤可以减轻寻常型银屑病血燥证皮损红斑、鳞屑、浸润情况，并且具有良好的安全性，表明养血解毒汤是治疗寻常型银屑病血燥证的有效方剂。

治疗后患者 DLQI、PDI、PHQ-9、GAD-7 及 SRSS 量表评分下降，均有统计学差异，表明养血解毒汤可以提高患者生活质量和睡眠质量，也有助于改善患者抑郁和焦虑状态。同时还可以降低医院抑郁焦虑量表（HADS）评分和缓解患者两胁胀满或胀痛、失眠多梦等症状。

经本次研究发现，53.3% 银屑病研究患者存在焦虑抑郁状态，当前从现有相关性研究汇总证实银屑病患者较健康人更容易伴有焦虑抑郁状态，但是否与受教育程度、生活事件、职业及收入水平因素相关，需在下一步研究中增加相关数据收集，明确焦虑抑郁状态可能的影响因素。

研究中大多数患者治疗后血清 IL-6、IL-1β、CRP、TNF-α 水平有所下降，同时发现研究中有 5 位患者治疗后较治疗前血清 IL-6、CRP 水平明显升高，治疗前后血清 IL-1β、TNF-α 水平变化较小，其治疗后 PASI 评分、DLQI、PDI、PHQ-9、GAD-7 量表评分均有下降。这 5 位患者出现 PASI 评分和血清炎症因子变化不同步，考虑此 5 位患者本身银屑病皮损较重，即便治疗 8 周后皮损有所缓解，患者仍处于炎症高反应状态；应在下一步研究中，增加用药随访时间并追踪患者血清炎症因子水平，排除可能影响炎症因子因素，才能获得确切研究结果。

点评：我们发现既往养血解毒汤的相关文献中，临床研究多以探究本方疗效为主，关于本方与生活质量、焦虑抑郁情绪、睡眠质量的相关性研究较少，通过本次对养血解毒汤的初步临床探索性研究，证实养血解毒汤可以缓解血燥证患者焦虑抑郁症状和提高生活质量，且无明显不良反应，值得进一步深入探索研究。而银屑病作为心身医学疾病，患者常伴有焦虑、抑郁情绪，研究发现养血解毒汤治疗能减轻患者焦虑抑郁症状、降低生活质量评分并改善患者睡眠质量，还可以降低患者血清 TNF-α 水平。随着研究不断的深入，养血解毒汤及其"从血论治"系列方的治疗银屑病机制更明确，对未来中医药治疗银屑病以及其他相关疾病产生积极推动作用。在日后研究中，可与身心医学学科共同进行相关研究，探讨焦虑抑郁状态与焦虑症或抑郁症患者血中炎症因子是否存在差异，并对焦虑抑郁情绪患者专业测评和引导，确保患者情绪及研究数据的真实性和可靠性。

九、艾灸治疗血瘀证斑块型银屑病（随机对照研究）

斑块型银屑病是静止期和消退期的主要表现，患者往往病史较长，病程缓慢，皮疹顽固不易消退，且易复发，属于银屑病中的难治类型。西医学采用局部或系统用药，虽可使皮疹缓解，但存在易复发的难题。艾灸作为传统中医外治法的一种，在治疗银屑病方面具有操作简单、不受地域限制的优势，且不良反应少，广泛应用于临床，也取得了一定的疗效。为了观察艾灸治疗血瘀证斑块型银屑病的近期和远期疗效，陈朝霞、李萍、张广中等将 80 例血瘀证斑块型银屑病患者随机分为观察组（40 例，脱落 2 例）和对照组（40 例，脱落 4 例）。两组均给予常规医用凡士林外用润肤基础治疗。观察组于阿是穴（靶皮损局部）、足三里、血海、气海穴艾灸，每次 30 分钟，每周治疗 3 次。对照组于靶皮损局部外用卡泊三醇软膏治疗（每次 0.25g，早晚各 1 次）。两组均治疗 8 周。观察两组患者治疗前后银屑病皮损面积与严重程度指数（PASI）评分，治疗前后及治疗后 3、6 个月随访中医主要临床症状评分及皮肤病生活质量指数（DLQI）评分，评定两组患者临床疗效及随访 3、6 个月的复发率。治疗后，两组患者整体和靶皮损 PASI 评分均较治疗前降低（$P < 0.01$）。治疗后及随访 3、

6个月时，两组患者中医主要临床症状评分、DLQI评分均较治疗前降低（$P < 0.05$）；随访3、6个月时，观察组低于对照组（$P < 0.01$）。观察组整体总有效率和靶皮损总有效率与对照组比较差异无统计学意义（$P > 0.05$）。随访3个月和6个月时，观察组整体复发率和靶皮损复发率均低于对照组（$P < 0.05$）。以上研究结果提示，艾灸和卡泊三醇软膏均对血瘀证斑块型银屑病有较好的近期疗效，艾灸在降低银屑病复发率、改善临床症状、提高患者生活质量方面更具优势。

中医学认为，斑块型银屑病多为血瘀证，常用的治则主要包括温经通络、活血散瘀等。艾灸除了局部刺激，还具有温经活络、调节经络、调节免疫功能、综合治疗等作用。《灵枢·官能》言"针所不为，灸之所宜"，《医学入门》亦称"药之不及，针之不到，必须灸之"。血瘀证银屑病皮损处多气血瘀滞不畅，湿、毒、瘀聚结，在行气的基础上予以艾灸温通治疗，则湿去、毒清、瘀散。既往研究发现，针刺联合艾灸治疗银屑病的治愈率高于口服阿维A胶囊治疗；针刺背俞穴结合局部皮损贴棉灸治疗银屑病的有效率及随访时疗效指数、DLQI评分均高于口服复方青黛胶囊和外搽白疕软膏。可见，灸法对银屑病的治疗及预后有一定效果，但这些均为合并艾灸的综合疗法，尚不能证明单纯艾灸的疗效。因此本研究设计观察组为艾灸单独治疗，减少混杂因素，以充分证实其治疗血瘀证斑块型银屑病的近、远期疗效。

点评：本研究以经络学说为基础，根据传统艾灸理论，以温通经络、活血化瘀、行气调血为主要治则。血海为治疗血分诸病的要穴，具有活血化瘀、补血养血、引血归经之功效；气海为元气聚集之处，配伍血海可补气养血、行气活血、通经散瘀；足三里调达脾胃气机，促进中焦枢纽功能。诸穴合用，可调整脏腑功能及机体阴阳平衡，达到治疗疾病和预防疾病复发之目的。本研究结果初步证实了艾灸治疗血瘀证斑块型银屑病与卡泊三醇软膏的疗效相当，且在降低远期复发率方面更具优势。此外，本研究采用的百笑灸从根本上改变了传统灸疗费时、费力、烟雾多等缺点，且操作简单、使用方便、易于固定、可多部位施灸，患者易于接受。但本研究为单中心、小样本的试验，研究结果尚需要更加完善的试验方案和更大的样本量进一步加以论证，并需延长治疗时间和随访时间等。银屑病是一种发病机制复杂的皮肤疾病，而本研究未涉及机制探讨，未来将进一步深入研究，提高结果的可信度。

十、吸烟、饮酒与银屑病病情及中医证型的相关性分析

环境因素中如吸烟、嗜酒、受潮、感染和药物等在银屑病的发病中起到重要作用。为了探讨吸烟、饮酒与寻常型银屑病患者的疾病严重程度及中医辨证分型的相关性。陈维文、张广中、姜春燕等制定统一调查表，由临床中医医生填写寻常型银屑病患者吸烟和饮酒的情况，并对该患者进行辨证分型、皮损面积和病情严重程度指数（PASI）评分，通过 χ^2 检验评价吸烟、饮酒与银屑病患者辨证分型和疾病严重程度的相关性。结果发现，吸烟和饮酒在男性患者中的发生率分别为女性患者的 24.46 倍和 12.97 倍（$P=0.00$）；男性患者的病情重于女性患者（$P=0.00$）。男性患者吸烟与疾病严重程度相关（$P<0.05$），病情越重，吸烟患者的比例越大；男性患者饮酒、女性患者吸烟和饮酒与病情严重程度均不相关（$P>0.05$）。寻常型银屑病的辨证以血热证、血燥证和血瘀证为主，占88.32%。吸烟的患者较不吸烟的患者更易出现血瘀证（OR=1.412），而不易出现血燥证（OR=0.795）；更易出现夹毒证（OR=1.663），而不易出现夹湿证（OR=0.734）。饮酒的银屑病患者较不饮酒的患者更易出现血瘀证（OR=1.433），而不易出现血燥证（OR=0.763）。由本次研究得出结果，男性患者吸烟与银屑病病情严重度相关，吸烟和饮酒的患者更易出现难治的血瘀证，应当积极引导患者戒烟、戒酒。

既往文献 Meta 分析也发现吸烟和嗜酒是银屑病发病的危险因素，并且有性别差异。本研究对 2765 例寻常型银屑病患者的吸烟和饮酒情况进行流行病学调查，并对其疾病严重程度进行评价，以了解吸烟和饮酒与银屑病患者病情的关系；并通过对患者中医辨证分型的分析，探讨吸烟、饮

酒对中医辨证分型的影响。

结果发现，吸烟与患者的疾病严重程度相关（χ^2=32.028，$P < 0.05$），而饮酒与疾病严重程度不相关（χ^2=1.472，$P > 0.05$）；考虑性别因素后发现，男性患者吸烟与疾病严重程度相关（χ^2=7.89，$P < 0.05$），病情越重，患者吸烟的比例越大，轻、中、重度男性患者吸烟的比例分别为40.06%、46.74%和50.11%；男性饮酒、女性吸烟和饮酒与病情严重程度均不相关（χ^2=2.64，0.207和4.425，P 均> 0.05）。

对于辨证方面，寻常型银屑病的辨证以血热证、血瘀证和血燥证为主，共2442例（88.32%），不稳定证（指血热、血燥、血瘀3证的中间证型）306例，无兼夹证者842例。通过对中医证型（诊断某证抑或某兼夹证）与吸烟与不吸烟、饮酒和不饮酒的关系进行 χ^2 检验，发现血燥证与吸烟和饮酒的相关性有统计学意义（χ^2=7.252和5.389，P=0.007和0.02），血瘀证与吸烟和饮酒的相关性有统计学意义（χ^2=9.995和7.149，P=0.002和0.008），夹毒与夹湿证与吸烟的相关性有统计学意义（χ^2=6.704和10.028，P=0.010和0.002）。进一步进行 OR 值分析后发现，吸烟的银屑病患者较不吸烟的患者更易出现血瘀证（OR=1.412，95%CI：1.141～1.747），而不易出现血燥证（OR=0.795，95%CI：0.671～0.942）；更易出现夹毒证（OR=1.663，95%CI：1.127～2.454），而不易出现夹湿证（OR=0.734，95%CI：0.606～0.889）。饮酒的患者较不饮酒的患者更易出现血瘀证（OR=1.433，95%CI：1.105～1.859），而不易出现血燥证（OR=0.763，95%CI：0.603～0.965）。吸烟和饮酒与血热证、其他证及兼夹证中的夹瘀、夹热和夹风的相关性无统计学意义（P 均> 0.05）。

银屑病患者的吸烟率高于普通人群，研究认为吸烟是银屑病发病的危险因素，此外还有研究表明，吸烟量与银屑病的严重程度相关，而且吸烟史的长短也与疾病严重程度相关。吸烟对不同性别的银屑病患者影响也不一致，吸烟对女性银屑病的发病影响大于男性，这与本次研究结果发现仅有男性患者吸烟与疾病的严重程度相关相一致。饮酒与银屑病相关，但饮酒是银屑病的发病因素还是因为银屑病的慢性病程导致患者饮酒的增加，

赵炳南流派银屑病临证集萃

对此尚无定论。有研究发现，饮酒是银屑病发病的危险因素，且饮酒量与疾病严重程度有关，但同时研究也发现银屑病的病情也可导致饮酒患者酗酒。此外，饮酒还与肝硬化、中风、高血压等多种疾病和车祸、中毒、自杀等意外事故有关，是中、重度银屑病患者死亡率增高的一个重要因素。因此虽然本次调查发现饮酒与疾病严重程度无相关性，积极引导患者戒酒无论从发病还是预后上都具有积极意义。

中医认为吸烟与火毒有关，易伤肺阴，这与本次调查中吸烟者容易出现夹毒证而不易形成夹湿证表现相一致。本次调查发现饮酒和吸烟使患者容易出现血瘀证，而血瘀证的皮损颜色暗红，浸润肥厚，经久不退，多见于银屑病静止期，较其他型难治；而血燥证多见于银屑病消退期，表现为皮疹淡红，新疹很少出现，皮损浸润轻，鳞屑较少，治疗较易。饮酒和吸烟的患者血瘀证出现的概率高，而血燥证的概率低，因此吸烟和饮酒通过对中医证型有影响，从而使辨证施治更加困难。值得注意的是，男性患者吸烟与疾病严重程度相关，而且吸烟和饮酒与中医辨证分型相关，使患者更易形成难治的血瘀证。

吸烟和饮酒对银屑病的病情影响较为复杂，目前大多数研究认为吸烟和饮酒是银屑病发病的诱发因素。本研究表明，吸烟也可能是使银屑病病情加重的因素，特别在男性患者中表现更为明显，而饮酒是否导致病情加重，还需进一步研究。因为吸烟与心理状态、社会影响、生活状况等有关，明确与银屑病病情相关的因素对银屑病的防治工作有重要意义。

点评：对于银屑病与吸烟、饮酒等不良嗜好的相关性，国外早有较多的研究及文献报道。对于国内研究方面，融合中医辨证及证素要点分析较为少见，本研究将病情的严重程度、辨证分型、患者一般情况及吸烟饮酒情况进行综合相关性地评估，观察了血热、血燥、血瘀证常见三种证型与吸烟、饮酒的相关性，以及对疾病证型间相互转化影响因素的分析，对于中医治疗中需要对患者相关不良嗜好做用药调整提供了数据线索，体现了中医整体辨证、同病异治的内涵。

第二节　凉血活血汤基础研究举要

　　赵炳南流派传人除了在临床一线为患者服务，在银屑病的基础研究领域也着力很多，主持了多项国家级、市级自然基金项目，在银屑病方面开展了一系列基础研究，涉及多个经效良方，其中赵炳南先生治疗血热证银屑病的经典方剂凉血活血汤是研究的重点之一。研究者经过多年的中药学工作，完成了对羚羊角等药材的替代研究，优化了处方，改进了剂型，凉血活血胶囊获得北京市制剂批号。医学工作者从不同角度探讨了凉血活血汤对外周血淋巴细胞亚群的影响，调节免疫细胞及 TNF-α、IL-8、VEGF、Th17 相关因子等细胞因子，抑制微血管管腔形成、调控角质形成细胞增殖、凋亡等作用，及其对咪喹莫特诱导小鼠银屑病样皮损的干预作用，为临床工作提供扎实的理论支撑。现简介如下：

一、中药凉血活血汤对角质形成细胞增殖的影响

　　周垒、张志礼、邓丙戌等观察了凉血活血汤对角质形成细胞增殖的影响，发现两种浓度的凉血活血汤提取液细胞存活率都明显低于未加入凉血活血汤组，说明凉血活血汤对患者 LC 促 KC 增殖的作用有显著抑制作用，表现为 KC 能量代谢水平降低。这就从细胞水平证实凉血活血汤治疗进行期寻常型银屑病有效。值得重视的是，两种中药浓度的细胞存活率相比较，高浓度组低于低浓度组。说明高浓度凉血活血汤抑制患者 LC 促 KC 增殖作用更强，临床应注意采用适当剂量以取得更好疗效。两种中药提取液浓度的细胞存活率高于地塞米松组的细胞存活率。但考虑到皮质类固醇在临床应用中有较多不良反应，所以使用凉血活血汤治疗进行期寻常型银屑病是更好的选择。

二、凉血活血汤治疗寻常型银屑病临床观察及 TNF-α 水平检测

2001 年前，大量的研究资料表明，免疫异常是银屑病的重要机理之一。Nickoloff等认为，TNF-α 在银屑病发病机制中起着关键作用。为了研究凉血活血汤对进行期银屑病患者的细胞免疫影响，王萍、李伟凡、刘清等应用凉血活血汤对 140 例寻常型银屑病患者进行临床治疗观察，并对应用凉血活血汤治疗的 15 例患者血清 TNF-α 水平进行了治疗前后定量检测。结果显示：治疗前血清 TNF-α 水平较健康人明显增高，含量高于正常人 3.29 倍。经凉血活血汤治疗后，TNF-α 水平随着病情的改善而降低，提示 TNF-α 可能是导致银屑病发生的某种致病因子，参与了银屑病的病理生理过程，而凉血活血汤可能对 TNF-α 水平起着调节作用。国内文献指出 TNF-α 与银屑病严重程度呈正相关，与疾病预后有一定关系，由此推定 TNF-α 可以作为银屑病预后观测指标之一，至于可否作为一个判定疾病复发的指标，尚有待进一步观察证实。经过大量临床及实验室研究，凉血活血汤确实是一种安全有效的经验方剂。治疗进行期银屑病总有效率86.43%，有调整机体免疫功能的作用，值得进一步研究应用。

三、凉血活血汤治疗寻常型银屑病临床观察及肿瘤坏死 8 因子和白细胞介素水平检测

寻常型银屑病进行期属中医"白疕"血热风燥证。凉血活血汤由白茅根、生地黄、紫草根、茜草根、板蓝根、熟大黄、羚羊角粉组成。白茅根可清热利尿、凉血止血；生地黄能清热凉止血、养阴生津；紫草根、茜草根能凉血止血、活血祛瘀；板蓝根有解毒利咽、清热凉血的作用；熟大黄有清热解毒、活血通便的作用；羚羊角粉有凉血安神的作用。诸药合用，共奏凉血活血、清热解毒之功。

近年来关于银屑病的研究资料表明，免疫异常是银屑病的重要发病机

制之一。TNF-α、IL-8 等在其发病机制中起着重要作用。有文献指出：TNF-α 与银屑病严重程度上呈正相关，与疾病预后有一定关系。许多研究发现银屑病皮损中存在大量 IL-8，而正常皮肤则没有或非常少。因此，IL-8 在银屑病的发病过程中有重要作用。

为了研究凉血活血汤对进行期银屑病患者的细胞免疫影响，李伟凡、王萍、娄卫海等选取 140 例进行期寻常型银屑病患者，给与凉血活血汤内服，治疗 8 周，并对比了治疗前后的血清水平 TNF-α 及 IL-8 水平，定量检测，并与正常人血清 TNF-α 及 IL-8 检测结果做比较。结果显示：治疗组血清 TNF-α、IL-8 较健康人明显增高。经凉血活血汤治疗后，血清 TNF-α、IL-8 水平随着病情的改善而降低，提示凉血活血汤可能对 TNF-α、IL-8 水平起着调节作用。笔者经过临床及实验室研究，证明凉血活血汤确实是一种安全有效的经验方剂。它治疗进行期银屑病的总有效率为 86.43%，有调整机体细胞免疫功能的作用，值得进一步研究应用。

四、凉血活血胶囊对皮肤角质形成细胞凋亡的研究

为观察凉血活血胶囊对体外角质形成细胞株凋亡的影响，初步探讨其治疗银屑病的机制，孙丽蕴、邓丙戌、王禾等以 TUNEL 法检测了银屑病患者皮损细胞凋亡、PCNA 检测增殖细胞核抗原并以碘化丙啶法和膜联蛋白 V 法在流式细胞仪上检测凉血活血胶囊对体外角质形成细胞凋亡作用的影响。结果发现银屑病皮损中基底层和棘细胞中下层角质形成细胞增殖和凋亡较正常皮肤均有所增加。凉血活血胶囊可诱导培养的角质形成细胞凋亡，在 1mg/mL、5mg/mL、10mg/mL 时分布为（24.67±5.07）（50.33±10.04）（66.2±6.91），随着浓度增加，细胞凋亡率增加，与正常对照组比较差异有显著性，与试验对照复方青黛胶囊组比较差异无显著性。这提示银屑病皮损中角质形成细胞增殖和凋亡发生了紊乱，两者在较高水平保持了相对平衡。凉血活血胶囊可以诱导细胞凋亡，这可能是其治疗银屑病的机制之一。

紫草、板蓝根及凉血活血胶囊原剂型凉血活血汤具有抑制细胞增殖的作用。近年来又特别注意到银屑病表皮生长周期缩短，银白色鳞屑层层脱落的角质形成细胞大量凋亡。本实验研究发现，银屑病进行期患者的皮损中既有大量的增殖细胞，又有大量的凋亡细胞。增殖细胞主要分布在表皮基底层、棘层中下部，凋亡细胞亦主要分布在基底层、棘层中下部，这从而解释了银屑病皮损中角质形成细胞增殖和凋亡紊乱的现象，认为银屑病的细胞动力学增加是其主要发病机制之一。

药物对角质形成细胞凋亡作用的影响成为治疗银屑病的研究方向之一。徐丽敏等对大黄酸、大黄素、氧化苦参碱、榄香烯进行观察，发现其具有诱导角质形成细胞凋亡的作用。本研究以碘化丙啶和膜联蛋白 V 法，应用流式细胞仪分析凉血活血胶囊及复方青黛胶囊对角质形成细胞株 COLO-16 细胞凋亡的作用。膜联蛋白 V 法可检测到早期凋亡细胞的细胞膜磷脂丝氨酸外翻是较敏感的方法；碘化丙啶法测定亚二倍体峰的形成，是凋亡细胞的小分子量 DNA 从细胞中丢失，而使凋亡细胞本身的 DNA 含量降低所致，故敏感性稍逊于膜联蛋白 V 法。以两种方法检测两种药物对角质形成细胞的影响可发现，二者均可诱导细胞凋亡，并在一定范围内随着浓度增高，细胞凋亡程度增加，而各组间横向比较差异无显著性，即诱导细胞作用相当。对凉血活血胶囊的原剂型——凉血活血汤研究结果表明，其具有调节银屑病患者血清中细胞因子（TNF-α、IL-8、PGF、TXB$_2$）保持平衡状态及抑制角质形成细胞增殖的作用。凉血活血胶囊则促进不正常细胞的凋亡，从而促使表皮细胞动力学恢复平衡状态。

五、凉血活血胶囊治疗血热型银屑病的临床观察及外周血淋巴 细胞亚群检测

银屑病为慢性红斑鳞屑性皮肤病，至今未明确其发病机理，缺乏特异的治疗药物。激素和免疫抑制剂虽能暂时缓解病情，但极易复发，长期滥用更导致病情加重。中医药治疗确有疗效，副作用少，缓解期长。本科曾

分析 200 例寻常型银屑病患者，血热型占 85.5%。

凉血活血胶囊为治疗血热型银屑病的有效方剂，为了观察其治疗血热型银屑病的疗效并探讨其可能机理，王禾、王萍、孙丽蕴等进行了一项临床观察，其中治疗组口服凉血活血胶囊，对照组口服复方青黛胶囊。结果发现治疗组有效率为 62.5%，对照组为 46.2%，两组差异无显著性（$P > 0.05$）。治疗组皮损及部分症状的改善优于对照组（$P < 0.05$，$P < 0.01$）。研究者检测了治疗组 25 例患者治疗前后淋巴细胞亚群，发现治疗组治疗前 NK 细胞数较正常人降低（$P < 0.05$），治疗后 NK 细胞数有上升趋势，但与治疗前比较差异无显著性。这提示恢复免疫失衡状态可能为凉血活血胶囊治疗银屑病的机制之一。

凉血活血汤为本科运用几十年治疗血热型银屑病的有效方剂，经改进工艺制成胶囊。本组研究显示，凉血活血胶囊的有效率为 62.5%，高于复方青黛胶囊的 46.2%，但两组比较差异无显著性。银屑病是 T 细胞介导的免疫异常性疾病，为 Th1 模式，TNF-γ、IL-1、IL-2、IL-8 等细胞因子在银屑病发病中有重要作用。NK 细胞具有自然杀伤细胞和 T 细胞的免疫特性，目前关于 NK 细胞在银屑病发病机制中作用研究尚不多，但初步的研究已证实 NK 细胞通过分泌细胞因子影响 Th1/Th2 网络的平衡。银屑病患者外周血中 CD3+、CD56+、NK 细胞显著减少，这与笔者的观察结果是一致的。经凉血活血胶囊治疗后，NK 细胞有上升的趋势，但无统计学差异，可能与病例数偏少有关。根据笔者以往的研究，凉血活血汤还可降低银屑病患者外周血 TNF-γ 和 IL-8 的含量，提示调节免疫细胞及细胞因子可能为凉血活血汤（胶囊）治疗银屑病的作用机制之一。

六、寻常型银屑病患者凉血活血汤治疗前后外周血 VEGF 含量的测定

寻常型银屑病按中医辨证分为血热型、血燥型、血瘀型。血热是寻常型银屑病的根本病机，清热、凉血、活血是其主要治则。血热型银屑病多

见于进行期患者，证属内有蕴热，郁于血分。临床上表现为舌红，苔薄黄，脉弦数，皮损色红，炎症明显。透射电镜检查结果显示真皮乳头层毛细血管扩张，管壁变薄，血管通透性增加，血管数量增多。我科经验方剂凉血活血汤由生槐花、紫草根、赤芍、白茅根、生地黄、丹参、鸡血藤组成。方中生槐花、紫草根、白茅根、生地黄具有清热凉血之功，赤芍、丹参、鸡血藤具有凉血活血养血之效，各药协同，达到清热、凉血、活血、养血之功效。血热型银屑病的病因及发病机制目前尚不清楚，普遍认为它是一种发生在多基因遗传基础上的炎症增生性皮肤病。近年来研究结果表明，真皮血管系统尤其是真皮乳头微血管的异常增生是银屑病最早发生的病理过程。

为了探讨中药凉血活血汤治疗寻常型银屑病的作用机制，金力、蔡念宁、王萍等采用酶联免疫吸附（ELISA）法检测 45 例寻常型银屑病（血热型）患者口服中药凉血活血汤前后血清中血管内皮生长因子（VEGF）。结果发现中药治疗前银屑病患者血清中 VEGF 质量浓度明显高于正常对照组（$P < 0.001$）。中药治疗 2 周后银屑病患者血清中 VEGF 质量浓度明显降低，与治疗前比较差异有统计学意义（$P < 0.01$）。中药治疗 4 周后银屑病患者血清中 VEGF 进一步降低，与治疗前比较差异有统计学意义（$P < 0.01$），与正常对照组相比较差异无统计学意义（$P > 0.05$）。结论：中药凉血活血汤能够降低寻常型银屑病患者血清中 VEGF 质量浓度，抑制血管新生可能是中药凉血活血汤治疗血热型银屑病的机制之一。

在银屑病中，表皮角质形成细胞加强了 VEGF 的自我表达，并通过一系列信号传导，促进血管通透性增加及血管内皮细胞增生、迁移，最终导致新血管生成。有研究结果证实，银屑病患者血清中 VEGF 水平较正常人增加，这与我们的检测结果一致。应用中药凉血活血汤治疗 2 周后，银屑病患者血清中 VEGF 质量浓度明显降低，治疗 4 周后银屑病患者血清中 VEGF 质量浓度进一步降低至接近正常对照组，这一检测结果显示中药凉血活血汤能够降低寻常型银屑病患者血清中 VEGF 含量，提示在一定程度上抑制血管新生可能。

七、凉血活血胶囊含药血清对微血管异常生成的影响

银屑病为一种常见的慢性、复发性皮肤病，研究表明其最早的病理改变是血管的形成和分布异常，真皮血管系统尤其是真皮乳头微血管异常增生是银屑病最早发生的病理过程，表现为真皮乳头层微血管扩张迂曲、通透性增高、血管数量增多。临床可见红斑、鳞屑等。微血管生成异常涉及内皮细胞增生、迁移、基底膜降解、微血管管腔形成等一系列复杂的生物学过程，参与银屑病、肿瘤及多种疾病的病理过程。近来有学者提出，控制新生血管的生成是一条新的治疗血管生成相关疾病的有效途径，如肿瘤转移的治疗、糖尿病视网膜病变、风湿性关节炎等都为重要策略之一。研究发现，维A酸类、丙亚胺等抗血管新生药物可有效治疗银屑病，光化学疗法也可通过破坏真皮内增生的毛细血管，缓解难治性斑块状银屑病的症状，提示抗血管新生疗法为有效治疗银屑病的途径，而血管内皮细胞是针对血管新生治疗的主要靶点。

为观察临床治疗银屑病的经验方凉血活血胶囊含药血清对微血管异常生成的作用，探讨其治疗银屑病的作用机制，陈朝霞、赵京霞、李萍等以鸡胚绒毛尿囊膜（CAM）为模型，观察了凉血活血胶囊含药血清对血管生成的影响。他们采用碱性成纤维细胞生长因子（bFGF）及 12-14 酸佛波 -13- 乙酸盐（PMA）诱导的人真皮微血管内皮细胞株（HDMEC）异常增生模型，以 cck-8 比色法测定凉血活血胶囊含药血清对其增生的影响；采用 transwell 细胞迁移、体外管腔形成方法观察了凉血活血胶囊含药血清对 HDMEC 迁移及管腔形成能力的影响。结果发现与相同浓度的空白血清组相比，5%、10%、15% 的凉血活血胶囊含药血清均在不同程度上抑制 CAM 血管新生；对 HDMEC 增生也表现出一定的抑制作用；均可抑制 HDMEC 的迁移；并可显著抑制 HDMEC 的管腔形成。结论：凉血活血胶囊含药血清可抑制 CAM 血管新生，对异常 HDMC 的增生、迁移、微血管管腔形成均有抑制作用，提示凉血活血胶囊作用于血管异常生成环节，可

能是临床治疗银屑病的作用机制之一。

凉血活血胶囊是由北京中医医院临床有效方剂凉血活血汤经过工艺加工制成的院内制剂，临床疗效已得到验证。激光多普勒血流分析仪检测表明，凉血活血汤能显著改善银屑病患者皮损增高的血流灌注量；临床研究也显示，北京中医医院应用凉血活血汤对银屑病患者治疗 8 周后，患者血清中 VEGF 质量浓度明显降低，提示在一定程度上抑制血管新生可能是凉血活血汤治疗银屑病的机制之一。本实验采用血清药理学方法观察含药血清对 CAM 模型及内皮细胞血管新生活性的影响，研究发现血清组的细胞增生和血管管腔形成都比无血清组增多，尽管都在实验前采用补体灭活，但在血清浓度高于 15% 时，无论空白血清还是含药血清，均表现出对细胞增生和体外血管管腔形成的抑制趋势（部分结果未显示），说明高浓度的大鼠血清本身对细胞有一定的毒性作用。

本实验发现单纯 bFGF 诱导后，细胞增生明显增加，但几乎无细胞迁移。然而有趣的是后续无论加入空白血清还是含药血清，bFGF 诱导的细胞迁移明显增加。提示 bFGF 在血管增生的环节中对细胞增生直接有促进作用，对细胞的迁移要与血清中的其他成分联合才能发挥作用。而 PMA 无论对 HDMEC 的增生、迁移和管腔形成均有刺激作用。采用对体外 CAM、HDMEC 无明显毒性的空白血清和凉血活血胶囊含药血清，浓度范围为 5% ～ 15%。发现与对照血清相比，凉血活血胶囊含药血清对 CAM 血管形成及 bFGF、PMA 诱导的异常 HDMEC 增生、迁移及微血管管腔形成能力均在一定程度上表现出抑制作用，但在所有的模型上未表现出浓度依赖性关系，可能是达到饱和的含药血清作用于细胞模型表现不出浓度效应；或由于血清或含药血清成分的复杂，有相互的拮抗成分，因而不表现单一方向的增强作用。

本研究从器官和细胞水平上证实了凉血活血胶囊的抑制血管生成作用，而血管新生过程是由体内促血管新生因子表达过度而实现，目前促血管新生因子包括血管内皮生长因子、血管生成素、基质金属蛋白酶及整合素等及其信号传导的各个环节已引起广泛重视，因此以后的工作尚需进一步深入。

八、凉血活血胶囊对咪喹莫特诱导小鼠银屑病样皮损的干预作用

为观察凉血活血胶囊对咪喹莫特诱导银屑病样小鼠模型中免疫异常的干预作用，底婷婷、赵京霞、王燕等选取 BALB/c 雌性小鼠 48 只，将其随机分入正常对照组，模型组，凉血活血胶囊高、中、低剂量组和雷公藤多苷组等 6 组。采用银屑病皮损面积和疾病严重程度（PASI）评分标准观察银屑病样小鼠模型皮损变化情况。光镜下观察皮损组织形态学变化，测量表皮层厚度，并用免疫组织化学法检测皮损中增殖细胞核抗原（PCNA），以了解表皮角质形成细胞增殖程度；检测 CD3、CD11c、F4/80 和 Gr-1 以了解炎症浸润程度；检测 CD31 以了解血管增生情况。结果发现模型组小鼠皮肤出现鳞屑红斑，皮损增厚；皮损组织表现为表皮棘层增厚，角化不全和微脓肿；真皮大量炎症细胞浸润，血管增生明显。与模型组比较，凉血活血胶囊组小鼠银屑病样皮损症状缓解，PASI 分数降低，表皮角化不全减轻，角质形成细胞增殖减少，T 淋巴细胞、树突状细胞、巨噬细胞、中性粒细胞和单核细胞的浸润减弱，新生血管减少。结论：凉血活血胶囊可通过影响表皮细胞过度增殖、角化不全、炎症细胞浸润及血管增生而改善咪喹莫特诱导的小鼠银屑病样皮损变化。

通过分析发现，应用凉血活血胶囊治疗咪喹莫特诱导的银屑病样皮损，皮肤症状得以明显缓解，PASI 积分显著降低；组织形态变化趋于正常，表皮角质形成细胞增殖减缓，角化不全的细胞减少；炎症浸润程度降低；新生血管数量减少。因此研究提示凉血活血胶囊有明显的抗炎作用，可能通过抑制树突细胞及淋巴细胞的激活，减轻皮损表皮和血管的变化，从而改善病理改变。此项研究为临床使用凉血活血胶囊治疗银屑病提供理论依据，而在治疗银屑病过程中，凉血活血胶囊干预作用的靶点及通路则是今后继续研究的方向及重点。

163

九、凉血活血汤对寻常型银屑病进展期患者外周血 Th17 相关因子的干预作用

徐文俊、毛常亮、冯仁洋等收集了 2014 年 11 月～ 2015 年 1 月北京中医医院皮肤科、东直门中医院东区皮肤科、怀柔中医院皮肤科门诊及住院患者。西医诊断标准根据《临床皮肤病学》（第 3 版）制定。中医诊断标准根据《寻常型银屑病（白疕）中医药临床循证实践指南》（人民卫生出版社，2013 年版）中的血热证制定：主症为新出皮疹不断增多，迅速扩大，皮损潮红；次症为舌质红，苔薄白，脉弦滑或数，溲黄。具备 2 项主症和其他任何 1 项或 1 项以上次症即可诊断。

以随机分组法共产生 60 个随机号，根据受试者就诊先后顺序和试验药物编码从小到大顺序逐例发药，整个过程中严格遵守双盲。研究组口服凉血活血汤：生槐花 30g，生地黄 30g，丹参 15g，白茅根 30g，紫草 15g，赤芍 15g，鸡血藤 30g；对照组口服安慰剂。凉血活血汤和安慰剂均选用汤剂剂型，委托北京市中药研究所进行研究药物的煎煮包装，安慰剂的物理特性如外观、颜色、剂型、重量、味道和气味都与研究药物相仿，但不能含有研究药物的有效成分。嘱患者饭后半小时口服，早晚各 1 次，每次100mL。研究组与对照组均外用医用白凡士林软膏于患处，早晚各 1 次。

选用银屑病临床体征面积和疾病严重程度评分（PASI）评估量表作为评价皮损的指标。检测血清中细胞因子 IL-17a、IL-4、IL-1β 与INF-γ 进行定量分析。对外周血血清中 IL-17amRNA、STAT3mRNA 和RORCmRNA 进行检测。

本研究运用赵炳南的白疕血热证的经典方凉血活血汤进行实验，将60 例受试者分为研究组（30 例，口服凉血活血汤）和对照组（30 例，口服安慰剂），共治疗 6 周，对比治疗前、后 PASI 评分、外周血清细胞因子、外周血 Th17 相关因子 mRNA 表达。结果显示：凉血活血汤明显降低PV 进展期的 PASI 评分，降低外周血 IL-17a 浓度，抑制 IL-17amRNA、

STAT3mRNA、RORCmRNA 的表达，说明凉血活血汤可以有效地治疗 PV 进展期，并提示抑制 Th17 细胞可能是凉血活血汤治本病的作用机制之一。

参考文献：

［1］陈维文，周冬梅，苏婕，等.从血论治系列方治疗寻常型银屑病的临床疗效研究［J］.辽宁中医杂志，2018，45（01）：85-89.

［2］张广中，王萍，王莒生，等.2651 例寻常型银屑病中医证候分布和演变规律研究［J］.中医杂志，2009，49（10）：894-896.

［3］陈丽君，曲剑华，张首旭，等.凉血解毒汤治疗 221 例寻常型银屑病疗效及预后分析［J］.北京中医药，2021，40（8）：821-825.

［4］徐佳，张苍，瞿幸，等.芩柏软膏治疗进行期银屑病血热证的临床观察和实验研究［J］.中国中西医结合杂志，2009，29（7）：614-618.

［5］胡薇，张苍，刘冬梅，等.不同温度及频次中药溻渍对寻常型银屑病血热证的疗效观察［J］.北京中医药，2019，38（9）：855-858.

［6］王倩，蔡念宁，周冬梅，等.中药熏蒸疗法治疗血热型银屑病疗效评价［J］.中国麻风皮肤病杂志，2018，34（2）：112-113.

［7］刘欣，张广中，肖士菊，王晓旭，谭勇，王朋军，林子量，姜春燕.银屑病血热证与血燥证肠道菌群特征研究［J/OL］.世界科学技术 - 中医药现代化 .https：//kns.cnki.net/kcms/detail/11.5699.R.20210926.1438.007.html.

［8］蔡祐瑄.养血解毒汤对寻常型银屑病血燥证患者焦虑抑郁及炎症因子影响研究［D］.北京：北京中医药大学，2021：24-42.

［9］陈朝霞，李萍，张广中，等.艾灸治疗血瘀证斑块型银屑病：随机对照研究［J］.北中国针灸，2021，41（7）：762-766.

［10］陈维文，张广中，姜春燕，等.吸烟、饮酒与银屑病病情及中医证型的相关性分析［J］.中国皮肤性病学杂志，2011，25（8）：636-656.

［11］周垒，张志礼，邓丙戌，等.中药凉血活血汤对角质形成细胞增殖的影响［J］.中华皮肤科杂志，2001，34（6）：445-446.

［12］王萍，李伟凡，刘清，等.凉血活血汤治疗寻常型银屑病临床观察及

TNF-α 水平检测［J］.中国皮肤性病学杂志，2001，15（2）：90-91.

［13］李伟凡，王萍，娄卫海.凉血活血汤治疗寻常型银屑病临床观察及肿瘤坏死因子和白细胞介素 8 水平检测［J］.临床皮肤科杂志，2002，31（12）：770-771.

［14］孙丽蕴，邓丙戌，王禾，等.凉血活血胶囊对皮肤角质形成细胞凋亡的研究［J］.中华皮肤科杂志，2003，36（10）：583-585.

［15］王禾，王萍，孙丽蕴，等.凉血活血胶囊治疗血热型银屑病的临床观察及外周血淋巴细胞亚群检测［J］.中国皮肤性病学杂志，2004，18（3）：176-177.

［16］金力，蔡念宁，王萍.寻常型银屑病患者凉血活血汤治疗前后外周血 VEGF 含量的测定［J］.首都医科大学学报，2006，27（3）：405-407.

［17］陈朝霞，赵京霞，李萍，等.凉血活血胶囊含药血清对微血管异常生成的影响［J］.首都医科大学学报，2010，31（1）：93-98.

［18］底婷婷，赵京霞，王燕，等.凉血活血胶囊对咪喹莫特诱导小鼠银屑病样皮损的干预作用［J］.中国病理生理杂志，2012，28（4）：718-722.

［19］徐文俊，毛常亮，冯仁洋，等.凉血活血汤对寻常型银屑病进展期患者外周血 Th17 相关因子的干预作用［J］.中国麻风皮肤病杂志，2018，34（1）：45-47.

第四章
赵炳南流派银屑病诊疗经验撷英

第一节　赵炳南流派银屑病诊法举要

中医诊察疾病的方法包括望、闻、问、切四诊。望诊是医生用视觉观察患者神色形态的变化，并结合局部望诊，特别是舌诊，以获取与辨证有关的资料；闻诊是听患者的声音和嗅气味的变化；问诊是询问病情和与疾病有关的情况；切诊是切脉和触诊，其中最常用的是切脉，而皮肤科则需特别强调望皮疹、触皮损。现将赵炳南流派银屑病诊法举要列举如下。

（一）望诊

银屑病的望诊首先是对皮损的观察和描述，并以此为依据得出皮损辨证结果。在患者以银屑病为主，没有明显的系统共病时，我们会依据皮损辨证结果指导内服汤药的选择。当存在明显系统共病时，我们会依据皮损辨证结果选择局部外用药。

1. 观皮疹部位

按照皮损分布部位的不同，可以探究银屑病涉及的脏腑经络及可能存在的病机、病势，具体操作有多种方式。按上下分：发于上部多为风火，发于下部多为湿。按左右分：左属肝，右属肺。按内外分：病多见于手足为病邪发散，病多见于躯干为病邪集聚。按前后分：前面为阴，多有关于营血；后面为阳，多有关于卫气。按伸侧屈侧分：伸侧属于三阳经，以汗、下、攻邪之法为主；屈侧属于三阴经，以调和气血为主。

但是最主要的是按经络分析，其中以十二皮部为最常用。十二皮部是按十二经脉在体表的分布，将皮肤分为十二个部分。某条经络发生病变，也将会从其分布的皮部反映出来。若某皮部受邪，邪气亦多最先进入该部之络脉，继而进入经脉，内传对应的脏腑。具体来说有以下内容。

（1）头面部

头顶正中属督脉，两旁属膀胱经。面部部位所对应的脏腑，简单地说有上心、中脾、下肾、左肝、右肺的分法，再细分则面部每一部位均各自对应着人体一定的部位或器官。

（2）颈项部

颈部正中属任脉，项部正中属督脉。颈项两侧则有肝、胆、大肠、三焦等经脉经过。

（3）躯干部

胸胁部属肝胆经。腹中部属任脉，左右依次为肾经、胃经、脾经。背部中央属督脉，两旁属膀胱经。

（4）阴部

肝经绕阴器，故肝经湿热可致阴囊银屑病。阴部属肾，故局部发病可能与肾阴阳精气不足有关。

（5）四肢

臂、肘外侧属肺经，臂、肘内侧属心经；上肢背侧属手三阳经，掌侧属手三阴经；下肢外侧属足三阳经，下肢内侧属足三阴经；手心属心包经，足心属肾经。

在按皮损部位分析病情时，最重要的一点是：不要始终认定一套部位分析体系。比如，上肢皮损往往泛发，同时跨越数个皮部；又如，银屑病在面部往往上、中、下、左、右五点都有，这时就要换一个角度思考，不再按经脉分布区来分析，而改按内外、远近、上下等部位概念来分析。

2. 望皮损

望皮损简称皮损辨证，是以中医的思路和方法对皮损的形态、色泽、分布、排列进行解读的过程，是皮肤科医生专业素养所在。银屑病可能包含多种皮损，比如充血性的红斑、浸润性的丘疹、云母状的鳞屑、密集的小脓疱、黏腻的结痂等。每一种均提示一定的病机。

（1）充血性的红斑

红斑多属热。压之褪色，多属气分有热；压之不褪色，多属血分有热；斑色紫暗者属血瘀；白斑属气滞或气血不调；潮红漫肿属湿热；黑斑、褐斑属肝肾阴虚或肝郁气滞。银屑病血热证多见充血性红斑，这种红斑不因冷而完全消退，按之褪色但随手而起，其成因是局部毛细血管增生迂曲导致血液积聚，从中医学的角度看属于瘀血。这是银屑病的基础皮损。在此基础上，根据红斑的色泽又可分为三种类型，红而鲜艳、色彩饱和度高为血热；红而暗，色彩饱和度高为血瘀；淡红，色彩饱和度低为血虚、血燥。

（2）浸润性丘疹

银屑病初发时为点滴状浸润丘疹，这种丘疹摸之碍手、干燥、刺手，这是火毒凝聚的表现，或者寒毒凝聚的表现，必须以开腠理、散邪气为主要治疗方向，而不能以凉血为主要治疗方向，否则皮损将变得坚硬、凝聚不散。在慢性阶段，红色丘疹伴灼热瘙痒，多属心火过盛，外感风邪；慢性苔藓样丘疹，多属脾虚湿盛，湿气蕴结肌肤；血痂性丘疹多属血热或血虚阴亏；红色丘疹表面鳞屑多者多属血热风燥。

（3）肥厚斑块

在银屑病的静止期，常以大小不等的大斑块为典型皮损，这种斑块较厚，其最外层是紧密附着的鳞屑，其下是肥厚的增生的表皮，最深层是被炎症细胞浸润的真皮。这些皮损分别对应着风燥、顽湿、血瘀。三者互相纠结，难解难分。

（4）鳞屑

云母状的鳞屑是银屑病进行期的典型表现，这是由过度增殖、超速增殖、不圆满增殖的表皮细胞脱落构成的。外在是燥象，而内核是血的异常，燥为标，血热为本，当治其本。若以养血润燥治之，不啻抱薪救火。只有在消退期，基本没有什么浸润，只剩下干性鳞屑，此时才属于血虚风燥或血燥肌肤失养，可以用养血润燥之法。在静止期，皮损浸润长期不能消退，脓疱型银屑病或掌跖脓疱病也会在脓疱干涸之后出现油腻性鳞屑，这种黏腻的鳞屑属于血热外达、蒸腾津液的结果，一般我们将它称为湿热蕴结。

（5）脓疱

在泛发性脓疱型银屑病的急性期，脓疱属于伏热外达，热盛肉腐，这种脓疱出现之后不久，会因高热被烤干而形成脓痂。其治疗也在于清热解毒凉血，而不必计较是否有湿。泛发性脓疱型银屑病迁延期及掌跖脓疱病常有局限性的小片脓疱或脓湖，则属杂病中的湿热毒蕴，需要解毒除湿排脓。

以上所述为对皮损局部的辨证，当患者仅有皮肤问题而无明确其他系统的活跃的异常时，我们依据皮损进行辨证，并据之制订治疗策略即可。但当银屑病患者同时还有其他一些活跃的疾患时，我们必须关注皮肤之外的其他问题。

3. 望神

望神是指观察患者的精神状态，由此可概括得知正气的盛衰和疾病的轻重，进而对判断疾病的发展和预后有一定帮助。如患者精神尚好，目光有神，言语清晰，呼吸均匀，此为"有神"，表示"正气未衰"，说明病情较轻，无论急慢性病均为佳兆。反之，如精神委顿，面色晦暗，形容憔悴，目光无神，语言低微，呼吸急促或不均匀，为正气已伤，病情较重，为"失神"，表示正气已伤，病情较重，无论急慢性疾病，均属凶险。若神昏谵妄，烦躁不安，精神失常，为邪入营分、毒传心包之危候，预后较差。皮肤病大多为六淫、七情致病，正气未伤，就诊时多表现为"有神"，其由于邪实而正气未衰，故预后良好。但像银屑病引起的红皮症等属气阴两伤之证者，则多表现为精神萎靡、目光黯淡、言语无力等无神表现。有神则预后较好，无神则预后较差。

4. 望色

能合色脉，可以万全。望面色在整体辨证系统里占据着重要位置。中医认为气血的盛衰，往往从面部反映出来，正常人面色光泽红润，红黄隐隐，明润含蓄。银屑病患者虽然以局部血的异常为核心病机，但往往同时兼具整体的异常而有下述变化。

面色苍白：多是虚寒证。㿠白虚胖为气虚；苍白枯槁、唇淡为血虚。

面色红赤：多是热证。若红而有神，余无不适为身体健康。若两颧潮红，午后发热，多属阴虚火旺；面色嫩红带白，多为虚阳上越（戴阳）。

面色萎黄：黄而无光泽，多是脾胃虚弱，气血不足；面目鲜黄如橘子色为湿热黄疸（阳黄），暗黄则属寒湿黄疸（阴黄）。

面色青紫：多是血瘀证、寒证或痛证；小儿面色淡青，或山根青、气池暗多是脾胃虚弱，气血不足；面色青紫、人中发暗多是肝风内动。

面色暗黑：多是寒重或瘀血，久病面黑多属肾虚。

5. 望甲

爪为筋之余，为肝胆之外候，受肝血的濡养。银屑病常常出现甲板的损害，甲板损害常常提示皮损损害有可能会向筋骨关节发展。望爪甲形态及爪甲下血络色泽的变化，可以诊察银屑病患者气血的盛衰和气血的运行情况，以及疾病的性质。望诊时可嘱患者手指自然屈曲，指甲向上，进行观察，并用手指压迫甲端，使之褪色，再行放开，以观察甲下血色恢复的快慢。甲下色淡白者，多属血虚或气血两亏；色苍白者，多属阳虚有寒；明显发黄者，多属黄疸病；色深红者，多属里热证；色青紫者，多属血络瘀闭，属病重。压迫指甲使之变白，放开后血色恢复慢者，多属气血瘀滞，亦可见于血虚；甲薄无华，或有明显棱纹，或凸凹不平，多属肝血不足，或血虚气衰，爪甲失养所致，可见于慢性久病患者。如果甲板增厚、变色变质，则属于风湿侵袭，气血不能荣养，属于血燥，需要通过疏风湿配合养气血才能获效。

6. 望舌

（1）望舌质

在皮损之外，我科将舌诊放在比较重要的地位。比问诊获得的证据级别更高。舌色主要指舌质的颜色。一般认为舌尖属心肺；舌中属脾胃；舌边属肝胆；舌根属肾，以此作为银屑病辨证的参考。

正常舌质淡红而润。舌质淡白、舌胖嫩而边缘有齿痕，多为血虚和阳虚；淡白滑润为寒证；淡白而胖为阳虚。银屑病中，淡白舌多见于素体禀赋不足或日久耗损气血、阳气，导致气血两虚、脾虚湿蕴。舌质鲜红多是热证或阴虚火旺。急性病中见之多属热，慢性病见之多属阴虚火旺。实热证舌红而苔黄；虚热证舌红而无苔或舌裂苔剥；舌尖鲜红为心火上炎；舌边鲜红为肝胆热盛；舌色深红是血热或热毒极盛；红而干燥属热盛伤津。银屑病中，红舌多可见于银屑病血热证。绛舌、青紫舌可见于银屑病血瘀证等。舌起芒刺可见于红皮症等。舌干枯、裂纹，甚至出现芒刺，是津液亏耗或热盛伤阴，可见于红皮症、脓疱型银屑病、掌跖脓疱病等伤阴期。龟裂舌、沟纹舌提示患者有发展为脓疱型银屑病的倾向。

（2）望舌苔

一般来说，舌质反映血的异常，是银屑病舌诊的主要方面。舌苔则反映津液的异常，常常是银屑病兼证的诊断依据。望舌苔应注意舌苔颜色与厚薄。舌苔是舌面上附着的苔状物，正常舌苔薄白而润，舌面铺有薄薄的、颗粒均匀的、干湿适中的白苔，但由于季节气候的影响，正常舌象可以发生改变，如夏季舌苔稍厚或薄而淡黄，秋季舌苔可能薄白稍干。

无苔（苔净），多是脾气虚弱或胃阴不足。白苔多为寒证，外感风寒初起，苔见薄白而滑；白腻则为内有痰湿，如银屑病日久伤及阳气，导致寒湿内蕴。

黄苔，多属热证。黄色愈深，其热愈重，表邪入里化热，则舌苔浅黄；热盛伤阴，则苔黄而干；湿热内蕴或肠胃积滞则苔深黄而厚腻。多见于银屑病素体湿热患者。

黑苔，黑而滑润多是阳虚寒盛；黑而干裂多是热炽津枯。

舌苔愈厚腻，表示湿浊越重。应除外某些药物或食物之染苔。临证时，必须把舌质与舌苔的变化结合起来观察。

（3）望舌下脉络

舌下络脉是位于舌系带两侧纵行的大络脉，络脉颜色为淡紫色。望舌下络脉主要观察其长度、形态、颜色、粗细、舌下小血络等变化。观察舌下络脉的方法是：先让患者张口，将舌体向上腭方向翘起，舌尖可轻抵上腭，勿用力太过，使舌体保持自然松弛，舌下络脉充分显露。首先观察舌系带两侧的大络脉粗细、颜色，是否有怒张、弯曲等改变。然后再查看周围细小络脉的颜色、形态以及有无紫暗的珠状结节和紫色血络。

舌下络脉细而短，色淡红，周围小络脉不明显，舌色和舌下黏膜色偏淡者，多属气血不足。舌下络脉粗胀，或舌下络脉青紫、紫红、绛紫、紫黑，或舌下细小络脉呈暗红色或紫色网状，或舌下络脉曲张见如紫色珠子状大小的瘀血结节等改变，都是血瘀的征象。其形成原因可有寒、热、气滞、痰湿、阳虚等不同。

观察舌下络脉还有一个角度，即观察舌的侧缘。许多时候这里可以看到很多垂直于舌面的紫色的血管，这是瘀血阻络的典型证据，需要应用水蛭、地龙等药物疏通。

舌下络脉的变化，有时会出现在舌色变化之前。因此，舌下络脉是分析气血运行情况的重要依据。皮肤病日久，如银屑病若伴舌下络脉紫暗，均可辨为血瘀之象。

（二）问诊

对于银屑病，问诊主要围绕疾病的发生发展过程、治疗经过，以及与病情有相关性的事项展开，即围绕主诉进行问诊。此外，一些涉及整体代谢状况的问题也会对银屑病的治疗构成影响，所以也在必问之列。这些问题主要包括营养摄入与排泄，精神情志与睡眠等。从广义说，皮损属于形；饮食、二便属于气；精神情志属于神。问诊就是围绕一个人的精气神展开的，这会决定整体辨证结果。

（1）问饮食

首先必须问饮食。银屑病的发生及发展与个人饮食状况有关。如过度偏嗜辛辣油腻刺激食物，日久易导致湿热内蕴；过度贪凉，日久易导致气血瘀滞。而部分患者也可因吸烟、饮酒而诱发银屑病。

（2）问口渴

口渴是指口干渴的感觉，饮水是指实际饮水的多少。口渴与饮水，是密切相关的两个症状，一般口渴者多喜饮，口不渴者不欲饮，但有时也不尽然。临床应注意询问口渴特点及兼症。口渴与否，是体内津液的盛衰和输布情况的反映。口不渴，不欲饮，为津液未伤，多见于寒证、湿证，由于寒邪或湿邪不耗津液，津液未伤，故口不渴而不欲饮，或为无明显燥证。口渴欲饮，是津液损伤，多见于燥证、热证。如口干微渴，兼发热、微恶风寒、咽喉肿痛，多见于外感温热病初期，伤津较轻。大渴喜冷饮，兼有面赤、汗出，多属里热炽盛，多见于阳明经证。口渴而不多饮，兼见身热不扬、头身困重、脘闷、苔黄腻者，属湿热证，也见于温病营分病。口干，但欲漱水不欲咽，兼见舌紫色瘀斑者，属内有瘀血，瘀血内阻，气不化津，津不上承，故口干欲漱，但水本不亏，乃气化不行，故又不欲咽。

（3）问二便

大便的排泄，虽直接由大肠所司，但与脾胃的腐熟运化、肝的疏泄、命门的温煦、肺气的肃降等有密切关系。大便秘结，为实证、热证，或阴血不足，津亏血少或气虚、阳虚寒凝。泄泻多因内伤饮食、感受外邪、机体阳气不足、情志失调等原因。银屑病血热证患者可伴有大便秘结，治疗时除凉血解毒之外，还须泄热通便。红皮症等见阴虚内热还应注意急下存阴。

（4）问睡眠

睡眠是人体生理活动的重要组成部分，为了适应自然界昼夜节律性变化，维持体内的阴阳的协调平衡，故人的睡眠具有一定的规律。在正常情况下，卫气昼行于阳经，阳气盛则醒，夜行于阴经，阴气盛则眠。即如《灵枢·口问》所说："阳气尽，阴气盛，则目瞑；阴气尽而阳气盛，则寤矣。"睡眠除与人体卫气循行和阴阳盛衰相关外，还与气血的盈亏及心肾功能相关。

失眠是指经常不易入睡，或睡而易醒不能再睡，或睡而不酣时醒，甚至彻夜不眠，常伴多梦。属阳不入阴，神不守舍。一为营血亏虚，不能上奉以养心神，或阴虚火旺内扰心神；二为邪气干扰，如痰热上扰或食滞内停。

嗜睡指患者不分昼夜，睡意很浓，经常不自主地入睡。多为痰湿内盛，阳盛阴虚。饭后嗜睡，为中气不足，脾失健运。热性病高热昏睡，是热入心包。大病后，精神疲乏而嗜睡为正气未复。

通过询问睡眠时间的长短、入睡难易、有无多梦等情况，便可了解机体阴阳气血的盛衰、心肾等脏腑功能的强弱。此外若病人长期熬夜，不能正常作息，则必然会导致阴阳不调，气血失和，而容易罹患皮肤病，如银屑病患者可因睡眠不好而症状加重。

（三）切诊

皮肤病是否反映在脉上？银屑病是否反映在脉上？依张苍教授个人看法，是需要分情况讨论的。在外感状态下，人的整体状况反映在脉上，皮损不是其主要矛盾，不会影响脉。在内伤状态下，皮损微乎其微，湮没在整体的背景里，也不会反映在脉上。只有在杂病状态下，也就是只有突出的皮损，没有突出的整体异常，此时，脉象可以用来解读银屑病的病机。这种解读是从邪气的角度，在基于皮损的气血津液辨证体系下进行，评估的是气血津液异常积聚的程度。

1. 虚实脉在银屑病临床的意义

脉当取太过不及，这是平脉的大纲。太过祛邪，不及扶正。虚实是太过不及的直接表现。

（1）虚脉

虚脉的脉象为三部脉举之无力，按之空虚。亦是无力脉象的总称。特点是脉搏搏动力量不足，寸、关、尺三部，浮、中、沉三候均软弱无力。虚脉是脉管紧张度减弱、充盈度不足的状态。虚脉见于虚证，多为气血两虚。气虚不足以运输血液，故脉来无力，血虚不足以充盈脉道，故按之空虚。气虚不敛而外张，血虚气无所附而外浮，故脉道松弛，脉形大而势软。虚脉的实质是正气的虚弱，反映了患者不足的功能状态。可见于其他原因致正气损伤的患者，同时罹患了皮肤疾病，如一位恶性肿瘤患者，同时患有银屑病。皮肤科临床，虚脉主要见于银屑病内伤状态下的迁延期。

（2）实脉

实脉的脉象为三部脉举按均充实有力。亦是有力脉象的总称。特点是脉搏搏动力量充足，寸、关、尺三部，浮、中、沉三候均有力，脉管宽大。实脉表示实证。邪气亢盛而正气不虚，邪正相搏，气血壅盛，脉道紧满，故脉来应指坚实有力。实脉主要反映了邪气的亢盛。皮肤病急性阶段往往见实脉。实脉又需根据具体脉象分析属于湿、瘀、火毒哪种邪气类型。另外，平人亦可见实脉，这是正气充足、脏腑功能良好的表现。平人实脉应是静而和缓，与主病之实脉躁而坚硬有所不同。

银屑病临证中，实脉可见于血热证及一些青壮年患者，既表示邪气有余，也表示人体功能尚有抵抗邪气的能力，若同时脉有胃气，则是预后良好的指示。

2. 浮沉脉在银屑病临床的意义

浮沉提示正气与邪气斗争的部位，同时提示祛邪的方便路径。浮而有力可能需要考虑发散，沉而有力可以考虑泻下。浮而缺乏和气，需要潜阳；沉而缺乏活力，需要温阳益气。

（1）浮脉

浮脉的脉象特征为轻取即得，重按稍减而不空，举之有余，按之不足。浮脉可理解为"浅脉"，形容为"浮如水漂木""浮如水上负轻舟"。其脉象特征是脉的搏动在皮下较浅表的部位，即位于皮下浅层。浮脉为阳脉，《黄帝内经》称为毛脉，在时应秋，在脏应肺。瘦人肌薄而见浮脉，夏秋脉象偏浮，皆属常脉。

浮脉一般见于表证，是卫阳抗邪于外，人体气血趋向于表，脉气鼓动于外，机体驱邪向外的表现。如果人体的正气尚强，脉象显示浮而有力，这样的表证叫表实证。若浮而无力，说明患者平时体虚，卫气弱，这样的表证就叫表虚证。而久病见脉浮而无力，是阳气浮越，病情危重的表现。

皮肤病若见浮脉，多为新病，表示疾病初起或病邪较轻、较浅。表证并不仅仅指外感，中医的"皮肤"本身就是"表"，再见有脉浮，即可以用疏风解表的方法来治疗。银屑病新起若切诊脉浮紧，为表寒，宜散寒解表；脉浮数，为表热，宜清热解表。

（2）沉脉

沉脉的脉象特征为轻取不应，重按始得，举之不足，按之有余。沉脉显现的部位较正常脉深，故可理解为"深脉"。其脉象特点是脉管搏动的部位在皮近筋骨之处，因此用轻指力按触不能察觉，用中等指力按触搏动也不明显，只有用力才能感觉到脉搏明显的跳动。这是因为沉脉脉气沉，脉搏显现部位深沉所致。沉脉为阴脉，《黄帝内经》称其为"石脉"，在时应冬，在脏应肾。肥人脂厚，故脉多沉；冬季气血收敛，脉象亦偏沉；有的人两手六脉皆沉细而无临床症状，亦属平脉，不一定是病脉。

沉脉多见于里证。有力为里实，无力为里虚。沉脉亦可见于正常人。

脉沉而有力为邪实正盛，邪正相争于里，致气滞血阻之象，可见于气滞、血瘀、食积、痰饮等实证。此脉象可见于关节病型银屑病患者。

脉沉而无力为气血虚乏，无力升举，可见于银屑病红皮病的慢性迁延阶段。

第二节　赵炳南流派银屑病内服方阵举要

赵炳南先生给我们留下了许多治疗银屑病的经验方剂，这些方剂并非散乱的零金碎玉，而是有序的方阵。这个方阵有两个维度：其一，疾病处于外感、杂病、内伤三种疾病状态的哪一种？其二，疾病是仅仅涉及血分还是同时影响到了津液？从临床上看，银屑病属于代表性的皮肤血病，以脉与血的病变为主，但它同时难以避免地影响到津液代谢，无论是凉血活血汤所对应的充血性水肿性红斑，还是养血解毒汤对应的肥厚斑块，津液异常积聚以湿的不同形态存在，并与血的异常共存。正如赵老所说："善治湿者，当治皮肤病之半。"银屑病虽以血的异常为主，但湿邪无处不在。从以上两个维度去观察，就能看清赵炳南流派银屑病内服方阵的内部逻辑。

1. 凉血活血汤（白疕一号）

【出处】《赵炳南临床经验集》《简明中医皮肤病学》。

【组成】生槐花 30g，紫草 15g，赤芍 15g，白茅根 30g，生地黄 30g，丹参 15g，鸡血藤 30g。

【功效】清热凉血活血。

【主治】银屑病（血热证）、急性过敏性紫癜、过敏性皮炎、多形红斑等。

【用法】水煎服，每日 1 剂或 1 剂半，分 2～3 次服。

【方解】凉血活血汤以紫草为君药，丹参、生地黄、赤芍为臣药，白茅根、生槐花、鸡血藤为佐药。其中白茅根利小便，生槐花清大肠，鸡血藤通经络。全方共奏清热凉血活血之功效。

本方是治疗杂病状态的银屑病血热证的专方。所谓杂病，就是说病情处于稳定状态，不是经典的进行期，而是静止期。虽然按病程划分属于静止期，但按证候划分则属于血热证。传统上我们以为血热证对应于进行期，但二者不是一一对应关系，而是部分对应关系。血热证可以出现于进行期、静止期、消退期三个阶段，这一点已经被我科进行的 2653 例临床流行病学调查所证实。如果一个银屑病患者是进行期血热证，那么他的主方是解毒凉血汤或清热除湿汤；如果他是静止期血热证，那么他的主方是凉血活血汤。

凉血活血汤药物组成主要有两个方面，即凉血和活血。方中以紫草、生槐花、生地黄、赤芍、白茅根凉血消斑；丹参、鸡血藤活血。凉血是针对血热证的正治，不难理解；活血大家可能会有疑问，银屑病进行期血热证使用活血药物是否会加重病情，以致"火上浇油""煽风点火"呢？其实这还得从银屑病血热证的病机分析。《中医基础理论》中讲过，瘀血既是病理产物，又是致病原因。寒、热等都可形成瘀血，要分别采用温经活血化瘀、凉血活血化瘀的方法。血热证的病机以血热为主，但皮损是以浸润性斑块、丘疹为表现，是有形实邪，是血热成瘀的结果，好比血热使血液稠厚了，瘀滞了，流动减慢，瘀滞在皮肤而成斑块，所以需要在凉血的同时适度活血，这才可使斑块逐渐消退；若凉血太过，由热转寒，寒凝气滞同样可以成瘀，使皮损定住，后期难以消退。说得通俗点，银屑病的皮损，就好似刚出炉的融化的钢水，既要给它降温（凉血），又要让它流走（活血），这样皮损才能得以消退；若一味凉血，钢水降温成钢锭，就流动不了了，就不好弄了。

点评：曾有质疑，血得温则行，得凉则凝，凉血岂能活血？当知治病之法不止于寒、热、温、凉四气，尚有酸、苦、甘、辛、咸五味。东垣有曰：治之以味，时时换气。温可以行血，辛也可以行血。若属寒凝血瘀，固当使用辛温；若于血热壅滞，气血凝结，自不能单纯用温，辛寒之剂行血而不热，为得当之选。凉血活血早已屡见于叶天士医案。在古人眼里，味的治疗作用在气之前，故凉血活血于理无乖。在临床中，我们还可以辛寒行血之剂配合辛温之剂，同时发挥协同及反佐作用，自能趋利避害。

2. 养血解毒汤（白疕二号）

【出处】《赵炳南临床经验集》、北京中医医院皮肤科协定方。

【组成】鸡血藤、土茯苓各 30g，当归、生地黄、山药、威灵仙、蜂房各 15g。

【功效】养血润肤，除湿解毒。

【主治】血燥型银屑病、神经性皮炎、慢性湿疹、扁平苔藓等。

【方解】本方以鸡血藤、当归养血活血；生地黄滋阴润燥；山药滋阴益气；土茯苓、蜂房散风解毒；威灵仙祛风除湿通痹。诸药共奏养血润肤、除湿解毒之功效，适用于血虚风燥、风毒蕴结之银屑病、扁平苔藓、湿疹皮炎等。

血不足则干燥脱屑，血不通则皮损紫暗或形成斑块，毒邪凝聚则皮损肥厚难消。本方以鸡血藤、当归养血润肤，以生地黄、山药凉血滋阴，治血分异常，又以土茯苓解湿毒，以威灵仙、蜂房解风毒，是典型的气血津液体系的处方。

点评： 何谓毒？张苍教授认为，毒不是邪气的异名，也不是邪气强大就可以称为毒。在中医外科的语境里，"毒"具有两方面的含义：其一，邪气凝聚；其二，破坏形体。如此才能理解古人所说的"风毒""湿毒""火毒""热毒""瘀毒""痰毒"的含义。银屑病在点滴状阶段，疹形高突，犹如门钉，抚之棘手，是为火毒，治以凉血解毒；而斑块期则为"湿毒""瘀毒"，故治法、方药另有天地。火毒当制其暴虐，瘀毒当通其闭塞。从"火毒"向"湿毒""瘀毒"的转化没有截然的分界，临证确实需要根据治疗反应把握火候。

3. 活血散瘀汤加减（白疕三号）

【出处】《简明中医皮肤病学》。

【组成】三棱 15g，莪术 15g，桃仁 15g，红花 15g，鸡血藤 30g，鬼箭羽 30g，白花蛇舌草 15g，陈皮 10g。

【功效】活血化瘀行气。

【主治】血瘀型银屑病。

【方解】方中三棱、莪术活血散瘀；桃仁、红花、鸡血藤、鬼箭羽活血通络；白花蛇舌草化瘀解毒；陈皮行气调中。月经量少或有血块者，加益母草、丹参。

点评： 先天论精神，后天论气血。精神藏乎心肾，气血摄于肝脾。活血当行气，气行则血行。活血勿伤气，伤气血不行。实际行气药、活血药大多围绕肝、脾展开。本方攻逐力大，并非久用之方，临床常需要和润肤丸、养血润肤饮、除湿丸等交替使用，刚柔相济，缓急交替，才能起到消磨瘀血、破瘕散结、活血软坚、消退斑块的作用。本方立意一为活血，二为解毒，与银乐丸有异曲同工之妙。二者可以类比于仲景的抵当汤和大黄蟅虫丸。

4. 活血解毒汤

【出处】北京中医医院皮肤科协定方。

【组成】鬼箭羽 10g，白花蛇舌草 15g，桃仁 6g，莪术 10g，红花 10g，鸡血藤 10g，丹参 15g。

【功效】活血化瘀，解毒退斑。

【主治】血瘀型银屑病。

【方解】本方以桃仁、红花、鸡血藤、鬼箭羽、丹参活血化瘀；莪术活血行气；白花蛇舌草化瘀解毒。诸药共奏活血化瘀、解毒退斑之功效，适用于血瘀型银屑病等皮肤病。

点评： 本方是活血散瘀汤的加减方，去掉了原方的木香、陈皮、赤芍、白芍，增加了血分药丹参、鸡血藤，是典型的中西医结合思路。本方以活血药为主，故可治疗银屑病血瘀证，但银屑病的治疗解毒需贯穿始终，故辅以解毒药白花蛇舌草来化瘀解毒。然而本方攻逐力强，其适用前提是患者体格壮实，气血俱盛。如果患者脉细身凉，气血不足，则需合用八珍汤、四物汤以托里，在气血足以配合攻伐之品之时，才能充分发挥化瘀作用。本方的加减同时参考了外科补托的思路，可以为临床开一大门径。

5. 银乐丸

【出处】《简明中医皮肤病学》。

【组成】当归、牡丹皮、赤芍、白芍、蜂房、苦参各 15g，丹参、鸡血藤、首乌藤、大青叶、土茯苓、白鲜皮、白花蛇舌草各 30g，三棱、莪术各 9g。

【功效】解毒润肤，活血化瘀。

【主治】银屑病及其他角化肥厚性皮肤病。

【方解】本方以当归、白芍、丹参、鸡血藤、首乌藤养血活血，润肤止痒；三棱、莪术破血化瘀；牡丹皮、赤芍、大青叶凉血消斑；土茯苓、白鲜皮、白花蛇舌草清热解毒；苦参凉血解毒止痒；蜂房散风解毒。诸药合用，共奏解毒润肤、活血化瘀之功效。适用于血虚、血瘀蕴毒之银屑病，临床当以病程日久，皮损紫暗、肥厚、角化明显为特点。

本方为"血分药"与"解毒药"的组合，突出体现银屑病"从血论治"和"血分蕴毒"的学术思想。从血论治是核心方法，以三棱、莪术化瘀为君药；以当归、牡丹皮、赤芍、白芍、丹参、鸡血藤、首乌藤和血为臣药；病久成毒，以蜂房解风毒，大青叶解火毒，土茯苓、苦参、白鲜皮、白花蛇舌草解湿毒，共为佐药。

点评：什么是毒？凝结者成毒，在血分则为瘀，在津液则为顽湿。瘀为血毒，顽湿为湿毒，二者皆因气血津液的异常积聚而在局部表现为肥厚的斑块，这种斑块既是气血津液凝聚的后果，又凝结成巢穴，甚至成为具有一定独立性的病理存在，为未来的风火热毒、痰饮水湿凝聚埋下伏笔。所以，必须强力攻毒，使聚者散。银乐丸针对风毒、火毒、湿毒、瘀毒四方面的问题，应用不同的具有开破作用的药物，以期凝结之气血津液再次活动起来，复归于气化。

本方若作汤剂使用，力大势猛，常会出现一段皮损扩大、变红、瘙痒的由阴转阳的过程；而制为丸剂，重剂缓投，恰可以缓缓消磨，促进斑块消退而无明显活化的迹象。需要注意：目前的斑块状银屑病往往由于温药曾过用，邪热内伏，而成寒包火的状态，所以在作汤剂使用时，需要略加凉血之品；在使用丸剂之时，可以配合除湿丸一起使用。

6. 加减除湿胃苓汤

【出处】《赵炳南临床经验集》。

【组成】苍术、厚朴各6g，陈皮、泽泻、炒枳壳、炙甘草各9g，炒白术、猪苓、赤茯苓、滑石、炒黄柏各12g。

【功效】健脾燥湿，和中利水。

【主治】带状疱疹（湿盛型缠腰火丹）、湿疹（湿疡）、银屑病（寒湿型白疕）。

原书（《赵炳南临床经验集》，下同）按语：从本方的组成来看，是胃苓汤的加味，而胃苓汤又源于五苓散和平胃散。方中厚朴、陈皮、苍术、甘草燥湿和中；泽泻、猪苓、茯苓、白术健脾利水湿；赤茯苓、黄柏、滑石清热利湿；枳壳行气以助水湿之运化。临床治疗湿盛型湿疹，如有湿盛热轻的特征，即可应用本方。若痒感明显者，加白鲜皮；湿滞、食滞重者，加焦槟榔或伏龙肝。

点评：加减除湿胃苓汤，由平胃散合五苓散，减大枣、生姜、桂枝，加滑石块、炒枳壳、炒黄柏而成。其中苍术、厚朴芳香化湿，陈皮、炒枳壳理气化湿，炒白术、炙甘草健脾化湿，滑石、猪苓、赤茯苓、泽泻、炒黄柏淡渗利湿。虽然银屑病的治疗多从血论治，但当今社会的生活节奏使患者常兼夹湿邪，而加减除湿胃苓汤从理气、健脾、分消走泄等三方面"除湿"，故在从"血"论治的基础上，组成合方加减除湿胃苓汤（或化裁加减除湿胃苓汤），往往能够增效。血不利则为水，皮肤血病的代表是银屑病，皮肤湿病的代表是湿疹，二者发病有在气（津液）在血之别，而常相互混杂，尤其是慢性湿疹和斑块状银屑病，无论是临床还是病理经常具有相似的特点。

7. 除湿丸

【出处】《赵炳南临床经验集》。

【处方】威灵仙 30g，猪苓 30g，栀子仁 30g，黄芩 30g，黄连 30g，连翘 30g，当归尾 30g，泽泻 30g，紫草 45g，茜草根 45g，赤苓皮 45g，白鲜皮 60g，粉丹皮 30g，干生地 60g。

【制法】上药共研细末，水泛为丸，如绿豆大。

【功效】清热凉血，除湿利水，祛风止痒。

【主治】急性湿疹、婴儿湿疹、寻常型银屑病（白疕）、单纯糠疹、多形红斑等属湿热证者。

【用法】每服 3～6g，一日 2 次，温开水送下。

【方解】本方由猪苓、泽泻、赤苓皮利湿；栀子仁、黄芩、黄连清利湿热；紫草、茜草根、粉丹皮、干生地凉血消斑；白鲜皮清热利湿止痒；

当归尾养血、活血，专用归尾，更偏于活血，有"治风先治血，血行风自灭"之妙；连翘、栀子仁清心火；威灵仙祛风湿；且威灵仙、连翘尚可软坚散结。全方共奏清热凉血、除湿利水、祛风止痒之功。

点评：除湿丸虽名"除湿"，但细观其组成，其功效实为"凉血除湿"，而且"凉血"的力量更大。本方兼具"凉血""除湿""清利湿热"三大功效，临床适应证颇为广泛，如皮炎湿疹类、红斑鳞屑类等多种皮肤病，只要辨证属湿热、血热者都可应用。

银屑病临床上以血热证较为常见，但血热兼有湿热者并不少见，表现为鳞屑较为黏腻，舌红，苔黄腻等，可使用本方治疗。需要注意的是，本方苦寒、凉血药物较多，对于脾胃虚弱、气血亏虚的患者不适合；另外本方含有大剂量的白鲜皮，长期服用有导致肝功能损伤的可能，这方面临床已有病例报道，应注意。

本方涉及凉血、解毒、清热、除湿、疏风等多法，何以单名之曰除湿丸？这是因为所用药物均有除湿之功效。紫草、茜草凉血除湿，白鲜皮、威灵仙祛风胜湿，黄连、栀子解毒燥湿，猪苓、赤茯苓淡渗利湿。风湿、湿热、湿毒入于血分，若无湿则风、热、毒、血相对易治，一旦与湿纠缠到一起，就会顽固难消。赵老为强调这一点，故命名为除湿丸。

在赵老的方剂体系内，除湿丸与清热除湿汤具有亲缘关系：赵老的讲课录音里提到，不方便用清热除湿汤时则换用除湿丸。

8. 土槐饮

【出处】《赵炳南临床经验集》。

【组成】土茯苓、生槐花各 30g，生甘草 9g。

【功效】清热除湿解毒。

【主治】亚急性湿疹、慢性湿疹、植物日光性皮炎、脂溢性皮炎、寻常型银屑病（白疕）、复发性疖病。

原书按语：本方是一除湿清热解毒方，可以煎煮服用，可以泡水代茶饮。可单独使用，也可以与其他方剂加减同伍。本方单用多适用于大病已去的善后治疗或预防治疗。本方药少力专，土茯苓性甘淡平，清热解毒除湿，长于祛湿，多用于湿热疮毒，又为治梅毒之专药，能入络搜剔湿热之蕴毒；生槐花泄热凉血解毒，其凉血之功独在大肠，大肠与肺相表里，所以能疏皮肤风热；又槐花生用清热解毒力强，尤以槐花蕊效力更强，临床试用可代替金银花，炒用力虽缓，但易于保存；佐以生甘草，解毒和中。

点评：土茯苓祛湿、解毒，槐花清热凉血、解毒，生甘草调和二药兼以解毒，所以本方具有清热凉血、除湿、解毒的作用。也可以说，土槐饮，虽只有三味药，但代表三个方向，即清热凉血、除湿和解毒。故土槐饮虽是小方，但依照此三个方向，可以加药化裁以增加疗效。如祛湿，可在土茯苓基础上，加萆薢、车前子、泽泻等；如清热凉血，可在槐花基础上，加紫草、生地黄、牡丹皮等；若解毒，可加决明子、白花蛇舌草等。本方的主治病症很多，如亚急性湿疹、慢性湿疹、植物日光性皮炎、脂溢性皮炎、寻常型银屑病、复发性疖病等。从病机上讲，总以湿、热、毒三邪夹杂为要。故皮肤病以湿、热、毒三邪夹杂者可用本方。

毒有多种，治毒之法亦有解毒、化毒、拔毒、提毒、移毒、消毒之不同。本方三味药物味皆甘平，属于化毒之法。万物生长化收藏，万物生于土，入土为安，即毒化于土之意。甘缓，可以治疗各种急迫症状，可以使各种偏性皆归于平淡。

9. 健脾润肤汤

【出处】《简明中医皮肤病学》。

【组成】党参、云苓、苍术、白术、当归、赤芍、白芍各10g，丹参10g，生地黄、鸡血藤各15g，陈皮6g。

【功效】健脾燥湿，养血润肤。

【主治】慢性湿疹，以及一切慢性肥厚角化性皮肤病，如银屑病、神经性皮炎、扁平苔藓等。

【方解】本方主治之病机为脾虚，气血生化不足，以致气血不能濡养皮肤，皮肤出现干燥肥厚等表现。故用党参、白术、苍术。全方茯苓健脾益气；白芍、当归、丹参、鸡血藤养血活血；赤芍、生地黄凉血；陈皮行气。全方共奏健脾燥湿、养血润肤之功效，使气血充足，皮肤得以濡养。本方主要用于治疗皮损以干燥、淡红、肥厚、皲裂为特点的皮肤病。值得一提的是，本方用药平和，不含辛温、发散及虫蛇类药物，不易产生"过敏""激惹"等情况，比较安全。

本方为补中益气汤去掉升麻、柴胡、甘草、黄芪，加苍术、茯苓及养血药而成，以其仍有湿邪故也；当归、首乌藤、丹参、鸡血藤、赤芍、白芍，这一组药称为理血和血之品，以其药性平和，支撑八面，属于血分药中的平补平泻之品。

点评：银屑病患者证属血燥者有应用此方的机会。从皮损辨证角度看，皮损表现为干燥、色淡红，或兼有肥厚、皲裂，即可应用。部分患者还具有一定的皮肤外症状，有的和皮损辨证一致，表现为或纳差、不欲饮，或舌淡、苔白腻、边齿痕，或大便溏等，即脾虚湿盛者，此时应用效果更好。如果皮肤外症状突出，并且与皮损辨证结果矛盾，则舍皮损顾整体。如果皮损典型而皮肤外症状轻微，则以皮损辨证为主。

健脾燥湿与养血润肤，看似自相矛盾，实则关键点在于"调"，即调节水液代谢，通过健脾使水液分布正常，肌肤得以濡养；水液代谢正常，脾胃正常运作，则气血充足，从而养血润肤。

湿从何处来？燥从何处来？如果一个人在短期之内发生较大的体重变化，有可能邪自外来，反之皆自内生，而非外来。人体某处有湿，往往另一处就燥，反之亦然。这种发生于一人身上的矛盾，或见于上下，或见于内外，或见于左右，或见于脾胃，或见于肝脾，总为津液分布不均，当以和法治之。

10. 养血润肤饮

【出处】《外科证治全书》。

【组成】生地黄、熟地黄、当归、天花粉、黄芪、天冬、麦冬、桃仁、红花、黄芩各 6g，升麻 3g。

【功效】养血润肤，滋阴生津。

【主治】面游风，初起面目浮肿，燥痒起皮，如白屑风状，渐渐痒极，延及耳项，有时痛如针刺。银屑病静止期（血燥型）、慢性瘙痒性皮肤病、角化性皮肤病等。

【方解】方中当归、桃仁、红花补血活血通络；黄芪健脾益气；天花粉、天冬、麦冬、生地黄、熟地黄养阴润肤；黄芩清热，升麻解毒。本方名为养血润肤，实际是以滋补津液为主，用于皮炎湿疹类皮肤病，表现为血虚风燥证者效果更好。本方用于治疗银屑病、红皮病，能够控制脱屑，但不能减轻浸润。

【使用注意】药后禁食腥荤、鱼、虾、螃蟹等辛酸刺激性食物。

点评： 此方名为"养血润肤饮"，从药物组成看，主要通过滋补津液、补血活血，使得津血充沛，肌肤得养；而方中的黄芪、黄芩、升麻亦不可少。黄芪健脾益气，气为血之帅，有助于血的运行；黄芩清热，久病阴伤化燥，清热有助于滋阴；升麻解毒，银屑病的治疗常以"解毒"贯穿始终。

在《简明中医皮肤病学》里，养血润肤饮与养血解毒汤都治疗"血燥证"，然而二者所治之燥大为不同。养血润肤饮所治之燥为大病之后血虚阴亏、皮肤失养导致的菲薄鳞屑的燥象，其下并无肥厚浸润。养血解毒汤则治疗风湿入血，血不能正常发挥作用的燥证，可能没有太多鳞屑，但皮损浸润肥厚。所以前者药性柔润，而后者药性刚燥，这一差别不可不知。

11. 当归饮子

【出处】《重订严氏济生方》。

【组成】当归 15g，生地黄 12g，白芍 9g，川芎 9g，何首乌 15g，荆芥 6g，防风 6g，白蒺藜 12g，黄芪 12g，甘草 9g。

【功效】养血润肤，祛风止痒。

【主治】本方为皮肤科常用方，原治"心血凝滞，内蕴风热，皮肤疮疥，或肿，或痒，或脓水浸淫，或发赤疹瘩瘤"。在皮肤科适用于治疗慢性荨麻疹、玫瑰糠疹、银屑病、慢性湿疹、皮肤瘙痒症等各种因血虚致痒的皮肤病，对于老年慢性瘙痒性皮肤病效果尤著。

【用法】水煎服，每日1剂，分2次服。

【方解】《黄帝内经》云："诸痛痒疮，皆属于心。"本方所治为心血凝滞、内蕴风热而致的皮肤病遍体疮疥，或痛或痒，或热或肿，或红或紫，或暗或明等证。方中当归、川芎、生地黄、白芍四物补血活血，且生地黄又清热凉血；黄芪补气运血，促进血液循环；荆芥、防风、白蒺藜祛风止痒；何首乌解皮肤疮疹疥癣之毒；甘草泻火解毒，并能调和各药。诸药合用，为活血化瘀、祛风清热之剂。本方使心血得补、运行调畅而血不凝滞；风热得清，毒邪得解，而皮肤疥疮之症自然调和而愈。

点评：银屑病血虚风燥者，常以此方为基础方进行加减。血虚肌肤失养可致皮肤瘙痒，风邪亦可使肌肤瘙痒难耐，若单纯养血润肤，有时疗效欠佳，而加上荆芥、防风、白蒺藜则可祛风止痒。"气为血之帅"，故在应用大量血分药的同时，需加气分药，一味黄芪起到补气运血的作用。银屑病的治疗常以"解毒"贯穿始终，何首乌不仅补益精血，又可解毒，一药两用。

本病尤其适用于瘙痒在夜间加重的情况。其源自《外科心法要诀·瘾疹》。

12. 润肤丸

【出处】《赵炳南临床经验集》。

【组成】桃仁、红花、熟地黄、独活、防风、防己各30g，粉丹皮、川芎、全当归各45g，羌活、生地黄、白鲜皮各60g。

【功效】活血润肤，散风止痒。

【主治】银屑病（白疕）、皮肤淀粉样变（松皮癣）、毛发红糠疹、鱼鳞癣（蛇皮癣）、脂溢性湿疹、皲裂性湿疹（鹅掌风）及其他角化肥厚性皮肤病。

【用法】每次服3～6g，日服2次，温开水送下。

【方解】本方以"桃红四物汤"（桃仁、红花、熟地黄、川芎、全当归）养血活血；生地黄、牡丹皮凉血消斑；羌活、独活、防己、防风散风除湿止痒；白鲜皮清热利湿止痒。诸药合用，共奏合血润肤、散风止痒之功效，主治风湿久羁、血虚血瘀之皮肤病，如银屑病、慢性湿疹、皮肤淀粉样变、毛发红糠疹、鱼鳞病等。临床症见皮损经久不愈，颜色淡红、暗红，肥厚，干燥脱屑，甚至龟裂，肌肤甲错，干痒明显，甚至出现抓痕血痂。

《神农本草经》中所述之风寒湿痹、顽痹、死肌、癥瘕、积聚可对应于皮肤病中的肥厚斑块。中医认为质地坚实的斑块成因与痰、瘀、湿、毒有关。其中"毒"属于无定型的概念，特指邪气凝滞于局部的状态。在痰、湿、瘀中，痰往往发生于经络循行部位，瘀往往与外伤有关，或与较大的血管有关，湿与孙络等小的络脉有关，是最主要的皮肤斑块的成因。对于皮肤病，赵老常使用治疗"痹证"的祛风湿药，其原因在于他认为顽固皮肤病也可以是一种"痹证"，其总的病机为"风湿与气血相搏"，润肤丸就是典型代表。本方以羌活、独活、防己、防风、白鲜皮散风祛湿以"除痹"，"桃红四物汤"养血、活血以"除痹"，所治之症当以慢性久病，局部皮损干燥、角化、肥厚为主，证属风湿痹阻、阴血耗伤者。

【使用注意】本方中含有大量白鲜皮，不可久用。

点评：对于银屑病血燥或血瘀者，有运用此方的机会，此方已制成院内制剂，服用方便。银屑病患者皮损肥厚、干燥，色暗红或淡红，皮肤瘙痒明显，且湿邪阻遏者，均可服用此方。此方虽名为"润肤丸"，但关键点在于"通"，改善了水液代谢异常（"湿邪""血虚""血瘀"），兼顾祛风，肌肤得养，疾病方愈。此方所用桃红四物汤在血分，防风、防己、羌活、独活散风兼除湿，是血燥证的重点方剂，而不是血瘀证的方剂。

13. 黄连解毒汤

【出处】《简明中医皮肤病学》。

【组成】黄连、黄芩、黄柏、栀子各9g。

【功效】清热解毒泻火。

【主治】三焦火毒证。症见大热烦躁，口燥咽干，错语不眠；或热病吐血、衄血；或热甚发斑，或身热下利，或湿热黄疸；或小便黄赤，舌红苔黄，脉数有力等。适用于治疗疖、痈、过敏性紫癜及一切感染性疾患，证见火毒充斥三焦者。

【方解】本方所治之证多由火毒充斥三焦所致。火毒炽盛，上扰神明，故见烦热谵语；血热妄行，故为吐血；血溢肌肤，故见发斑；热盛伤津，故见口燥咽干；舌红苔黄、脉数有力为热毒炽盛之证。故治以清热泻火解毒。方中黄连清泻上焦心火，兼泻中焦胃火，为君药；黄芩泻上焦之火，为臣药；黄柏泻下焦之火；栀子泻三焦之火，导热下行，引邪热从小便而出，为佐药。诸药合用，共奏清热解毒泻火之功。

汉方流行之后，温清饮、荆芥连翘汤盛行，黄连解毒汤也被频繁应用。赵老弟子陈凯教授治疗癣疾的十二方大多以此为底本而创制，治疗银屑病，疗效颇佳。

点评：此方四味药均为苦寒之品，对于银屑病血热证伴三焦火毒炽盛者，往往以此方为基础方，随症加减，但需酌加顾护脾胃之品。

14. 麻黄方

【出处】《赵炳南临床经验集》。

【组成】麻黄、干姜皮、浮萍各3g，杏仁4.5g，白鲜皮、丹参各15g，陈皮、牡丹皮、僵蚕各9g。

【功效】开腠理，和血止痒。

【主治】慢性荨麻疹。

【用法】水煎服，每日1剂，分2次服。

原书按语：本方是赵老治疗慢性荨麻疹的常用经验方之一。从其治疗特点来看，为血虚又外受寒湿之邪传经入里而致的瘤。方中以麻黄、杏仁、干姜皮为主药，取其辛温，宣肺以开腠理，推邪外出；佐以浮萍、白鲜皮走表而扬散寒湿；丹参、牡丹皮、白僵蚕（或用白僵蛹代替）养血润肤，和血止痒。陈皮、干姜皮同伍，能理气开胃，醒脾化湿，以期内外兼治；干姜皮与麻黄相配，又能缓和麻黄辛温透发之性，以免大汗伤正。

本方是赵炳南教授由《伤寒论》麻黄汤化裁而来，可用以治疗由于血虚又外受寒湿所导致的荨麻疹及其他皮肤病。

麻黄方，有开腠理、和血止痒之功效，病机为外有寒湿，内有血虚。本方是一个表里同治的方剂，外有寒湿之邪久稽，耗伤阴血；或本就阴血亏少，使寒湿之邪不易祛除，皮疹反复发作。故本方适于慢性荨麻疹，或急性荨麻疹证属阴血亏虚者，如老年人等。不仅如此，本方还可用于治疗血虚又外受寒湿所导致的其他皮肤病，临床以瘙痒为主要表现，病程一般较长，伴有血虚等症状。

关于本方中的麻黄，其功效不仅是散风，更重要的是祛湿。麻黄本就有发汗解表、宣肺平喘、利水消肿之功效，尤其对存在于皮肤的表湿疗效显著，而此种存在于皮肤体表之风湿，往往正是一些顽固、剧烈瘙痒的根源所在。故麻黄方以及含麻黄的方剂对于一些慢性、顽固性、剧烈的瘙痒性皮肤病有很好的疗效，只要辨证准确，使用正确，不会因为辛温发散而加重瘙痒和皮疹。

本方是治疗风湿搏于血分的代表方。本方药性温和而偏凉，不可望文生义而以为此方是辛温解表之剂而弃之不用。本方可以治疗表闭、风湿、血不和的证候。麻黄3g，无桂枝配伍，开腠理而不发汗，可以放心使用。本方常用治疗银屑病血燥证，皮损干燥，色泽暗红，浸润不深，瘙痒明显者，也能起到良好效果。

点评：传统意义上，大家认为本方源自《伤寒论》，张苍教授仔细思考后认为，未尝不能认为本方源自阳和汤。其理由如下：①赵老高度认可《外科证治全生集》，阳和汤是其中的代表方。②麻黄汤中麻黄为君，倍于他药，功在发汗；阳和汤中麻黄为佐使，量少，功在通腠理。③麻黄汤主治津液，阳和汤主治在血。本方对于血脉不和、腠理不开者适用，常见于银屑病血燥证。

15. 秦艽丸

【出处】《太平圣惠方》《医宗金鉴·外科心法要诀》。

【组成】秦艽、苦参、大黄各 30g，黄芪 60g，防风、漏芦、黄连各 45g，乌蛇肉 15g。

【功效】散风止痒，清血解毒。

【主治】原书主治脓窠疥，现代用于治疗慢性湿疹（顽湿疡）、神经性皮炎（顽癣）、皮肤瘙痒症（瘾疹）、寻常型狼疮（流皮漏）、盘状红斑性狼疮。

【方解】秦艽丸是赵炳南教授比较推崇的方剂之一，原出自宋代《太平圣惠方·卷六十五》，由秦艽 60g、黄芪 60g、漏芦 45g、乌蛇 120g、防风 45g、黄连 45g、苦参 60g、大黄 60g 组成，炼蜜成丸，以温酒送服，主治遍身生疥，干痒，搔之皮起。《医宗金鉴·外科心法要诀》收载此方，主治脓窠疥。两书所载秦艽丸组成相同，区别仅在于乌蛇的用量，由 120g 减为 15g。

本方扶正与祛邪兼施，搜风入络，清血解毒。方中秦艽为君，祛风湿、舒筋络、清虚热，其可作用于深部，皮疹浸润深者适合使用。乌蛇善搜剔血中伏风，防风祛风解表、胜湿、止痛、解痉，二者共为臣药，可辅助秦艽祛除肌表、经络之风湿而止痒。苦参味苦，性寒，清热燥湿、祛风杀虫、利尿；黄连味苦，性寒，清热燥湿，泻火解毒；漏芦味苦、咸，性寒，能清热解毒、消痈脓、下乳汁。三药配合，能佐助君药、臣药除湿热而解毒。大黄味苦微涩、性寒，主泻下攻积、清热泻火、解毒、活血祛瘀，既配合苦参、黄连、漏芦清热解毒，又加强秦艽、乌蛇入血入络之功而活血祛瘀，为佐药。黄芪味甘，性微温，能补气升阳、益卫固表、托毒生肌、利水退肿，亦为佐药。诸药配合，能散能降，寒温并调，攻补兼施，可使风去、湿除、热清、毒解、瘀散。

在赵炳南皮肤病湿邪论治体系中，龙胆泻肝汤针对热重于湿，除湿胃苓汤针对湿重于热，全虫方针对顽湿。除此之外还有一个重要方剂，即秦艽丸，针对顽湿伤正者。所以秦艽丸是首攻补兼施的方剂，适合皮肤病病程日久，正气已有亏损之证。临床可以理解为加了扶正药的龙胆泻肝汤。临床应用时，要抓住湿毒蕴久入血而又伤正的特征，亦即病程日久，湿热蕴毒窜经入络，顽固不去，兼见气虚体弱者。可用于属湿毒蕴于血分的多种皮肤病。

秦艽丸祛风兼清热、解毒、燥湿、化瘀、补气扶正，功效齐全，适合以"风""湿""热""毒"以及"虚"为主要病因的各类皮肤病的治疗，尤其对于反复发作、迁延不愈、皮肤瘙痒明显、皮损肥厚粗糙的皮肤病，契合其"风""湿""热""毒""瘀""虚"并存的病机。

【使用注意】体弱者慎用，孕妇忌服。

点评：此方以调和阴阳、中和气血为义，结构严谨，不可擅自减药。用于治疗发生于掌跖的银屑病、掌跖脓疱病、关节病性银屑病，均有疗效。原方适合"风""湿""热""毒""瘀""虚"并存的皮肤病，正因为其功效齐全，故加减运用较为灵活。如银屑病血热者，"风""湿""热""毒"均存在，但正虚、血瘀不明显者，不必去黄芪、大黄，瘙痒明显可加白鲜皮，热重可加白茅根、生地黄等；如银屑病血瘀证，"热"已不显，但"虚"象明显，亦可随症加减。

16. 清热除湿汤

【出处】《简明中医皮肤病学》。

【组成】龙胆草9g，黄芩9g，生地黄15g，白茅根30g，车前草15g，大青叶15g，生石膏30g，六一散15g。

【功效】清利湿热，佐以凉血。

【主治】湿热所致的急性皮肤病，如急性湿疹、过敏性皮炎、药疹、带状疱疹、疱疹样皮炎、丹毒、玫瑰糠疹等。

【方解】本方是赵炳南教授、张志礼教授根据龙胆泻肝汤化裁而来的，是我科治疗急性皮炎湿疹等皮肤病最经典的一个方子，同样也是治疗银屑病进行期的经典方剂。方中龙胆草、黄芩清利肝胆湿热；白茅根、生地黄、大青叶清热凉血消斑；生石膏清热除烦；车前草、六一散利湿清热消肿。全方共奏清热利湿、凉血解毒之功效。该方主治湿热内蕴、热重于湿所致的急性皮肤病，如急性湿疹、过敏性皮炎、药疹、带状疱疹、疱疹样皮炎、丹毒、玫瑰糠疹等，临床见症当以急性水肿性红斑为主要表现，可以有水疱、糜烂、渗出等症状。银屑病，一般从血论治，但很多患者同时也有湿热存在，这时可以凉血与清热利湿一起进行，邓丙戌教授传授的一个经验就是应用凉血活血汤和清热除湿汤交替服用，效果良好。

点评：银屑病多从血论证，常见证型为血热证、血瘀证、血燥证，其中血热证患者时常兼有湿热内蕴，针对此类患者，或凉血活血汤和清热除湿汤交替服用，或针对血热的同时服用合方化裁后的清热除湿汤。在凉血活血的同时兼顾清热利湿，往往能有不错的疗效。

银屑病的进行期、急性红皮病性银屑病都属于伏气温病，在伏火外达的过程中顺带蒸腾津液，产生湿象。而其关键则在于伏火（具体可以参见本书第二章第六节），清热除湿汤适用于这种情况。

17. 解毒清营汤加减

【出处】《简明中医皮肤病学》。

【组成】生玳瑁6g，生栀子6g，黄连3g，金银花30g，连翘15g，蒲公英15g，生地黄30g，白茅根30g，牡丹皮15g，石斛15g，玉竹15g，麦冬10g。

【功效】清营解毒，凉血护阴。

【主治】红皮病型银屑病。

点评：此方由"解毒清营汤"去赤芍、绿豆衣、茜草，加石斛、玉竹、麦冬而来，不但保留了原方清营解毒、凉血的功效，且增加了滋阴的作用，对于红皮病型银屑病热毒炽盛、灼伤阴血的状态有很好的疗效。

对于正气素亏、气阴不足之人，在红皮病急性期，虽然具有高热、寒战、身痛、水肿、血象升高、淋巴结肿大等系列表现，但治疗始终不能忘记顾护正气，否则正气不能支撑，邪气必然内陷，而成"走黄""内陷"；或者因皮肤感染，或者因心脏衰竭而威胁患者生命。此时解毒养阴汤实际是补托之法，扶正托毒，增液行舟，邪自难存。热毒较盛时，清热凉血解毒并没有错，但考虑欠周全，多想一步，热毒炽盛往往易灼伤阴血，在尚未出现阴血亏虚时，提早应用滋阴之品，则有"既病防变"的意思。

18. 解毒凉血汤加减

【出处】《简明中医皮肤病学》。

【组成】水牛角6g，生地黄15g，牡丹皮15g，白茅根30g，金银花30g，连翘15g，大青叶15g，生薏苡仁15g，苦参10g，滑石15g，白鲜皮30g。

【功效】清热凉血，解毒除湿。

【主治】泛发性脓疱型银屑病进行期。

点评：此方由解毒凉血汤变化而来，保留了原方的水牛角、白茅根，改生地炭、双花炭改为生地黄、金银花，去掉了原方的紫花地丁、天花粉、生栀子、重楼、甘草、黄连、石膏，加了连翘、大青叶、生薏苡仁、苦参、滑石、白鲜皮。

从功效看，保留了原方清热凉血的作用，加强了清热解毒之力，同时生薏苡仁、苦参、滑石、白鲜皮四味药起到了清热利湿排脓的作用，故治疗泛发性脓疱型银屑病有清热凉血、解毒利湿之功用。

银屑病有轻有重，寻常型与特殊类型是轻重之别，每种特殊类型内部也有轻重之分。按外感杂病内伤的分类体系，又可以做如下判断：寻常型银屑病的进行期、红皮病性银屑病急性期、泛发性脓疱型银屑病发热期均属于外感中的伏气温病；寻常型银屑病静止期、慢性红皮病性银屑病、掌跖脓疱病、关节病性银屑病均属于杂病；各种类型银屑病的迁延期则属于内伤。

解毒凉血汤作为赵老方剂体系里的寒凉重剂，其适应证是寻常型银屑病的进行期、红皮病性银屑病急性期、泛发性脓疱型银屑病发热期。本方不是卫气营血体系下的新感温病，而是受天时（或者说运气）影响发生的以伏火外达为特点的伏气温病。这种类型的银屑病起病即达极期，毫无卫气营血传变的过程，经常始于血证、其后渐渐出现气分的或然证，所以其治法绝非属于循序渐进的卫气营血辨证体系，而是卫气营血一步走的治法，其目的是直折伏火，截断病程。解毒凉血汤的作用即在于此。

19. 独活寄生汤

【出处】《备急千金要方》。

【组成】独活 9g，桑寄生 30g，秦艽 9g，防风 6g，细辛 3g，当归 12g，芍药 9g，川芎 6g，干生地 15g，杜仲 15g，牛膝 6g，党参 12g，茯苓 12g，甘草 3g，桂心 6g。

【功效】益肝肾，补气血，祛风湿，止痹痛。

【主治】在关节病性银屑病的慢性阶段，关节已经变形，感受风寒湿之时出现关节疼痛、腰膝酸痛或冷痛、肢体麻木等症状。皮肤科常以此方用于关节型银屑病的对症治疗，以及结缔组织病出现上述症情，证属肝肾两虚，气血不足者。

【用法】水煎服，每日 1 剂，分 2 次服。

【方解】本方为治疗久痹而肝肾两虚、气血不足之常用方。其证乃因感受风寒湿邪而患痹证，日久不愈，累及肝肾，耗伤气血所致。风寒湿邪客于肢体关节，气血运行不畅，故见腰膝疼痛，久则肢节屈伸不利，或麻木不仁，正如《素问·痹论》所言："痹在于骨则重，在于脉则不仁。"肾主骨，肝主筋，邪客筋骨，日久必损伤肝肾，耗伤气血；又腰为肾之府，膝为筋之府，肝肾不足，则见腰膝痿软；气血耗伤，故心悸、气短。《素问·逆调论》云："营气虚则不仁，卫气虚则不用，营卫俱虚则不仁且不用。"其证属正虚邪实，治宜扶正与祛邪兼顾，既应祛散风寒湿邪，又当补益肝肾气血。方中重用独活为君，辛苦微温，善治伏风，除久痹，且性善下行，以祛下焦与筋骨间的风寒湿邪。臣以细辛、秦艽、桂心、防风。细辛入少阴肾经，长于搜剔阴经之风寒湿邪，又除经络留湿；秦艽祛风湿，舒筋络而利关节；桂心温经散寒，通利血脉；防风祛一身之风而胜湿。君臣相伍，共祛风寒湿邪。

本证因痹证日久而见肝肾两虚，气血不足，遂佐入桑寄生、杜仲、牛膝以补益肝肾而强壮筋骨，且桑寄生兼可祛风湿，牛膝尚能活血以通利肢节筋脉，当归、川芎、干生地、白芍养血和血，党参、茯苓、甘草健脾益气。以上诸药合用，具有补肝肾、益气血之功。且白芍与甘草相合，尚能柔肝缓急，以助筋舒。当归、川芎、牛膝、桂心活血，寓"治风先治血，血行风自灭"之意。甘草调和诸药，兼使药之用。

点评： 本方充分体现出孙思邈先生治疗内伤基础上的杂病的思路，即先补气血，在补足气血的基础上再行祛风、除湿、散寒、通络、活血诸法。在外科领域里，此为定法。《医宗金鉴·外科心法要诀》总论先明六经气血多少，并据此制订治疗先后及原则，就是对《黄帝内经》《备急千金要方》这一思想的具体传承发扬。我科陈凯教授将这种先补气血再治病的临床路径称为"增液行舟"，并有"大增液""小增液"的系列方，是对前人思想在皮肤科做出的具体发扬。

需要强调的是，赵炳南先生原创了数十首内服经验方，但赵老临床所用的方剂则远远不止这些，他既直接从经典著作中引用、借用了许多经典方，如秦艽丸，也对其中方剂进行变通化裁，引申出许多皮肤科名方，如从疏风清热饮一首方剂化裁出荆防方、全虫方两首个人经验方。在经验方之外，他的常用内科、外科经典名方有一百多首，其中远及孙思邈、李东垣、朱丹溪，近有年少于其的关幼波教授的滋补肝肾丸、泻肝安神丸。可以说，赵老是真爱学者，是真善学者。

20. 凉血五花汤

【出处】《赵炳南临床经验集》。

【组成】红花、鸡冠花、凌霄花、玫瑰花、野菊花各 9～15g。

【功效】凉血活血，清热解毒。

【主治】盘状红斑狼疮初期，玫瑰糠疹（风癣），多形红斑（血风疮）及一切红斑类皮肤病的初期，偏于上半身或全身散在分布者。

【方解】方中凌霄花以凉血、活血、泄热为主；玫瑰花、红花理气活血化瘀；鸡冠花疏风活血；野菊花清热解毒。此方适用于血热发斑、热毒阻络所引起的发于人体上部的皮肤病。赵老取类比象，花性轻扬，所以本方用于治疗病变在上半身或全身散发者为宜，其中尤以面部为主，如面部皮炎、玫瑰痤疮等，尤其是女性，效果明显。

辛甘发散为阳，本方所治之证多为热证，但治疗上仍寒热并用，因纯凉则趋下，不能上达，故以二温佐三凉。若为下寒证，径用原方即可，以其能由阴引阳也。若为上寒证，略调寒热比例即可。本方活血化瘀有三，收敛止血有一，清热有二，行气有一，祛风有一，是典型的示范方剂，临证自当调整。

点评：银屑病患者中，若上半身皮疹较明显，且辨证属血热证者，有应用凉血五花汤的机会。临床上常以此方为基础方进行加减，我科张志礼教授在此方基础上加入生槐花，取名六花煎，加强了清热凉血之力。

从外感杂病内伤分类体系看，此方主治杂病，风邪入于血分，导致扰动血液运行，血不能发挥荣养作用，反而出现凝滞之象，出现一系列症状。

21. 凉血五根汤

【出处】《赵炳南临床经验集》。

【组成】白茅根 30～60g，栝楼根 15～30g，茜草根 9～15g，紫草根 9～15g，板蓝根 9～15g。

【功效】凉血止血，解毒化斑。

【主治】多形红斑（血风疮）、丹毒初起、紫癜、结节性红斑（瓜藤缠）及一切红斑类皮肤病的初期，偏于下肢者。

【方解】本方以紫草根、茜草根、白茅根凉血止血为主，佐以栝楼根养阴生津，板蓝根清热解毒。适用于血热发斑、热毒阻络所引起的皮肤病。

根性主下，所以凉血五根汤以治疗病变在下肢者为宜，如下肢丹毒（流火）；下肢红斑类皮肤病，如结节性红斑、硬红斑、变应性血管炎等；紫癜类皮肤病，如过敏性紫癜、紫癜性皮炎等。凡病机属血热发斑者，都有使用的机会。五根当中，除清热凉血的白茅根、茜草根、紫草根和清热解毒的板蓝根外，还有清热散结的栝楼根。故本方尚有养阴、散结之效，不仅对于红斑，而且对于结节也有效。本方以凉血为主，一般适于疾病初期颜色鲜红者。后来我院张志礼教授在此基础上，又加入苦参，名之为"六根煎"，使凉血之力更增。

根据《神农本草经》记载，五根中有三味药有治水之效，四味补中而不伤正气，不但可以治疗血热发斑的原发病，还可以治疗血热、血瘀继发的湿邪。血不利则为水，湿、瘀往往相伴而行，本方兼顾湿、瘀，早期应用，可以直接截断病势。五根之中，白茅根甘淡性寒，补中益气，利小便，治虚赢劳伤、血痹寒热，是为君药；紫草凉血、透疹、解毒、除湿，功效全面，为臣药。故本方治疗湿热证之小便不利所导致的下部血行异常的皮肤病效果最佳。

点评： 凉血五根汤在银屑病的治疗中，主要以血热证为主，若血瘀兼有湿邪，亦有使用的机会，相对于凉血五花汤而言，此方在皮损以下肢为主的银屑病患者中用之较为合适。若热毒炽盛，可加苦参，即六根煎。针对下肢皮疹加重与下肢水肿伴发的患者，可根据湿邪的特点，随证加减。

从外感杂病内伤分类体系看，此方主治杂病，湿邪入于血分，导致扰动血行，血不能发挥荣养作用，反而出现凝滞之象，出现一系列症状。

22. 解毒养阴汤

【出处】《赵炳南临床经验集》。

【组成】西洋参 3～9g（另煎兑服），北沙参 15～30g，南沙参 15～30g，耳环石斛 15～30g，黑玄参 15～30g，佛手参 15～30g，生黄芪 9～15g，干生地 15～30g，紫丹参 9～15g，金银花 15～30g，蒲公英 15～30g，天冬 9～18g，麦冬 9～18g，玉竹 9～15g。

【功效】益气养阴，清热解毒。

【主治】本方适用于两种情况：①皮外科感染性疾病，正邪相持不下，毒热伤气伤阴，正气大伤阶段；②感染性疾病恢复期，气阴两伤，余毒未尽。本方也可以按方证思路使用。

原书按语： 本方适用于皮外科感染性疾病，毒热伤气伤阴，正气已伤而毒热未尽的阶段，相当于败血症的后期。方中以西洋参、沙参、石斛、玄参、佛手参、天冬、麦冬、玉竹大剂养阴清热为主；生黄芪、丹参补气血活血；金银花、蒲公英解余毒。热病后期气阴大伤，正气不能鼓邪外出，虽见毒邪未尽，若再过用苦寒清解之剂中伤脾胃，则正气更衰，致使毒邪滞留膏肓，不能逆转，故以益气养阴为主，重点在于扶正，佐以清热，使之正复邪去，扶正以祛邪。

正邪剧烈斗争，正气衰败，人命将不保，此时仍继续清热解毒，会更伤正气，加速死亡，留人、治病成为主要矛盾。所以如果有"大万能"不能控制的重症感染，可以考虑用扶阳气的补中益气汤或益气养阴的解毒养阴汤治疗。这是最常见的两种情况。赵老治疗热病后期，注重养阴，这是其学术思想中非常重要的一环。对于感染性皮肤病和红斑性皮肤病，如红皮病等，病情急性期时以血热为主，重视清热凉血解毒；后期热退阴伤，注重养阴。解毒养阴汤中有大量养阴药，其中尤其以西洋参最为重要。西洋参性凉，味甘、微苦，有补气养阴、清热生津之功效，可益肺阴，清虚火，生津止渴，治肺虚久嗽、失血、咽干口渴、虚热烦倦等。赵老本人对于西洋参情有独钟，据说当年赵老由于诊务繁忙，说话较多，每感气力不足，故出诊时经常舌下含一片西洋参以生津润燥，增加气力。另外，临床使用本方，不可过早，若病邪仍在，即用补阴，难免恋邪。阴伤的表现，除皮损由红转淡、由炎性水肿转为干燥脱屑，以及口渴欲饮等症状、体征外，更重要的是观察舌象。这里有一个问题需要注意，那就是舌红，甚至绛红，不一定是伤阴，还要看舌体，以及舌上是否有津液。即舌色红绛、舌体干瘦、少苔甚至无苔、干裂、无津液才是伤阴。

点评： 此方多用于红皮病型银屑病的后期，后期多气阴两伤，此时需用西洋参、南沙参、北沙参等益气养阴之品，同时需兼顾清解余毒，故予金银花、蒲公英以清热解毒。方中药物的使用及相应的加减在临床上来说并不困难，但辨证准确是关键，尤其是伤阴的判断，需舌脉、症状综合分析，方可大胆使用。

第三节　赵炳南流派银屑病外治方阵举要

一、外用药治疗皮肤病的基本机理

1.外用药的作用机制

外治药物的作用机制包括药物对皮肤的局部作用和药物的整体作用。

（1）药物的局部作用

①释放：药物从基质中释放出来，分布到皮肤表面；②吸附：经过物理化学的结合或黏附作用，药物结合到皮肤结构（主要是角质层）；③渗透：基本可分为经表皮与经皮肤附属腺体两大部分；④代谢：皮肤对很多化合物都有代谢能力。

（2）药物的整体作用

①直接作用：外治药物通过吸收，经真皮及皮下组织中的血管、淋巴管而进入体循环，并分布到全身。此时这些外治药物就会发挥整体的药理效应，其治疗作用及其毒副作用与这些药物作为内治药物时的情况基本相同，但应注意，由于外治药物是通过真皮及皮下组织中的血管、淋巴管直接进入体循环，因此其对胃肠道和肝脏等的毒副作用比口服给药小。同时也必须注意到，有些药物可能被吸收进入体循环而发挥整体的药理效应，所以同样也应该密切观察其可能出现的相应的整体治疗作用及毒副作用。②间接作用：指药物对局部发生刺激后，再通过经络系统、神经系统或免疫系统的调节而起到的整体作用。例如穴位敷贴疗法、敷脐疗法等。

皮肤科外用药疗法主要目的是在局部发挥作用。

2.影响外用药局部作用的关键因素

外用药是皮肤病治疗体系的重要组成部分。外用药发挥局部治疗作用涉及药物功效、剂型选择、外治技法三方面。

（1）药物功效

外治之药部分与内服重和，部分只适合外用，不能内服，如各种重金属药物、红娘子、蓖麻子等腐蚀性药物。既能外用又能内服的药物在外用时其功效也往往和内服时不一样，如马齿苋内服可解毒凉血、排脓止痢，外用则以收敛止痒为特长。自《神农本草经》开始，中医本草典籍就详细记载了众多药物的功效，其中既包括内服时的功效，也包括外用时的功效，但往往将二者混在一起，让后学误以为"外治之药即内治之药，外治之法即内治之法"，实际这二者的区别是很明显的，只要略微用心，就可以区别开来。如乌梅，《神农本草经》记载其"酸平，无毒，主下气，除热烦满，安心气⋯⋯去青黑痣、恶疾"，这里的"下气，安心气"指的是内服时的功效，而"去青黑痣"很明显指的是外用时的功效。

赵炳南流派对药物外用时的功效有清晰的界定，如赵老亲传弟子邓丙戌教授总结：针对皮损辨证，根据药品功效，外用药可以分为消肿退斑药、去坚散结药、蚀肉提脓药、生肌固皮药等；针对六淫辨证的有驱除六淫药（包括外用清热药、除湿药、祛风药、润肤药、逐寒药等）和与之相关的解毒杀虫药、除垢去臭药和安抚保护药等；针对自觉症状辨证的有止痒药和缓痛药等；此外，还有生发护发药、止汗药、开窍透肉药等。

（2）剂型选择

外治剂型对药物外治起着关键性的作用。

皮肤病外治剂型是指供外治皮肤病所使用的剂型。由于不同剂型是为了供药物以不同浓度混于其中，外用于皮肤后能发挥药物的最高效能，而且要适用于不同皮损情况和不同部位，因此皮肤病外治剂型历来为皮肤科工作者所重视。

由于中医外治剂型与西医外治剂型有的相同，有的相似，也有的完全不同，而当前在临床上二者又同时使用。根据临床实际情况及文献记载，主要包括以下剂型：散剂、水剂、药油、药酒、药醋、软膏、药膏、糊膏、药糊、乳剂、洗剂、硬膏、熏药、搓药、新鲜植物及动物剂、药捻、纱条剂、胶液剂、栓剂、涂膜剂、气雾剂、凝胶剂、透剂、肥皂剂、丸剂、药锭、药饼、线剂、药巾、绵剂、香剂等。

（3）外治技法

皮肤病外治技法是指将配制成一定剂型的药物施于体表，或使用某些器械作用于体表，或药物与器械联合应用作用于体表的具体操作手法。历代外治专家对外治技法总结出了较多的经验。

但在临床应用方面，与外治方药和外治剂型相比，外治技法并未受到应有的重视。医者在临证外治时，多考虑用何方药、用何剂型，但对选何技法则研究较少，向患者解释则更少，结果外用药物时常不能达到最佳疗效。外治技法包括局部技法、腧穴技法、其他技法等。

因为皮肤病中医外治主要是针对皮损的，而大部分皮损都是发生在皮肤黏膜"局部"的，这就决定了皮损局部用法是皮肤病中医外治中最主要的用法。皮损局部用法可以分为以药物为主的局部用法和以手法或器械为主的局部用法。

以药物为主的局部用法施于局部皮损组织的药物浓度显著高于其血液浓度，故在病变处发挥作用充分，而且是直接作用，所以对解除局部症状（如缓解瘙痒及消退局部皮损等）比全身用药奏效迅捷。以药物为主的局部用法主要包括洗药法、湿敷法、撒药法、涂药法、戳药法、点药法、滴药法、注药法、薄贴法、敷贴法、热熨法、烘药法、熏药法、按摩法、摩擦法、搓药法、发疱法、腐蚀法、生肌法、护创法、药捻法、封药法、夹药法、黑布药膏疗法、拔膏疗法、白降丹划涂法、蒸发罨包法、倒膜面膜法、邮票贴敷法、填药法、药条插入法、移毒法、围敷法、掺药法、含漱法、口噙法、吹药法、梳法、喷雾疗法、中药烧蚀疗法、湿药巾疗法等。

3. 赵炳南流派银屑病外治方阵的构成

赵炳南流派外治方阵以药物功效、剂型、作用强度为三个维度。其药物功效主要涉及清热凉血、活血化瘀、软坚散结、止痒、润肤等几个方面，常用水剂、醋剂、酊剂、软膏、熏药等剂型，常用浸浴、湿敷、热罨包、封包、涂搽、熏法等治疗技法。在每一类药物中，又按不同作用强度形成系列，如解毒系列软膏由弱到强依次有清凉膏、芩柏软膏、普榆软膏、芙蓉膏、黄连膏、化毒散膏、黑布化毒膏、化毒散膏等药物。这三个维度共同构筑了赵炳南流派银屑病外治方阵。

二、赵炳南流派银屑病外治方阵

（一）水剂

1. 龙葵水剂

【处方来源】《简明中医皮肤病学》。

【处方组成】龙葵 30g，水 1000mL。

【制备方法】龙葵加水煎煮两次，一次 20 分钟，过滤，弃去药渣，合并药液，或浓缩后取汁，备用。

【功效】清热解毒，杀虫止痒。

【临床应用】在银屑病的治疗中主要用于脓疱型银屑病、掌跖脓疱病。

【用法用量】外用。取药液适量外洗、湿敷，或浓缩后直接外搽。

【方解】龙葵味苦，性寒，能清泄热毒。《证类本草》记载："龙葵，味苦，寒，无毒。食之解劳少睡，去虚热肿。其子，疗疗肿。"故用于热毒壅结之证，正如《本草纲目》中，李时珍言其能"疗痈疽肿毒，跌仆伤损，消肿散血"。龙葵在北方地区很常见，又被称为野葡萄、凉甜儿。夏季会结黄豆大小浆果，味道可口，为人所喜。其全草则具苦寒之性，为解毒妙品。

【注意事项】①使用时药液温度不宜过高。②对该药物过敏者勿用。

2. 柏叶水剂

【处方来源】《张志礼皮肤病医案选萃》。

【处方组成】侧柏叶 25g，紫苏叶 25g，蒺藜秧 50g。

【制备方法】取以上药物，加入适量水，煎煮两次，一次 20 分钟，过滤，弃去药渣，药液放温，备用。

【功效】清热除湿，润肤止痒。

【临床应用】用于斑块型寻常型银屑病或红皮病型银屑病，皮损以干燥脱屑表现为主。

【用法用量】外用。取适量药液湿敷、外搽、浸浴、洗涤患处。

【方解】方中侧柏叶味苦、涩，性微寒，可凉血止血，化痰止咳；紫苏叶味辛，性温，《本经逢原》记载其"能散血脉之邪"。二物均含挥发油，具有清凉止痒作用。蒺藜秧内服可平肝疏肝、祛风明目，外用是散风止痒的重点药物之一。三者合用可凉血祛风止痒。

【注意事项】①使用时药液温度不宜过高。②患处潮红渗出性皮肤病及过敏者勿用。

3. 侧柏水剂

【处方来源】《张志礼皮肤病医案选萃》。

【处方组成】侧柏叶 75g，苦参 50g，楮实子 50g，大皂角 100g，透骨草 100g。

【制备方法】将以上药物混匀，共碾成粗末，装入纱布袋，药包置于锅（或蒸汽锅）内，加入适量水，煎煮两次，一次 20 分钟，合并药液，或蒸煮，待药液或药包放温后，备用。

【功效】清热除湿，止痒收敛。

【临床应用】用于银屑病慢性斑块型，合并明显瘙痒者。

【用法用量】外用。用药液洗浴，每次 30 分钟，每日或隔日 1 次。

【方解】侧柏叶味苦、涩，性微寒，可凉血止血，化痰止咳；苦参味苦，性寒，可清热燥湿，杀虫利尿；《本草原始》中记载"透骨草味甘，无毒"，入肺、肝二经；《本草正》中记载"皂角气味辛、咸，性温，有小毒，善逐风痰……治头风，杀诸虫精物……消肿毒及风癣疥癞"；《得配本草》记载楮实子"甘、平，入足太阴经气分，益颜色、充肌肤、利阴气、通九窍、逐水明目"。诸药合用，以清热除湿、祛风止痒，兼有润燥止痒之功效。

【注意事项】①使用时药液温度不宜过高。②患处潮红渗出性皮肤病禁用。

4. 脱脂水剂

【处方来源】《简明中医皮肤病学》。

【处方组成】透骨草 30g，皂角 30g（打碎），水 2000mL 备用。

【制备方法】将以上药物加适量水煎煮两次，每次 20 分钟，过滤，弃去药渣，合并药液，备用。

【功效】止痒脱屑，去油护发。

【临床应用】用于银屑病脱屑较多、皮损肥厚伴脂溢较多者。

【用法用量】外用。取适量药液外洗。

【方解】《本草原始》中记载"透骨草味甘，无毒"，入肺、肝二经。《本草正》中记载"皂角气味辛、咸，性温，有小毒，善逐风痰……治头风，杀诸虫精物……消肿毒及风癣疥癞"。故两药合用，可以祛风除湿止痒。古人早已知道皂角具有去屑清洁作用。我们今天使用的肥皂实际就是借用了古人"肥皂角"的简称。皂角煎煮之后可以产生泡沫，具有脱脂作用，古人常用于"风癣疥癞"，头癣秃疮，其中包含头皮银屑病、头皮脂溢性皮炎等多种疾病。而皂角又能解毒杀虫，杀虫者即是治疗顽固剧烈瘙痒之意。

【注意事项】①使用时药液温度不宜过高。②使用后注意避风保暖。

5. 透骨草水剂

【处方来源】《张志礼皮肤病医案选萃》。

【处方组成】透骨草 25g，生侧柏叶 25g，大皂角 15g，白矾 15g。

【制备方法】将以上药物用适量水煎煮两次，每次 20 分钟，过滤，弃去药渣，合并药液，加入硼砂 15g、碳酸氢钠 25g，溶解后待放温，备用。

【功效】除湿止痒。

【临床应用】用于头皮银屑病，以瘙痒、脱屑多为主要表现。

【用法用量】外用。取适量药液湿敷，或洗头。

【方解】头皮为多皮多筋多骨之处，气血运行不畅则会形成顽固的斑块，经年累月不能消退。此时必须应用作用深透之品疏通气血，促进消退。方中透骨草味甘、辛，性温，可祛风胜湿，活血止痛，兼能软坚消痞；侧柏叶味苦、涩，性寒，可凉血止血，祛风湿，散肿毒，凉血行气；皂角味辛，性温，可消肿托毒，排脓，杀虫；白矾味酸、涩，性寒，可解毒杀虫，燥湿止痒；硼砂味甘、咸，性凉，清热解毒，可消肿，防腐。诸药合用，共奏除湿止痒之功效。

【注意事项】使用时药液温度不宜过高。

6. 楮桃叶水剂

【处方来源】《简明中医皮肤病学》。

【处方组成】楮桃叶 500g，水 5000mL。

【制备方法】将药物加适量水煎煮两次，一次 20 分钟，过滤，弃去药渣，合并药液，备用。

【功效】祛风止痒，凉血润肤。

【临床应用】主要用于寻常型银屑病皮肤浸润较轻，但干燥脱屑明显，瘙痒反复发作者。

【用法用量】外用。先以药液溻洗，之后浸浴。

【方解】楮桃叶味甘，性凉，可凉血，祛风，《本草汇言》记载其"凉血，祛风，利水"。除此之外，楮桃叶水煎液有很好的润滑皮肤的作用。楮树是北京的常见树种，遍布城区街巷，在西山地区也有广泛分布。楮桃叶叶片大于手掌，基本呈心形，左右不对称，一侧有缺口。20 世纪 60 年代，赵老经常带领弟子及药师去西山采楮桃叶，有时一次会采收上千斤鲜药。赵老认为楮桃叶富含滋润成分，可以润肤止痒，尤其适合于老年人。

【注意事项】①使用时药液温度不宜过高。②患处潮红渗出性皮肤病及过敏者勿用。

（二）酊剂

1. 复方斑蝥酊

【处方来源】《简明中医皮肤病学》。

【处方组成】斑蝥 12 个，全蝎 16 个，乌梅肉 30g，芒硝 12g，75% 乙醇 100mL（或百部酒 480mL）。

【制备方法】将以上药物捣碎，直接浸入 75% 乙醇（或百部酒）内，浸泡十昼夜，过滤，药液密封，备用。

【功效】杀虫止痒，剥脱上皮。

【临床应用】用于慢性斑块型银屑病，以皮损肥厚、鳞屑较多者为适用。

【用法用量】外用。取适量药粉涂抹患处。

【方解】方中斑蝥味辛，性寒，有毒，辛寒能走散；全蝎味辛，性平，有毒，味辛能治风，善于走窜，则风淫可去，而湿痹可利，息风镇痉，攻毒散结，通络止痛；乌梅味酸、涩，性平，酸涩而温，入肺则收，入肠则涩，入筋与骨则软，入虫则伏，入于死肌、恶肉、恶痣则除，刺入肉中则拔，主下气；芒硝味咸、苦，性寒，可润燥软坚，清火消肿；百部酒解毒杀虫，疏风止痒。诸药合用，共奏息风止痒之功效。本方四味药物中有两味不可内服，剩下两味的功用也与内服不同，发挥着与内服时不同的作用。这充分说明外治有别于内治，善于调配外用药发挥局部治疗作用是中医皮肤科医生的专业素养之一。

【注意事项】①本品为外用药，禁止内服。②忌烟酒、辛辣、油腻及腥发食物。③切勿接触眼睛、口腔等黏膜处。皮肤破溃处禁用。④哺乳期妇女慎用。⑤本品对皮肤有一定刺激性，涂药部位如有烧灼感、瘙痒加重或红肿，应停止使用，洗净，必要时向医师咨询。

（三）醋剂

1. 斑蝥醋浸剂

【处方来源】《赵炳南临床经验集》。

【处方组成】全蝎 16 个，斑蝥 12 个，芒硝 12g，乌梅肉 30g，米醋 500g。

【制备方法】将上药放入醋内，浸泡七昼夜，过滤，备用。

【功效】杀虫止痒，生发。

【临床应用】用于慢性斑块型银屑病，以皮损肥厚、瘙痒明显为主要表现。

【用法用量】外用。涂于患处。

【方解】方中全蝎味辛，性平，有毒，味辛能治风者，以善于走窜之故，则风淫可去，而湿痹可利，穿筋透骨，逐湿除风，具有祛风止痒、镇惊息风、通络止痛之功效；斑蝥味辛，性寒，有毒，辛寒能破结走下窍，攻毒蚀疮，逐瘀散结；乌梅味酸、涩，性平，味酸能敛浮热、吸气归元，故主下气，除热烦满；芒硝味咸、苦，性寒，润燥软坚，清火消肿；老醋味酸、苦，性温，散瘀止血，止痒消肿，活血散结，解毒杀虫，杀恶毒，破结气。醋挟药力，诸药合用，共奏杀虫止痒、生发之功效。

本方与复方斑蝥酊差别在于醋与酒精。从中医学角度看，醋善于软坚散结，酒善于通达经络。故二者在治疗上同中有异，酊剂止痒会更强一些，醋剂散结会更强一些。

二方并存真实地反映了在皮肤科草建阶段，前辈们认真研究、积极探索的状态，允为后学榜样。

【注意事项】①本品为外用药，切忌内服。②忌烟酒、辛辣、油腻及腥发食物。③切勿接触眼睛、口腔等黏膜处，有皮肤急性炎症或损伤者禁用。④哺乳期妇女慎用。⑤本品对皮肤有一定刺激性，涂药部位如有烧灼感、瘙痒加重或红肿，应停止使用，洗净，必要时向医师咨询。

（四）软膏剂

1. 子油熏药油膏

【处方来源】《赵炳南临床经验集》。

【处方组成】大风子 25g，地肤子 25g，蓖麻子 25g，蛇床子 25g，蕲艾 25g，紫苏子 15g，苦杏仁 15g，银杏 12g，苦参子 12g。

【制备方法】先将处方中群药干馏成焦油，再用凡士林或祛湿药膏调匀成膏，即可。

【功效】润肤，杀虫，止痒。

【临床应用】用于慢性斑块型银屑病，以皮损肥厚伴反复瘙痒者为适用。

【用法用量】外用。直接外敷于患处，薄敷或摊在纱布上贴敷。

【方解】方中蓖麻子味甘、辛，性平，有毒，气味似巴豆，亦能利人，故下水气，其性善走，拔病邪之气出外，开通关窍经络，止诸痛，消肿毒，泻下通滞；紫苏子味辛，性温，可润心舒肺，下气消痰，温中止痛，主痰壅气逆，与银杏同用，益肺气，定喘嗽，消毒杀虫；蛇床子、地肤子清热解毒，祛风止痒，燥湿杀虫；苦杏仁味苦，性微温，有小毒，杀虫，治诸疮疥，消肿，去头面诸风气鼓疱；苦参子味苦，性寒，理气血，逐寒湿，温经，止血；蕲艾味苦、辛，性温，散寒止痛，温经止血，润肤暖血；大风子味辛，性热，有毒，杀虫止痒，解风毒而润肤。诸药合用，共奏润肤、杀虫、止痒之功效。

本方最初是熏药方，为了增加适用场景，经过改进成为油膏。油膏没有熏药的温热作用，但避免了烟雾污染，减少了灼伤风险，保留了有效成分，作用更持久。

【注意事项】急性炎症皮损勿用。

2. 京红粉软膏

【处方来源】《赵炳南临床经验集》。

【处方组成】京红粉 45g，利马锥 15g，凡士林 400g。

【制备方法】以上药物分别研成极细粉，混匀后，再用凡士林调匀即可。

【功效】杀虫止痒，软坚脱皮，化腐生肌。

【临床应用】银屑病静止期，以肥厚角化皮损为主型。

【用法用量】外用。直接外敷于患处，薄敷或摊在纱布上贴敷患处。

【方解】方中京红粉味辛，性热，有大毒，拔毒提脓，祛腐生肌，燥湿杀虫；利马锥是由红粉底（炼制红升丹时的下脚料）为主和赤石脂、海螵蛸、煅龙骨药物细粉混合而成，具有收敛解毒、化腐生肌的功效。两药合用，共奏杀虫止痒、软化浸润、剥脱上皮、化腐生肌之功效。红粉有强烈的刺激性，不能直接用于创面，故以赤石脂、海螵蛸、煅龙骨、凡士林缓冲稀释之。

【注意事项】①本品有毒，禁忌内服。②脓腐已净及对汞过敏者禁用。③外敷药膏时，须薄匀，否则会引起疼痛。④外用不宜大量持久使用，注意防止汞中毒。⑤口、眼附近及乳头、脐中等部位不宜使用。

3. 黑豆馏油软膏（10%）

【处方来源】《简明中医皮肤病学》。

【处方组成】黑豆馏油 10g，凡士林 90g。

【制备方法】用凡士林将黑豆馏油调匀，即可。

【功效】软化浸润，形成角质，消炎止痒。

【临床应用】用于银屑病慢性肥厚斑块型。

【用法用量】外用。直接外敷于患处，或摊在纱布上贴敷患处。

【方解】方中黑豆馏油是用黑豆通过干馏的方法获得的黑色黏稠液体，与适量凡士林调匀制成软膏，外用具有改善皮肤角化功能，以及消炎、收敛、止痒之功效。本方与籽油熏药油膏药效类型接近，是从西安医学院第二附属医院皮肤科学习而来，因为黑豆馏油可以大量生产，保障供应，比籽油熏药油膏更易获得，故为赵炳南先生所喜用。

【注意事项】①本品有一定的致癌性，不可长期大量使用。②本品气味难闻，使用时应注意。

4. 普连软膏

【处方来源】《简明中医皮肤病学》。

【处方组成】黄芩面 10g，黄柏面 10g，凡士林 80g。

【制备方法】将处方中药物细粉混合均匀，再用凡士林将上述药物细粉调匀，即可。

【功效】清热除湿，消肿止痛。

【临床应用】银屑病进行期或点滴型，以鲜红色斑疹伴瘙痒脱屑为主要表现。

【用法用量】外用。直接外敷于患处，或摊在纱布上贴敷患处。

【方解】方中黄芩清热燥湿，泻火解毒；黄柏清热燥湿，泻火除蒸，解毒疗疮。二者皆为苦寒药，苦能燥湿，寒能清热，故可治疗湿热蕴结的皮肤病。

何谓"普连软膏"？其实是普及版的黄连膏，低配版的黄连膏，或者说含有"普济患者"意义的软膏。在困难时期，黄连价格昂贵，百姓无力购买，故赵老将复杂的黄连膏改为黄芩、黄柏两味，价廉而功效接近，故称"普连软膏"。本方为清热解毒凉血系列方剂中药力较轻者。

【注意事项】凡阴疽瘘管禁用。

5. 豆青膏

【处方来源】《赵炳南临床经验集》。

【处方组成】白降丹 3g，巴豆油 4g，青黛适量，羊毛脂 25g，凡士林 125g。

【制备方法】将处方中的白降丹、青黛分别研成极细粉，混匀；将凡士林加热后，先兑入羊毛脂，放凉，再兑入药物细粉、药油，调匀，即可。

【功效】软化浸润，破瘀散结。

【临床应用】寻常型银屑病静止期，慢性肥厚斑块型为主。

【用法用量】外用。直接外敷于患处，薄敷或摊在纱布上贴敷。

【方解】丹药是中医皮外科的当家药，在溃疡化腐生肌，煨脓长肉；在皮肤科，可以软坚散结，消散斑块。白降丹较之红粉作用更强。方中白降丹味辛，性热，有大毒，拔毒祛腐，消肿；巴豆油味辛而大热，有大毒，峻下寒积，开窍宣滞，破痰癖血瘕，排脓消肿毒，排出痈疽溃后腐肉恶水；青黛味咸，性寒，清热解毒，凉血止血，清肝泻火。诸药合用，可清热解毒兼能凉血。

【注意事项】①外用药，禁忌内服。②对汞过敏者及急性皮肤病不宜用。

6. 苦参膏

【处方来源】《赵炳南临床经验集》。

【处方组成】苦参面 50g，祛湿药膏（或凡士林）400g。

【制备方法】用祛湿药膏（或凡士林）将处方中苦参细粉调匀，即可。

【功效】祛湿，杀虫，止痒。

【临床应用】寻常型银屑病静止期。

【用法用量】外用。直接外敷于患处，薄敷或摊在纱布上贴敷患处。

【方解】祛湿药膏是赵炳南先生老师丁庆三先生所传。在 20 世纪 50 年代初期，赵老在中央皮肤性病研究所主持中医研究室时常给学生讲课。当年的老弟子，北京复兴医院方大定教授晚年贡献的赵老讲稿中，在"祛湿药膏"条目下清晰地标记为"师传"。祛湿药膏是赵老系列外用药膏的地方，在其上加上硫黄，则为硫痒膏；加白蔹则为白蔹膏；加苦参则为苦参膏；加黄连则为黄连膏；再加乳香、青黛而成阴蚀黄连膏；再加乳香、炉甘石而成黄连甘乳膏；加化毒散则为化毒散软膏；加止痒药粉则为止痒药膏；加收干生肌药粉则为收干生肌膏；加银粉散、炉甘石则为银粉散软膏；加狼毒、川椒、大风子等则为狼毒膏。

苦参是皮肤病内治的君药，是皮肤病外治的重要药物。苦参味苦，性寒，退热泄降，荡涤湿火，故能杀湿热所生之虫，清热燥湿，祛风解毒。祛湿药膏可清热除湿，润肤去痂。两药合用，共奏祛湿、杀虫、止痒的功效。

【注意事项】急性皮炎湿疹渗出多者忌用。

7. 黑红软膏

【处方来源】《赵炳南临床经验集》。

【处方组成】黑豆馏油 6g，京红粉 6g，利马锥 6g，羊毛脂 42g，凡士林 400g。

【制备方法】用凡士林将以上药物调匀，即可。

【功效】软坚杀虫，润肤脱厚皮，收敛止痒。

【临床应用】慢性斑块型银屑病，以肥厚干燥性皮损为适用。

【用法用量】外用。直接外敷于患处，或摊在纱布上贴敷患处。

【方解】方中京红粉、利马锥是京红粉软膏的主要组成，以凡士林调匀而成京红粉软膏，具有杀虫止痒、软化浸润、剥脱上皮、化腐生肌的功效；黑豆馏油具有软化浸润、形成角质、消炎止痒之功效。诸药合用，共奏软坚杀虫、润肤脱厚皮、收敛止痒的功效。

【注意事项】①急性皮肤病、对汞过敏者不宜使用。②因含汞制剂不宜大面积使用，全身性用药时可分区交替或间日外用。

（五）熏药

1. 子油熏药

【处方来源】《赵炳南临床经验集》。

【处方组成】大风子 25g，地肤子 25g，蓖麻子 25g，蛇床子 25g，蕲艾 25g，紫苏子 15g，苦杏仁 15g，银杏 12g，苦参子 12g。

【制备方法】以上群药共碾粗末，用较厚的草纸将药末卷成纸卷，备用。

【功效】软坚润肤，杀虫止痒。

【临床应用】用于寻常型银屑病瘙痒明显，皮损肥厚者。

【用法用量】外用。用时点燃药卷，燃烟熏皮损处，每日 1～2 次，每次 15～30 分钟，温度以患者能耐受为宜。

【方解】方中蓖麻子、紫苏子、银杏软坚润肤；蛇床子、地肤子润肤止痒；苦杏仁润肤软坚，引药深入，渗透力强；苦参子润肤杀虫；蕲艾润肤暖血；大风子杀虫止痒，解风毒而润肤。

【注意事项】①使用时，熏药一般要处在患处的下方。②使用中，注意防火与室内通风。

2. 癣症熏药

【处方来源】《简明中医皮肤病学》。

【处方组成】苍术 9g，黄柏 9g，苦参 9g，防风 9g，大风子 25g，白鲜皮 25g，松香 12g，鹤虱 12g，五倍子 15g。

【制备方法】以上群药共碾粗末，用较厚的草纸将药末卷成纸卷，备用。

【功效】除湿祛风，杀虫止痒。

【临床应用】寻常型银屑病，慢性肥厚瘙痒反复不愈者。

【用法用量】外用。用时点燃药卷，燃烟熏皮损处，每日 1～2 次，每次 15～30 分钟，温度以患者能耐受为宜。

【方解】方中苍术健脾燥湿，祛风散寒；黄柏、苦参、防风清热燥湿，祛湿毒，散风止痒，兼消肿；大风子杀虫解风毒，止痒而又润肤；鹤虱杀虫消积；白鲜皮清热燥湿，祛风解毒，杀虫止痒；五倍子敛汗止血，收湿敛疮；松香祛风燥湿，排脓拔毒，生肌止痛，收敛止痒。

【注意事项】①使用时，熏药一般要处在患处的下方。②使用中，注意防火与室内通风。

第四节　赵炳南流派银屑病将息法举要

赵炳南流派医生非常注重银屑病的将息调护，在饮食、情志、外治等方面均积累了丰富的经验。

一、银屑病饮食调养

饮食调养在皮肤病的治疗中是不可忽视的重要环节，它是皮肤疾病护理中一项独特的内容，可以从患者的饮食习惯、营养摄入及脾胃功能等方面应用中医理论指导饮食调养。

（一）饮食调养的基本原则

饮食有节，按时定量；调和四气，谨和五味；食宜清淡，吃忌厚味；卫生清洁，习惯良好。

（二）因时因地因人制宜

中医学认为，时间、地域及个体差异对疾病的发生、发展有不同程度的影响。因时有春夏秋冬四季的不同，地有东南西北之分，人有肥瘦盛弱之别，所以银屑病患者在饮食上也应因时、因地、因人制宜。

1. 因时制宜

春季宜食用辛凉、疏散的食物；夏季气候炎热，阳热偏盛，应多食寒凉滋润属性的食物，如绿豆、苦瓜等；秋季宜用平补或温补的食物以散寒扶正；冬季气候寒冷、阴寒偏盛，应多食温热补益属性的食物，如羊肉、狗肉等。根据食物的不同属性，使人体顺应气候变化，以维持人体的内外环境相对平衡。根据季节气候的差异，合理地调配饮食，能有效地配合病人治疗、促进健康。

2. 因地制宜

东南地区气温偏高、湿气重，宜食清淡、渗湿食物，西北地区气温偏低、燥气盛，宜食温热、生津、润燥食物。结合地域特点为病人提供不同的饮食也是十分重要的。

3. 因人制宜

儿童身体娇嫩，宜用性平、易消化的食物；老年人气血阴阳虚弱，宜进补气助阳或养血滋阴之品；如对成年体质壮实的外感风寒患者，可选用发散作用较强的食疗方，如姜糖饮、姜糖苏叶饮、葱白粥；老年体虚者而外感风寒者，食疗时宜配补益食品，如人参桂枝粥、木耳粥等；体质属寒者，宜食热性食物，以辛辣温热为主；女子以血为本，饮食应以补阴、补血为主，尽量选择多汁多液食物；体质过敏的人，不宜吃海鲜等腥发之物。所以，应根据个体差异而制订不同的膳食方案。

例如陈彤云教授尤其重视银屑病患者的饮食调摄，她认为白疕发病初期多内有血热，为外感风湿热毒之邪的血热证；病久形成内热伤阴化燥、肌肤失养的血燥证，或热入营血，血热互结或服寒凉药物过多，热邪为寒所遏的血瘀证，在药物治疗之余可以进行食疗。

（1）血热证

【生槐花粥】

生槐花、土茯苓各 30g，粳米 60g。将生槐花、土茯苓放入锅内，加入适量的水，烧开半小时，去渣，取出汁液，再加入粳米煮成粥，放入适量红砂糖调匀便可食用。每日如此进食 1 次，10 日为 1 个疗程。

生槐花味苦，性微寒，归肝、肺、心、大肠经，可凉血止血、清肝明目；土茯苓味甘、淡，性平，归肝、胃、脾经，可解毒除湿、利关节。粳米味甘，性温，归脾、胃、肺经，可顾护脾胃。本方可清热凉血、利湿解毒。

（2）血瘀证

【三花粥】

生槐花 30g，凌霄花 30g，红花 15g，粳米 100g。前 3 味煎汁 1000mL，去渣取汁，与粳米一同煮粥服用，每日早、晚各一碗，连服 1 周。

生槐花味苦，性微寒，归肝、肺、心、大肠经，可凉血清肝；凌霄花味辛、酸，性寒，归肝、心包经，可破瘀散寒、凉血祛风；红花味辛，性温，归心、肝经，可活血通经、祛瘀止痛；粳米味甘，性温，可补中益气。本方用于血瘀证。

（3）血燥证

【石膏玉竹百合粥】

生石膏 18g，玉竹 15g，百合 15g，生地黄 20g，粳米 60g。先煎石膏、生地黄、玉竹，去渣取汁，再加入百合、粳米煮粥。粥成后用食盐调味。每日 1 剂，连用 8～10 剂。

生石膏味辛、甘，微寒，归肺、胃经，可清热泻火、除烦止渴；玉竹味甘，性平，归肺、胃经，可养胃生津；百合味甘，性寒，归心、肺经，可养阴润肺、清心安神；生地黄味甘、苦，性凉，善清热生津、滋阴养血；粳米味甘，性温，可顾护脾胃。本方可以养血滋阴。

此外，陈彤云教授在本病调护方面强调：①宜避风寒，尽量避免感冒（避免上呼吸道感染及消除感染性病灶），因为外感尤其咽部感染为白疕病复发及加重的重要因素；②不宜食用牛羊肉及辛辣食物；③保持充足的睡眠，消除精神创伤，解除思想顾虑。

（三）饮食禁忌

临床上许多疾病难愈或愈而复发，常与不注意饮食禁忌有关，故应辨证地选择食物。食物也有寒热温凉补泻之别，热证是机体感受热邪或阳盛阴虚所引起的一类病症，宜食寒凉和平性食物，忌辛辣温热之品；寒证是机体感受寒邪或阴盛阳虚所引起的一类病症，宜食辛辣温热的食物，忌寒凉之品；实证是指邪气过盛所引起的一类病症，饮食宜疏利消导，根据病情的表里寒热和轻重缓急辨证施食，采取急则治标、缓则治本和标本兼治的总体原则进行饮食的调护，一般不宜施补；虚证是指机体气血阴阳存在损耗所引起的病证，宜补虚益损，食补益类食物；外盛病症宜饮食清淡，可食葱、姜、蒜辛温发散之品，忌油腻厚味。此外，饮食禁忌除以上内容外，还应注意食物与药物，食物与食物之间的关系。如服用中药一般忌饮浓茶，服参类补品忌食萝卜等。

二、银屑病情志调摄

"七情"是人体对外界事物的情志上的不同反应，属于正常精神活动，但是在某些异常情况下，以及环境的突然改变，都能使人体情志抑郁，思虑过度，精神紧张、恐惧，可导致人体内脏腑功能失调而产生各种病症。因此，情志调摄也是健康管理中极为重要的一环。

情志变化可以直接影响人体脏腑的变化，不良的情志状态可使免疫功能下降、自卑、失去同情心、人格异常、抑郁。因而在健康管理中，从患者的思想动态，心理状态及情志的表现采取相应措施非常重要，应根据患者具体情况及发病因素的不同实施针对性的情志调摄。各种不同的情志改变，可导致不同的疾病，尤以情志变化与皮肤病的发展密切相关，所以情志调摄极为重要。《黄帝内经》曰："告之以其败，语之以其善，导之以其变，开之以其所苦。"就是说对待患者要态度和蔼，不粗暴，全心全意为患者服务，并要注意观察患者的精神状态，劝导患者的语言要亲切和善，以消除其紧张、恐惧、烦恼、愤怒等不良情志的刺激，使患者安心休养，增强战胜疾病的信心，积极配合治疗。

（一）情志调摄的基本原则

情志调摄的基本原则：诚挚体贴，全面关心；有的放矢，因人施护；清静养神，宁心寡欲；怡情畅志，乐观愉快。

（二）情志调摄的基本方法

情志调摄的基本方法：言语开导；清静养神；移情易性；情志相胜；顺情解郁。

进餐时要保持良好的情绪，切忌在悲伤、盛怒时进餐。因为不良情绪均可通过自主神经系统影响胃肠功能，引起内脏血管收缩，胃肠供血不足，胃气郁滞，造成消化不良、腹胀、便秘、胃部不适。

另外还要加强对患者的宣教工作，定时定量进食，生活起居有规律。解除郁闷情绪，经常与患者沟通。耐心倾听患者诉说，树立战胜疾病的信心。保持良好的精神状态和稳定情绪。避免刺激，消除顾虑，疏导劝慰。生活上尽可能多些照顾，对患者给予理解和帮助，转移患者对疾病的注意力。指导患者进行自我调养，宣传有关疾病知识，使其在心理上、生理上处于接受治疗的最佳状态。

三、生活起居调护

生活起居调护的目的在于促进机体内外阴阳的平衡，恢复和保养正气，增强机体抵御外邪的能力，为疾病的治疗和康复创造良好的条件。生活起居调护的好坏与治疗效果和病人的康复有十分密切的关系。

（一）生活起居调护的基本原则

生活起居调护的基本原则：顺应自然；平衡阴阳；起居有常；劳逸适度；慎避外邪；形神共养。

（二）生活起居调护的基本方法

1. 顺应四时阴阳变化，引导患者加强调护，调节人体阴阳平衡

中医在生活起居护理方面十分注重气象护理，在具体护理实践中遵循"春夏养阳、秋冬养阴"的基本原则，即春天风气当令，气候寒热多变，人体极易遭受风寒的侵袭，不可因天气转暖而顿减衣被，此时要注意户外活动的时间，避免感冒；夏季气候炎热，暑湿之气当令，要避免暑热，并适当饮用生津止渴的饮料，避免汗多伤津；秋天收敛，阳虚病人可以适当减少活动时间，使阳气有所储备，抵御寒邪侵袭；冬天严寒，病人宜早睡晚起以保养阴精，慢性阴虚精亏病人，借此季节以食补或药补，使阴精有所储备，预防春夏阳亢之时对阴精的耗散。

中医对睡眠也有具体要求，睡眠要随四季的气候变化而增减衣被：即春季不可顿减衣被，以免暴伤；夏天炎热，不要纵意当风，更不宜在屋檐下、过道、穿隙等处纳凉，以防"贼风"所袭；秋天多困意，但不可久眠，久眠则神昏；冬天严寒，不可轻出，触冒风寒。

2. 保持良好的康复环境

居室应安静、通风、整洁；温、湿度应适宜；保持适度的光线。

（1）合理安置病床

患者感到凉爽、舒适、心静，利于养病。安置病床应根据患者的病证性质而定。如寒证、阳虚证者，多有畏寒悉风，宜安置于温暖向阳的房间，使病人感到舒适；热证、阴虚证者，多有恶热喜凉之求，可集中于背阴凉爽房间。

（2）居室环境宜安静通风

安静的环境有助于病人休养，噪声的刺激常使患者心烦意乱，应尽量设法消除嘈杂之声。居室应经常通风换气，可以保持空气流通和新鲜，有利患者呼吸、饮食和精神的改善，促进疾病康复。一般每天至少通风1～2次，但应叮嘱患者穿衣盖被，防止六淫侵袭。通风要根据气候和病证不同而异，切忌对流通风。天气恶时通风应防寒气侵袭。表虚、里寒、里虚患者虽适宜居于空气清新的病室，但冷风不宜直接吹在病人身上。

（3）居室的温度和湿度要适宜

温度以18～20℃为宜。但阳虚证、寒证病人应偏高些，阴虚证热证病人可略低些。相对湿度一般保持在50%～60%，但应根据气候和不同证型进行调节。湿度过高，影响蒸发，可抑制出汗，使病人感到潮湿、憋闷；湿度过低，空气干燥，人体蒸发增加，水分丢失，可引起干渴、咽痛、鼻衄等症状。如湿盛病人，湿度宜低；燥证病人，湿度可略高些。阴虚者多热而偏燥，湿度宜高；阳虚病人多寒而偏湿，湿度宜低。

（4）居室环境宜整洁、光线适宜

急性热病患者，光线可稍暗；对受暑、热之邪侵犯的热证患者，以及肝阳上亢、肝风内动的患者，室内光线宜稍暗；对感受风寒、风湿以及阳虚、里寒证患者，室内如有充足的阳光，患者会感到温暖、舒适、有生机；特别对长期卧床的患者，床位尽量安排靠近窗户，以得到更多的阳光，有利于患者早日恢复健康。

（5）引导患者及其家属注重个人卫生

对卧床不起或危重的患者，除坚持每天做好晨晚间护理外，还要定期给以床上擦浴，洗头和剪指甲等清洁护理。沐浴的水温要适宜，有助于清洁皮肤，促进新陈代谢；严重心脏病患者不宜进行热浴及各种药浴；对大小便失禁者，要及时更换床单、衣裤，以免损伤皮肤而发生褥疮；做好卫生宣教，要求患者做好"四勤"，即勤沐浴、勤修剪指甲、勤漱口和勤换衣。

3. 遵循科学的生活规律

遵循科学的生活规律，宜起居有常、动静相宜、劳逸结合。

（1）起居有常，安卧有方

应制订合理的作息制度，做到起居有常，安卧有方。生活要有规律性，保证充足的休息和睡眠。

（2）动静适宜，劳逸结合

进行适当的活动和锻炼，做到动静适宜、劳逸结合。运动健身应因人而异，运动适度，循序渐进，持之以恒。根据病人的病情和体质状况，选择病人能够耐受的锻炼方法，量力而行。

劳逸适度，有益健康。适度的劳动、运动，能促进气血流通，活跃脏腑功能；适度的休息、睡眠，又可以保养精、气、神，恢复体力和脑力。二者配合，则生命活动有张有弛，生生不息。

劳逸太过，伤身致病。生病起于过用，劳和逸过度，均可导致脏腑精气的损伤，削弱机体的抗病能力，导致疾病的发生。过度安逸，既不劳动、运动，也不劳心用脑，对身体也是不利的。这样会影响气血的运行，使气血郁结、脏腑组织失养，产生有关病症。长期不参加体力劳动和运动，可导致肺脾之气损耗，出现呼吸气短，言语无力、纳食少、浑身乏力等症状，所谓"久卧伤气""久坐伤肉"，即是这个道理。若长期不劳心用脑，可导致心、肾、脑之气耗伤，出现思维迟钝、反应呆滞等症状。

四、银屑病中医外治调护

（一）银屑病中药软膏治疗

银屑病的中药软膏治疗，注意分期、分型施治，需遵循以下原则：进行期（血热证）适用缓和、刺激性小的外用药，静止期和消退期（血燥证和血瘀证）视皮损情况可使用中等作用程度或浓度较高的外用药促进皮损软化、变薄以至消退。

张志礼教授常用治疗银屑病的软膏如下：

1. 适用于进行期的软膏

芩柏软膏：主要成分有黄芩末 10g，黄柏末 10g，白凡士林 80g。

清凉膏：主要成分有当归 30g，紫草 6g，大黄末 4.5g，黄蜡 120g，香油 480g。

香蜡膏：主要成分有蜂蜡 20g，香油 80g。

2. 适用于静止期及消退期的软膏

黑豆馏油软膏：主要成分为黑豆馏油。

张教授喜用黑豆馏油软膏治疗银屑病，认为其具有刺激性小、可软化角质、抑制炎症反应、促进浸润消退的特点和作用，临床上常根据皮损的不同选择不同浓度的药膏进行治疗，如急性红斑、丘疹，可选择 2% ～ 5% 浓度软膏治疗；慢性肥厚皮损，可选 5% ～ 10% 浓度软膏治疗；顽固且肥厚、苔藓化严重的皮损可选择 20% ～ 30% 浓度软膏治疗，甚至可配合电吹风局部加热治疗，以促进药物吸收。

京红粉软膏：主要成分有京红粉 15g，利马锥 5g，白凡士林 80g。

黑红软膏：主要成分有黑豆馏油 5g，京红粉软膏 95g。

（二）银屑病湿敷及浸浴疗法

1. 中药湿敷

本法适用于血热证，皮损色红者。清热消肿洗剂（院内制剂）稀释 30 倍，以 8 层纱布浸湿后贴敷患处，每次 20 ～ 40 分钟，每日 1 ～ 2 次。

2. 中药浸浴

本法主要适用于血燥证、血瘀证，皮损色暗或淡，静止或趋于消退者。药浴既可去除鳞屑、清洁皮肤，又可改善血液循环和新陈代谢，增强治疗作用，适用于各型银屑病。

（1）白鲜皮、地肤子、首乌藤、当归、透骨草、侧柏叶各 100g，紫苏叶、大皂角各 50g，苦参 50 ～ 100g。功效养血祛风，润肤止痒。适用于银屑病静止期或消退期，皮疹粗糙肥厚、浸润较著者。

（2）楮桃叶、侧柏叶各 250g，加水适量，煮沸 20 分钟，待温洗浴。具有温通经络、畅达气血、疏启汗孔的作用。

（3）徐长卿、千里光、地肤子各 30g，黄柏、蛇床子、苍耳子、狼毒、白鲜皮各 10g，土槿皮、槐花各 15g，煎水外洗。

张志礼教授常用于银屑病治疗的药浴方如下：

侧柏水剂（药浴一号）：生侧柏叶 100g，苦参 50g，楮实子 50g，大皂角 25g，透骨草 25g。煎水适量，稀释后全身浸浴，每日 1 次或隔日 1 次，每次浸浴或泡洗 30 分钟左右。适用于除进行期外的各型银屑病。

（三）银屑病分季节分型穴位贴敷方案

张苍教授观察到部分银屑病患者与部分呼吸系统疾病患者具有类似的季节规律，参照呼吸科在三九、三伏进行穴位贴敷的有效经验，设计了银屑病的分季节穴位贴敷方案，临床使用，使部分患者在较长时间内保持在相对轻微的疾病状态。与银屑病的一般治法不同，贴敷的目的不是清热凉血，其设计思路是调节气机的开阖，根据银屑病的加重季节，其处方及选穴也有所区别。

1. 冬季加重型

此为体质壮实，血分郁热，开泄不及。夏季天地气机开泄故略轻，遇冬天气机闭塞更甚，故发病或加重。

处方：

冬季开泄气机：白芥子3份、威灵仙6份、生大黄6份、白酒适量、辅料18份。

夏季透热外出：冰片3份、薄荷3份、白芥子3份、威灵仙3份、辅料18份。

2. 夏季加重型

此为体质虚弱，血分郁热始终积聚不多。夏季天地气机开泄故顺势发出而加重，但遇冬季天地气机闭塞邪热不能外透故减轻。

处方：

夏季透热外出：冰片3份，薄荷3份，辅料24份。

冬季开泄气机：白芥子3份，威灵仙3份，辅料24份。

穴位选择：

以肝经穴位为主，因肝主血，肝主疏泄。

另辅以气会膻中，血会膈俞，血海，大椎，三阴交，足三里。

（四）银屑病针灸疗法

1. 体针

取大椎、曲池、合谷、血海、三阴交、肝俞、脾俞等，局部肥厚皮损可采用围刺法，用泻法，留针20～30分钟，每日或隔日1次。或穴位注射，每日或隔日1次。进行期慎用。

2. 罐疗

可采用走罐疗法，适用于肌肤丰厚处，皮损肥厚、面积大者。拔罐时先在所拔部位的皮肤或罐口上，涂一层凡士林等润滑剂，再将罐拔住。然后医者用右手握住罐子，向上、下或左、右需要拔的部位往返推动，至所拔部位的皮肤红润、充血，甚或出现瘀血时，将罐起下。每日或隔日1次。

五、银屑病预防及护理调摄概要

1. 预防感冒

现代研究及临床实践证实，部分银屑病发病及复发加重与上呼吸道感染、咽炎、扁桃体炎有关。因此预防感染成为银屑病患者首先要注意的问题。宜注意随气候变化加减衣物，避风寒邪气，多饮水，多吃富含维生素C的食物（如水果、蔬菜）。在季节交替时，注意加强体育锻炼，增强体质。北方地区干燥少雨，家庭居室注意保持一定的温度和湿度，以减少上呼吸道感染的可能性。如果银屑病患者因扁桃体炎而导致疾病反复发作，可预防性选用金银花、野菊花、板蓝根、麦冬等抗感染、利咽喉的中药煎服或代茶饮；或可考虑做扁桃体切除术，消灭感染灶。但在行手术治疗前要慎重选择，因为一方面扁桃体是人体重要的防卫屏障，许多感染源可以被扁桃体消灭，切除扁桃体会使人体更易罹患各种疾病；另一方面，虽然部分银屑病患者可因切除扁桃体而症状减轻，减少复发，临床痊愈，但有些人则无明显变化。

2. 保持良好的精神状态

人生活在社会大环境中，保持社会、心理、生理三方面的健康，才会身心协调发展。良好的精神状态是战胜银屑病的重要武器。银屑病患者要正确了解疾病，克服无助情绪，与病友、亲属、朋友多进行交流，树立战胜疾病的信心。既要重视，又要避免盲从，不能听说有"根治"的地方就去治疗。治疗太积极，选择不合适的医院，反而不利于疾病的康复。健康良好的心态既是成功的关键，也是治好疾病的金钥匙。

3. 保持规律的生活

消除精神紧张因素，避免过于疲劳，注意休息。现代人生活节奏增快，身心压力都很大，日常生活不注意，工作加班加点，熬夜增多，身体疲劳，心理紧张，长时间处于亚健康状况，违背了人的正常生理规律，有损身体健康。

4. 合理饮食

中医认为饮食失节，过食腥发动风之品而致脾胃失和，气机不畅，日久生湿、化热、成毒，易引发银屑病或使病情加重，所以要慎食辛辣油腻食物，忌烟酒。但银屑病患者不能盲目忌口，饮食对于银屑病的影响尚无定论。有人注意到第二次世界大战期间，一些在集中营的银屑病患者虽然生活条件恶劣，但皮损减轻，于是提出了低脂饮食的饥饿疗法；但后来许多学者做过这方面的研究，没有发现二者的确切关系。与之形成对照的是，有的民族或地区以鱼类为主要食物，其银屑病的发病率反而比其他地区低，且还有用鱼油治疗银屑病取得良好效果的报道。

鉴于食物可以诱发银屑病的同形反应，故应少食花生四烯酸含量高的食物，如牛羊肉等。深海鱼油因产生 LTB5，能抑制 LTB4 的化学动力学作用，故应多食；某些蔬菜及植物油中的多种不饱和脂肪酸、γ–亚油酸能抑制 LTB4 的产生，故亦有益于银屑病。有些银屑病患者是过敏体质，食用鱼、虾等腥发动风之品会出现过敏反应或加重原有皮损，这些患者需避免摄入可疑致敏食物，必要时行过敏原检测，以明确诱因。除了少数对某种食物过敏的病人之外，银屑病患者需根据病情变化，适当忌口，或不忌口，必要时还应鼓励食物多样化。注意饮食卫生及保持患者正常的胃肠功能，忌食生冷、油腻及不洁饮食。对情绪不佳、心烦焦躁的患者可内服百合、莲子等安神食品，以养血安神，促进皮损康复。以莲子心、麦冬、金银花、胖大海等代茶饮，泻火解毒，可治疗咽喉红、肿、疼痛不适等症状。

5. 忌除不良嗜好

吸烟、酗酒等不良嗜好要坚决戒除。银屑病的加重或发作与吸烟和饮酒密切相关。近年多项研究发现，银屑病患者的平均饮酒量较正常人群高，且饮酒量和该病严重程度呈正相关，尤其难治型银屑病可能与饮酒过多有关。吸烟同样会增加银屑病发作，且与吸入量显著相关。

6. 环境适宜

居住环境要干爽、通风。据全国银屑病调查组统计，受潮在银屑病的诱发因素中占首位，为32.9%，如有的人长期生活在潮湿阴暗的地方而发病，有的因洗浴或汗出后受风而发病。北方人患病率高，与北方寒冷、日照时间短有一定相关系。所以需注意避免风寒、潮湿等恶劣环境。

7. 日常调护

对一般身体状况好、无全身症状的患者，需适当活动，与病友交流治疗经验与体会，调整心态，配合医生用药，有利于疾病的早日康复。若瘙痒严重，影响日常生活及睡眠时，应尽量避免搔抓、热水烫洗，保护皮肤，避免外伤。及时修剪指（趾）甲，防止搔抓和强烈刺激产生新的皮疹。使用一些刺激皮损脱落的外用药，只能导致皮损更加严重。可拍打皮损振荡止痒，并向主管医师反映，给予药物治疗。宜穿舒适纯棉白色内衣，多准备几套，及时更换，保持清洁。每日或隔日用温水洗浴，但禁用热水烫洗，禁用碱性强的洗浴液，以免产生刺激，出现红皮病型银屑病。沐浴后再涂外用药效果更好。外用药物期间，注意皮损的变化，如发现皮损扩大、增多、发红时，应停止涂药，及时告知主管医师，进行相应处理。

六、陈凯教授银屑病调护经验

针对银屑病的治疗调护，陈凯教授曾指出，应满足以下五点基本纲要：

一个原则：银屑病是一种无害于生命的疾病，千万不要用有害的方法治疗。

二个对待：要像对待过敏一样对待银屑病，要像对待药物过敏一样对待银屑病。

三好三不好：不治比乱治好，慢治比快治好，中药治比西药治好。

四难四不难：病程长且无季节规律者难治；男性患者较女性患者难

治；既往使用免疫抑制剂者较既往治疗简单者难治；发于多皮、多筋、多骨、少气、少血部位，如头皮、小腿胫前、骶尾部、胸胁部、手背等，较肌肉丰满、气血充足的部位难治。

五要五不要：要简单不要复杂；要安全不要风险；要缓和不要对抗；要留有余地，不要斩尽杀绝；要治人不要治病。

第五节　赵炳南流派银屑病验案举要

一、点滴型银屑病验案

1.凉血活血汤加减治疗点滴型银屑病验案

患者曲某，男，24岁。住院日期：1966年1月14日，出院日期：1966年2月12日。

主诉：全身起红色皮疹伴瘙痒半个月。

现病史：半月前因患急性咽炎，发现躯干部出现红色皮疹，后来逐渐增多，表面有白屑，瘙痒明显。曾在某医院诊断为"急性牛皮癣"，经过半个多月西药治疗未见好转，皮损泛发全身，遂来我院住院治疗。

检查：一般内科检查未见异常。

专科查体：头发内、躯干、四肢泛发高粱粒至榆钱大红斑，表面附着较薄银白色鳞屑，日光下发光，鳞屑周围有明显红晕，基底呈红色浸润，鳞屑强行剥离后底面可见筛状出血点，下肢皮损部分融合成片。

舌脉：舌质微红，苔薄白，脉微数。

西医诊断：银屑病进行期。

中医辨证：血热受风，发为血热型白疕。

治法：清热凉血，活血散风。

处方：生槐花 30g，生地黄 30g，紫草根 30g，白鲜皮 30g，蜂房 30g，刺蒺藜 15g，土茯苓 60g，鲜茅根 45g，清血散 3g。水煎服，日 2 次。

二诊：上方连服 11 剂，红退，上半身皮疹基本消退。上方去鲜茅根，加丹参 24g，当归 30g，又服 3 剂后，改白疕一号方服 15 剂，红斑、鳞屑全部退尽。

住院期间仅用凡士林润肤，未给外用药，配合楮桃叶、侧柏叶煎水洗疗，每日 1 次，共 12 次。共住院 29 天，临床痊愈出院，追踪 4 年半未见复发。

原书按语：本案患者属于血热型，而且热偏盛、病程较短，仅用中药内服，未用外用药，效果较好，追踪 4 年未复发。除服汤药外，另配合清血散以加强凉血清热的作用。清血散服用后，皮肤红斑消退较快，多服则易引起腹泻。

按语：这里赵老用药有几个特点，一是量大，如紫草、白茅根、土茯苓、当归；二是重用有毒之品，如白鲜皮 30g、蜂房 30g，均是今日所不敢投用的；三是合用点睛的细料药清血散，这一用法在后来演化为凉血活血汤里的羚羊角粉。

此时楮桃叶、侧柏叶仍作为散方洗剂出现，反映了赵老经验的演化过程。

（诊治者：赵炳南）

2. 秦艽丸加减治疗点滴型银屑病验案

患儿黎某，女，10 岁。初诊日期：1971 年 8 月 9 日。

主诉：全身起红疙瘩及白屑两年。

现病史：两年前发现下肢出现红色点状皮疹伴白色鳞屑，今年 7 月皮疹泛发全身，曾口服"白血宁"，外用药水均未见效。目前皮疹泛发头部、四肢及躯干，呈红点状皮疹，脱屑、瘙痒较重。

专科查体：皮疹呈滴状，色潮红，密布于头部、四肢及躯干，表面有银白色较厚鳞屑，基底色潮红、浸润。

舌脉：舌质红，苔薄白，脉弦滑细。

西医诊断：银屑病进行期。

中医辨证：血热受风，发为血热型白疕。

治法：清热凉血，散风解毒。

处方：粉丹皮 9g，干生地 15g，白茅根 15g，生白术 9g，白鲜皮 15g，乌蛇肉 6g，秦艽 9g，川连 6g，川大黄 6g，漏芦 6g，车前子 9g（包）。

外用楮桃叶 500g，煎水洗浴，每日 1 次，京红粉膏外搽。

二诊（1971 年 8 月 16 日）：前药服 7 剂，配合外用药皮损变薄，色由潮红转淡红，未见新生皮疹，痒感减轻，继服前方。

三诊（1971 年 8 月 24 日）：前药又用 7 天后，头部及躯干皮疹大部分消退，呈现色素脱失，四肢皮疹仍色红作痒，前方乌蛇肉改用 9g，川大黄改用 9g，干生地改用 30g。

四诊（1971 年 9 月 1 日）：全身皮疹消退呈现色素脱失，唯双上肢皮损未退净，改用养血润肤法，停外用药。处方：干生地 30g，全当归 15g，乌蛇肉 9g，天冬 12g，麦冬 12g，白鲜皮 30g，地肤子 15g，鸡血藤 30g，秦艽 9g，漏芦 9g，生白术 9g，川连 1.5g。

五诊（1971 年 9 月 15 日）：服前药后，皮疹已全部消失，临床痊愈。患者要求带成药准备返回原籍，带回秦艽丸、八珍丸各 20 丸，早晚各分服 1 丸。

原书按语：本案患儿属于白疕血热型而风湿并重，主要特点为皮疹泛发面积大，自觉痒感明显。方中牡丹皮、生地黄、白茅根清热凉血；白术、车前子、白鲜皮健脾利湿祛风；秦艽、大黄、黄连、漏芦清热除湿；乌蛇肉为血肉有情之品，搜风祛湿解毒力较强。外用楮桃叶煎水洗浴后在皮肤表面形成薄油脂层，并有滑润感，这是值得注意的。用此药洗浴有杀虫润肤止痒之效，多用于顽固瘙痒性皮肤病。

按语： 从正邪虚实的角度看，秦艽丸可以理解为正气亏虚者的龙胆泻肝汤。

（诊治者：赵炳南）

3. 黄连解毒汤加减治疗点滴型银屑病验案

患者远某，男，33 岁。住院日期：1964 年 9 月 1 日。

主诉：全身起皮疹 20 多年。

现病史：全身起皮疹 20 多年，时轻时重，反复不断。初始先由两肘部出现小的皮损，逐渐发展，无自觉症状，曾经治疗未愈。1956 年曾在某医院住院治疗，仅给外用药，1 个月余好转出院。于 1964 年因工作紧张，精神疲劳，皮疹骤然发展至全身，瘙痒甚为明显，表面脱屑。饮食、二便如常。

检查：发育营养中等，一般检查均属正常。

专科查体：头皮、躯干、四肢、会阴、龟头均散在扁豆至榆钱大皮损，基底呈淡红或鲜红色浸润，表面有银白色多层性鳞屑，剥离鳞屑后底面有出血点，散在抓痕血痂。皮疹分布以两上肢与腹围较多，手指甲有轻度顶针样凹陷。

舌脉：舌质红，苔薄黄而腻，脉弦缓。

西医诊断：银屑病进行期。

中医辨证：湿热内蕴，郁久化火，而为白疕。

治法：清热凉血祛湿。

处方：藏红花 3g，黄柏 15g，生栀子 9g，牡丹皮 9g，生地黄 15g，生槐花 15g，黄芩 9g，茵陈蒿 9g，酸枣仁 30g。

外用 5% 黑红软膏，每日 2 次。

二诊：患者服药 9 天后皮损变淡，浸润变薄而软，痒感已减，舌苔薄黄而少，脉弦缓而细。又服原方 3 剂，共治疗 12 天后，皮损明显变淡变薄，表面鳞屑已消失。改用健脾祛湿润肤之剂。处方：厚朴 9g，陈皮 6g，茯苓 9g，茵陈蒿 9g，白鲜皮 30g，法半夏 6g，五味子 1.5g，生酸枣仁

15g，熟酸枣仁 15g。

三诊：上方服 12 剂，外用 10% 黑红软膏，共住院 25 天，临床痊愈出院。

原书按语：本案患者病程较长，因脾湿蕴热，外受风热之邪而发病，缠绵不愈，时轻时重，为其发病之本。又因工作紧张，过劳后骤然发展至全身为其标。所以开始治以清热凉血，佐以祛湿，数日后标象已解，皮损变淡，痒感已减，遂改用健脾祛湿润肤之剂，收到良效。本案不但说明了银屑病的血热、血燥两型不是截然分开的，而且体现了赵老在治疗时重视标本先后和谨守病机辨证论治的特点。

（诊治者：赵炳南）

4. 凉血活血汤加减治疗点滴型银屑病验案

患者李某，女，40 岁。1999 年 10 月 7 日初诊。

现病史：患者 1 个月前无明显诱因身起皮疹，搔起白屑，逐渐加重，曾于外院予激素类药膏，疗效不明显。现身起皮疹，自觉瘙痒，咽部不适，纳可，二便可。

专科查体：躯干、四肢散在高粱米大红色丘疹，表面覆盖银白色鳞屑。

舌脉：舌红，苔白，脉数。

西医诊断：银屑病（进行期）。

中医诊断：白疕。

辨证：血热型。

治法：凉血活血，清热解毒。

处方：紫草 15g，茜草 15g，板蓝根 30g，大青叶 30g，土茯苓 30g，槐花 30g，山豆根 10g，玄参 15g，锦灯笼 10g，天花粉 15g，白鲜皮 30g，干地黄 15g，赤芍 15g，金银花 15g，薏苡仁 30g，羚羊角粉 0.6g（分冲）。

二诊：上方连服 21 剂，皮损全部消退，遗留色素减退斑，无咽部不适，续服 14 剂巩固疗效。

按语： 银屑病治疗困难，容易反复。张志礼教授总结数十年临床经验所创制的凉血活血汤，在治疗血热型银屑病方面有很好的疗效。此案患者新起皮疹，咽部不适，自觉瘙痒，舌红脉数均为血热内盛之象。治疗当以凉血活血、清热解毒为法。方以紫草、茜草、生地黄、赤芍等凉血活血，板蓝根、大青叶、槐花、山豆根、锦灯笼、金银花等清热解毒；玄参、天花粉等利咽解毒；兼湿邪可加土茯苓、薏苡仁除湿解毒；热重配以羚羊角粉凉血安神。诸药配合，功专力宏，故而收到良好效果。

观此案例，可以想见张志礼教授临证之决断，见地之确实，用药之果决，思路之简易。老师离开我们 21 年，但始终是我们内心的力量。睹物思人，我辈仍需自励。

（诊治者：张志礼）

5. 凉血活血汤加减治疗点滴型银屑病验案

患者李某，男，50 岁。2008 年 8 月 20 日初诊。

主诉：身起皮疹伴脱屑 1 周。

现病史：患者于 2008 年 8 月初感冒 1 周后，全身出现点滴状红斑，上覆少量银白色鳞屑，并逐渐扩大，曾诊为"寻常型银屑病"，并外用药治疗，药物不详，治疗无效。刻诊：头发呈典型"束状发"，头皮部散在鲜红色斑片，其上堆积较厚的银白色鳞屑，四肢伸侧有鲜红色多形性斑片，边界清楚，上覆有疏松银白色鳞屑，轻刮鳞屑可见红色半透明膜，刮膜见筛状出血点，皮损处剧烈瘙痒，夜不能眠，口干舌燥，喉咙肿痛，便秘，溲赤。

舌脉：舌质红，苔薄黄，脉数。

西医诊断：寻常型银屑病。

中医诊断：白疕。

辨证：血热内蕴，热毒犯肺。

治法：凉血活血，清热解毒。

处方：金银花 30g，连翘 10g，野菊花 10g，炒槐花 30g，生地黄 30g，白茅根30g，赤芍10g，紫草10g，鸡血藤15g，黄芩12g，土茯苓30g，荆芥10g，防风10g，白鲜皮30g，地肤子15g，夜交藤30g，生龙骨30g（与群药同煎），生牡蛎30g（与群药同煎），生甘草6g。每日1剂，水煎服。

二诊（2008年9月20日）：上方服用1个月，皮疹明显消退，鳞屑减少，瘙痒减轻，咽痛消失，并诉口干，仍伴心烦不寐，舌红，少苔，脉细数。处方：金银花30g，连翘10g，野菊花10g，炒槐花30g，生地黄30g，白茅根30g，赤芍10g，紫草10g，鸡血藤15g，黄芩12g，土茯苓30g，荆芥10g，防风10g，白鲜皮30g，地肤子15g，夜交藤30g，生龙骨30g（与群药同煎），生牡蛎30g（与群药同煎），生甘草6g，炒酸枣仁30g，天花粉10g，麦冬10g，合欢皮20g。

继服1月余，皮损消退，瘙痒消失，纳可，眠安，二便调，仅留色素减退斑，随访1年无复发。

按语：银屑病是慢性病，易反复发作，王莒生教授常告诫患者既不要过于惧怕，又要注意预防，早期治疗，树立终身治疗的理念。对于病后调理，王莒生教授充分吸收和借鉴西医学的最新成果及其他各家的经验，她认为银屑病与自身免疫有关，临床上免疫指标多异常，常采用郁仁存老专家治疗化疗后气血亏虚的调免汤（生黄芪30g，女贞子30g，鸡血藤30g）调节免疫，尤其对于久病后气血耗伤者有较好的益气、养血作用。王莒生教授治疗银屑病深受赵炳南老中医的影响，对赵老的经验方推崇备至，如清热凉血的凉血五花汤、凉血五根汤，健脾祛湿、"以皮达皮"的多皮饮，息风通络、除湿解毒、针对顽固性瘙痒的全蝎方，活血化瘀的活血散瘀汤、活血逐瘀汤、逐血破瘀汤，除湿清热解毒的土槐饮，调气和营，消风止痛，病后调理的清眩止痛汤等。临证中，王莒生教授融合赵老多个方剂的特点，以凉血活血为主，兼顾清热解毒、祛风除湿，使复杂的病情得以逐渐好转。

（诊治者：王莒生）

6. 清热解表、补肺健脾法治疗点滴型银屑病验案

患者付某，女，33 岁。2013 年 3 月 26 日初诊。

主诉：右腿起红疹 2 周。

现病史：患者 2 周前劳累后右大腿伸侧面起一黄豆大小红色丘疹，轻痛不痒，干燥可脱皮。就诊于外院未诊断，予激素药膏无效，后右臂可见一绿豆大小皮疹，就诊于某中医院，诊为"银屑病"，予达力士软膏外用，效可。刻下症：口干，纳可，眠欠安。大便日行 1 ～ 2 次，便溏，畏寒，小便调，易疲劳。

既往史：过敏性鼻炎 8 年。2011 年北医三院行剖宫产手术。否认过敏史、家族史。

舌脉：舌红，苔薄黄，脉沉细。

西医诊断：寻常型银屑病。

中医诊断：白疕。

辨证：血热证。

治法：凉血活血。

处方：金银花 15g，连翘 15g，炙麻黄 6g，桂枝 10g，黄芩 10g，辛夷 15g，苍耳子 10g，蝉蜕 15g，生黄芪 15g，女贞子 15g，鸡血藤 15g，生龙骨 30g（与群药同煎），生牡蛎 30g（与群药同煎），桑白皮 15g，生山楂 10g，楮桃叶 10g，生薏苡仁 30g，炒白术 15g，白芍 15g，生甘草 10g，乌梢蛇 10g。

二诊（2013 年 4 月 16 日）：右臂及右腿部皮疹消退，色略红，干燥脱皮，无瘙痒，现双大腿伸侧面毛囊口可见细小丘疹，微刺痛。偶打喷嚏，纳可，眠欠安，易醒、多梦，大便日一行，不干，小便调，舌边尖红，边有齿痕，苔薄白，脉弦细数。

处方：桂枝 6g，黄芩 10g，辛夷 15g，生龙骨 15g（与群药同煎），生黄芪 15g，女贞子 10g，鸡血藤 15g，生龙骨 30g（与群药同煎），生牡蛎 30g（与群药同煎），生甘草 10g，楮桃叶 10g，生薏苡仁 30g，白芍 15g，乌梢蛇 10g，香附 15g，山药 20，皂角刺 15g，首乌藤 30g，白蒺藜 15g，

当归 10g。

按语: 此案患者为年轻女性,育后 2 年,劳累后起病,病程 2 周,根据患者病史、皮损形态及诊治过程,诊断"银屑病"成立。此患者皮疹色红,瘙痒不显,脱屑不著,结合舌脉,考虑其皮损血热为本,兼有外风为患。患者既往过敏性鼻炎 8 年,考虑先天禀赋不耐,畏寒;易疲劳、便溏皆为肺脾气虚之象;疾病初起,考虑邪盛正亦未衰,故应攻补兼施,内外兼顾,治以清热解表、补肺健脾为法。方中金银花、连翘、黄芩清内热,炙麻黄、桂枝宣肺疏风解表,黄芩、辛夷、苍耳子、蝉衣又可宣通鼻窍,西医研究其药理具有抗过敏作用,缓解过敏性鼻炎诸症状。以生黄芪、女贞子益气养血,鸡血藤为血分要药,配以生龙骨、生牡蛎共奏潜阳安神助眠之效。白术、白芍诸药益气健脾祛湿,独以乌梢蛇祛风止痒。综观全方,整体与局部兼顾,调和气血阴阳,故皮肤病自可痊愈。

二诊时患者皮疹已退,红色变淡,瘙痒已去,只遗留少许脱屑,现疾病处于恢复期,不可过用祛邪重品,且患者睡眠质量仍较差,故应以"调和"为大法,调和阴阳、调和气血,尽管患者少许新发毛囊炎,但仍可以调和之法为据,去上方金银花、连翘等清热之品,酌加首乌藤、当归调和之品。

(诊治者:王莒生)

7. 凉血活血、清热解毒法治疗点滴型银屑病验案

患者王某,女,31 岁。初诊日期:2019 年 12 月 26 日。

主诉: 身起红斑 1 年余,复发加重 1 周。

现病史: 银屑病病史 10 年,病情控制尚可。7 天前患急性咽炎后腹部出现大片粟粒样红色丘疹,瘙痒明显,脱屑不明显,于外院予复方甘草酸苷及中成药口服,得肤宝、他克莫司外用,皮损面积较前扩大,皮损颜色转淡。四肢、躯干散在红色斑片,伴脱屑,咳嗽咳痰,痰色黄量多,咽痒痛,纳眠可,大便调。月经周期规律,量多,痛经(+)。

专科查体: 腹部、手背部可见成片分布红色、淡红色斑片,下肢可见

散在粟粒样红色丘疹，稍有脱屑，局部皮肤干燥脱皮。

舌脉：舌质红，苔黄厚腻，脉洪数有力。

西医诊断：寻常型银屑病。

中医诊断：白疕。

辨证：血热证。

治法：凉血活血，清热解毒。

处方：板蓝根 15g，大青叶 15g，金银花 15g，锦灯笼 10g，白英 15g，土茯苓 15g，生地黄 15g，水牛角 15g，苦参 10g，紫草 15g，白花蛇舌草 15g，半枝莲 15g，竹茹 10g，桑叶 10g。

服上方 14 剂后，皮损渐消，色红转淡，未见新发皮疹，皮肤检查小腿可见淡红色斑丘疹，因患者大便较干，加生白术 20g 通便。续服上方 14 剂后，皮损基本消退，随访至今病情平稳，未再复发。

按语： 本例患者属于银屑病血热证，既往病史较长，此次发病较急，病因明确。热者色红，热胜则痒，患者皮疹色红，咳嗽咳痰，咽痒痛，舌质红，苔黄厚腻，脉洪数有力皆属热象之征，治疗以凉血活血、清热解毒利咽为主。板蓝根、大青叶、金银花、土茯苓、半枝莲清热解毒，生地黄、水牛角、紫草凉血活血消斑，苦参、白花蛇舌草清热燥湿止痒；患者因急性咽炎起病，予锦灯笼解毒利咽；咳嗽咳痰明显，且痰黄量多，加用竹茹、桑叶清肺化痰。复诊随症加减，取得较好疗效。

（诊治者：曲剑华）

二、斑块型银屑病验案

1. 健脾润肤汤加减治疗银屑病验案

患者邵某，女，38 岁。住院日期：1969 年 7 月 11 日。

主诉：头部、躯干及四肢起红疹伴脱屑 10 余年。

现病史：10 余年前头顶部出现少数斑块，上盖银白色鳞屑，后皮疹逐渐增多，融合成片，覆盖全头顶，剧痒。曾到某医院就诊，诊为"牛皮癣"，使用多种药物均未治愈，仍留少数皮疹。1967年四肢出现同样皮疹，在我院门诊治疗。患者入院前1个月，前胸、腹、背部又有多数皮疹出现，并互相融合成大片，同时还不断有新的皮疹出现。

检查：一般情况尚好，内科检查无明显异常。

专科查体：全头顶覆盖银白色鳞屑，密无空隙，银屑状如云母，大片脱落，躯干、四肢均有散在的大如榆钱、小如针头的皮疹，鳞屑附着较薄，搔抓后银屑增多，强行剥离基底色红且有筛状出血点。胸、腹部皮疹较多，部分融合成片。

舌脉：舌质淡，苔薄白，脉沉细缓。

西医诊断：银屑病静止期。

中医辨证：血燥脾湿，发为白疕。

治法：养血润肤，健脾利湿。

处方：炒白术 15g，炒薏苡仁 9g，干生地 18g，炒黄柏 30g，大熟地 12g，杭白芍 9g，全当归 12g，天冬 12g，麦冬 12g，云茯苓 15g，紫丹参 15g，白鲜皮 30g，地肤子 30g。

外用 5% 黑豆油软膏 10g、大风子油 30g、甘草油 30g 混匀外用搽头部皮损；10% 黑豆油软膏外用搽躯干、四肢皮损。

二诊：1969 年 7 月 25 日。服药十余剂后，病情稳定，未见新疹出现，原有皮疹鳞屑减少，基底呈暗红色，部分较大片皮损中心已有消退趋势。近几日来入睡难。拟用养血安神之剂。处方：柏子仁 15g，酸枣仁 12g，炒黄柏 30g，炒白术 30g，白鲜皮 30g，全当归 15g，赤苓皮 30g，槐花 30g，威灵仙 15g，生甘草 9g。

三诊：1969 年 7 月 30 日。服药 5 剂后，皮疹明显消退，部分皮疹消退后呈现色素脱失斑，患者入睡佳。外用药改 5% 黑豆油软膏。

四诊：1969 年 8 月 4 日。患者病情稳定，处方：露蜂房 30g，白鲜皮 30g，川槿皮 15g，威灵仙 15g，土茯苓 30g，猪苓 30g，豨莶草 30g，全当归 15g，地肤子 30g，生甘草 12g。

五诊：1969 年 8 月 18 日。患者因病情好转，汤药改隔日 1 剂，每晚服用；外用药改 10% 黑红软膏。

六诊：1969 年 8 月 25 日。全部皮疹基本消退，内服药改用养血润肤之剂，继服以收功。处方：全当归 15g，生地黄 30g，泽泻 12g，天冬 12g，麦冬 12g，土茯苓 30g，猪苓 30g，白鲜皮 60g，扁豆皮 15g，地肤子 30g，生甘草 12g。

七诊：1971 年 9 月 1 日。观察 1 周，病情稳定，临床治愈出院。带回八珍丸、人参养荣丸内服，以求巩固。

按语（原书按语）：本案反复发作已有十余年，皮损分布广泛，且有大片融合。因为湿性黏腻，缠绵不愈，经常反复发作，表现形式有"散者一尺，聚者一寸"之说。赵老根据多年来的经验，体会到一些病程较长，皮损呈散发、肥厚的皮肤病多为湿邪所致，湿邪久霸，精气内耗，精亏则液燥。患者脉沉细缓，舌质淡，说明是阴虚血燥之象。所以在治疗时除了健脾利湿之外，还重用养血润燥之剂。方中白术、黄柏取二妙之意，不用苍术既可清热祛湿，又防苍术燥烈之性；薏苡仁、茯苓健脾利水除湿；天冬、麦冬、生地黄养阴清热；熟地黄、当归、白芍养血润肤；丹参活血；白鲜皮、地肤子散风清热、利湿止痒。以后随症加减，服药 40 余剂，收到临床治愈的效果。取效之后，汤药改隔日 1 剂，每晚服用，深得古人服药法之要。

（诊治者：赵炳南）

2. 养血润肤饮加减治疗斑块状银屑病验案

患者阮某，男，17 岁，1998 年 3 月 10 日初诊。

现病史：患者 3 年前身起皮疹，搔起白屑，屡治不愈，皮疹逐渐增多。咽部不适，容易感冒，纳可，二便可。

专科查体：躯干、四肢散在淡红色钱币状浸润斑块，上覆银白色鳞屑。背部、臀部、双大腿皮疹较多。

舌脉：舌质淡，苔薄白，脉沉。

西医诊断：银屑病（静止期）。

中医诊断：白疕。

辨证：血燥型。

治法：养血活血，清热解毒。

处方：赤芍15g，当归10g，川芎10g，红花10g，板蓝根30g，大青叶30g，紫草15g，熟地黄15g，茜草15g，山豆根10g，玄参15g，天花粉15g，土茯苓30g，薏苡仁30g，首乌藤30g，生地黄15g，白芍15g。

外用普连膏。

二诊：连服14剂，无自觉不适，少许皮损出现中心消退趋势。原方续服42剂，皮疹全部消退，遗留色素减退斑。

按语：血燥型白疕多见于静止期或缓解期银屑病，病程迁延难治。皮损色多淡红，瘙痒不剧烈，舌淡，苔白，脉沉均为血燥之象。张志礼教授治疗此型白疕多以养血活血、清热解毒为法。在本例治疗中以四物汤配合红花、紫草、茜草、首乌藤养血活血；板蓝根、大青叶清热解毒；山豆根、玄参、天花粉为治疗咽部不适的要药，对于反复感冒、咽痛、咽干的白疕患者，用之每获良效；再配合土茯苓、薏苡仁除湿解毒，使邪有出路。首诊见效之后，守方不变，连续服用，终使顽疾得愈。

（诊治者：张志礼）

3. 银乐丸加减治疗斑块型银屑病验案

患者胡某，女，49岁，1999年7月22日初诊。

现病史：患者18年前头部起疹，上覆银白色鳞屑，曾诊为"银屑病"，经治未效。近来皮疹逐渐增多，渐及全身，自觉瘙痒，遂来求诊。

专科查体：头部银白色鳞屑，腰背部、双大腿大片肥厚斑块，色暗红。

舌脉：舌紫暗，苔白，脉沉缓。

西医诊断：银屑病。

中医诊断：白疕。

辨证：血瘀型。

治法：活血化瘀，除湿解毒。

处方：桃仁10g，红花10g，三棱10g，莪术10g，紫草15g，茜草15g，板蓝根30g，大青叶30g，土茯苓30g，槐花30g，生地黄15g，白鲜皮30g，苦参15g。

外用5%水杨酸软膏。

二诊：服药28剂后，皮损较前变薄，部分肥厚斑块内出现"钉突"状丘疹，鳞屑较前减少。上方加薏苡仁30g、枳壳10g。

三诊：再服药28剂，大片皮损消退，遗留炎症后色素沉着斑。继续服药，巩固疗效。

按语： 血瘀型白疕多见于顽固性银屑病病例。本例患者病史长达18年，皮肤肥厚浸润，舌质紫暗。肥厚性皮损多由湿聚、血瘀引起。故治疗当以活血化瘀、除湿解毒为法。在本例治疗中以桃仁、红花、三棱、莪术、紫草、茜草、生地黄、槐花活血凉血化瘀；土茯苓、白鲜皮、苦参除湿；板蓝根、大青叶清热解毒。连服药4周后，皮损散开变薄。再加薏苡仁、枳壳除湿和胃，使祛邪而不伤正，也体现了张志礼教授在治疗顽固难治性疾患中保胃气的治疗原则。诸药配合，使十余年顽疾基本治愈，说明活血祛瘀、除湿解毒这一治疗法则在对血瘀型白疕的治疗中确实有好的疗效。

（诊治者：张志礼）

4. 养血解毒汤加减治疗斑块状银屑病验案

患者陈某，男，43岁，干部，1996年8月15日初诊。

现病史：患者6年前头皮出现红疹，较多头屑，伴瘙痒，在某医院诊为银屑病，予激素药外搽1个月余，皮疹消退。3个月后头皮及四肢又见相似皮疹，就诊于多处，服用多种药物，病情时轻时重。

专科查体：全身多发性暗红斑，蚕豆至巴掌大小，表面附多层银白色鳞屑，刮除鳞屑后有薄膜及点状出血现象，部分毛发呈束状。

舌脉：舌淡红，苔少，脉沉细。

西医诊断：银屑病。

中医诊断：白疕。

辨证：血燥型。

治法：养血滋阴润肤。

处方：养血解毒汤（白疕二号）加减。

天冬10g，麦冬10g，当归15g，丹参15g，玄参15g，露蜂房15g，鸡血藤30g，生地黄30g，白茅根30g，土茯苓30g，白鲜皮30g。14剂，每日1剂，水煎服。

二诊（1996年8月29日）：服药后，躯干部皮疹浸润变浅，鳞屑减少，但瘙痒较剧，于前方去白茅根、玄参，加乌梢蛇10g、首乌藤30g。14剂。

三诊（1996年9月12日）：全身皮疹浸润均变浅，躯干部分皮疹已变平，瘙痒减轻。后守法守方，再服56剂中药，全身皮疹消退，仅留有色素沉着斑。

按语：方中鸡血藤、当归、丹参养血活血；天冬、麦冬、生地黄、白茅根、玄参滋阴润燥；土茯苓、露蜂房散风解毒；白鲜皮、乌梢蛇、首乌藤祛风安神止痒。诸药合用，共奏滋阴养血、解毒润肤之效。

本案实际是养血解毒汤和养血润肤饮的合方。这一案例的重要意义在于，它反映了赵炳南流派对银屑病血燥证认识的两个角度：其一，血燥，是"燥证"，是病机，是风湿入于血分导致血不能正常运化的状态，其外象常为肥厚的斑块，当用养血解毒汤；其二，是"燥象"，是症状，表现为皮肤干燥、脱屑，而无明显浸润肥厚。

（诊治者：张志礼）

5. 活血散瘀汤加减治疗斑块状银屑病验案

患者李某，女，68岁，退休工人，1996年6月6日初诊。

现病史：患者全身红斑鳞屑反复发作30余年。最初10年皮疹不多，夏轻冬重，以后皮疹渐增多，季节性不明显，曾经多家医院以银屑病予多

第四章　赵炳南流派银屑病诊疗经验撷英

种中西药治疗，效果越来越不明显。

专科查体：全身泛发暗红斑，铜板至烧饼大小，背部皮疹融合成片，附银白色鳞屑，鳞屑较难刮除，用力刮除后有点状出血。

舌脉：舌紫暗，苔少，脉涩。

西医诊断：银屑病。

中医诊断：白疕。

辨证：血瘀型。

治法：活血化瘀。

处方：活血散瘀汤（白疕三号）加减。

三棱10g，莪术10g，桃仁10g，红花10g，丹参15g，鸡血藤15g，鬼箭羽15g，赤芍15g，牡丹皮15g，生薏苡仁30g，土茯苓30g，板蓝根30g。14剂，每日1剂，水煎服。

二诊（1996年6月20日）：鳞屑略减少。加白花蛇舌草续服14剂，躯干部皮疹略变浅，鳞屑减少。加陈皮再服70剂，全身皮疹消退，留有色素沉着斑。

按语：方中三棱、莪术活血行气；桃仁、红花、丹参、鸡血藤、鬼箭羽活血化瘀；赤芍、牡丹皮凉血活血；生薏苡仁、土茯苓、板蓝根、白花蛇舌草祛湿解毒；陈皮行气调中。诸药合用，共奏活血化瘀、凉血解毒之效。

活血散瘀汤古已有之，赵老将其引入皮肤病的治疗，临床应用千变万化，而在银屑病血瘀证的治疗中的加减定型则由张志礼教授完成。可以说，张志礼教授因缘际会得以师从赵老，实为幸运；而赵老有张志礼教授这样优秀的学生赵老也会感到十分欣慰。没有张志礼教授，也许我们今天就没有这么完整的赵炳南流派学术传承。

（诊治者：张志礼）

6. 解毒除湿汤治疗银屑病血热证验案

患者姚某，男，45岁，2015年5月13日初诊。

主诉：全身反复起红斑鳞屑5年余。

现病史：5年前无明显诱因全身起红色斑疹，有少量脱屑，间断口服中药及外用药膏治疗（具体不详），疗效一般。皮疹发作与季节无明显关系。现患者周身散在淡红色斑疹，浸润不明显，有少量白屑，纳可，眠安，大便溏，日1～2次，时有腹胀。既往体健。生于本地，平素饮食无特殊。

舌脉：舌质红，苔薄白，边有齿痕，脉沉。

西医诊断：寻常型银屑病。

中医诊断：白疕。

辨证：血热夹湿。

治法：清热凉血，健脾除湿。

处方：土茯苓30g，板蓝根20g，大青叶15g，紫草10g，茯苓15g，白茅根20g，丹参20g，黄柏10g，金银花15g，连翘20g，冬瓜皮15g，茵陈20g，木香10g，半枝莲15g，白花蛇舌草15g。28剂，水煎服，早、晚饭后分温服。

外用药：予他卡西醇膏外用于躯干及四肢皮疹，卡泊三醇搽剂外用于头皮皮疹，日1次。

二诊：腹部、颈部皮疹已消退，仅小腿留有淡红斑片，上覆白色鳞屑，时有瘙痒，腹胀减轻，大便溏，每日2～3次。舌红，苔白，脉滑。前方加萆薢10g、生薏苡仁30g，茯苓加至20g。继服5周。

三诊：药后皮疹大部分消退，仅小腿及头皮有极少数红斑，鳞屑不多。大便稀，日2次，舌脉同前。上方加清半夏6g、陈皮6g、黄芩3g，再服6周。

四诊：皮疹基本全部消退，双小腿留有暗红色色素沉着，但无鳞屑。时有痰，大便软，日1～2次。舌淡红，苔黄，脉滑。上方去金银花、连翘、黄芩，加牛蒡子6g、蝉蜕3g，巩固疗效。约6个月后，皮疹基本消退。

按语：陈彤云教授认为本病发生的机体内在因素是血热，即"内有蕴热，郁于血分"。而血热的形成又有多种因素，可因七情内伤，气机壅滞，郁久化火，以致心火亢盛，心主血脉，心火亢盛则热伏营血；或饮食失节，过食腥发动风之物，脾胃失和；或素体脾虚，气机不畅，郁久化热，热迫血行于皮肤则发病。

陈彤云教授认为本患者由于禀赋不耐，素体血热，兼有脾虚，运化不利，复感风热毒邪，致毒热伏于营血，发于肌肤而为红色斑疹；血热阻于经络，肌肤失养则层层脱屑；患者脾虚，运化腐熟无力故大便溏、腹胀。故处方以凉血清热为法，加入木香、茵陈、冬瓜皮、生薏苡仁等健脾利湿、扶正祛邪。

此例患者初为内有郁热，外感毒邪，故以清热凉血、解毒利湿为主，佐以少量健脾药。久之热象渐轻而脾虚明显，酌减清热解毒凉血之品而加健脾除湿化痰之药，终获全功。陈彤云教授强调，在治疗白疕血热证时，尽量选用甘寒之品以凉血清热，少用苦寒药物以防化燥伤脾；当邪去大半时，可加用甘寒养肺阴、养胃阴药物；若有脾虚，则宜使用清热利湿药或利水渗湿药，如茯苓、茵陈、生薏苡仁等，而非燥湿药（如苍术、藿香等），以防后期伤阴。

（诊治者：陈彤云）

7. 养血润肤饮治疗银屑病血燥证验案

患者王某，男，29岁，2009年7月14日初诊。

主诉： 周身反复起红斑、丘疹、脱屑伴痒4年余，加重半年。

现病史： 患者4年前无明显诱因周身反复起红疹、脱屑，伴瘙痒，曾在多家医院诊为"银屑病"，予中药内服（具体不详）治疗。皮疹时轻时重，无明显季节性。现症见周身泛发淡红色丘疹、斑片，脱屑较多并干燥，瘙痒明显，咽干，咽痒，纳眠可，二便调。既往体健，否认慢性病史。平素嗜食辛辣饮食。其父有银屑病史。

查体： 咽红，双扁桃体未见肿大。

专科查体： 头皮、躯干、四肢散在较多红色、淡红色粟米至黄豆大小丘疹、斑片，上覆银白鳞屑，搔抓后鳞屑成层脱落，刮除鳞屑可见薄膜现

248

象，点状出血；双小腿皮损融合成片，鳞屑厚积；未见束状发及点凹甲。

舌脉：舌质淡红，苔薄黄，脉滑。

西医诊断：寻常型银屑病。

中医诊断：白疕。

辨证：血热伤阴，肌肤失养。

治法：凉血养阴，清热解毒。

处方：生地黄 30g，丹参 30g，当归 10g，紫草 10g，玄参 15g，麦冬 10g，北沙参 15g，鸡血藤 15g，草河车 15g，北豆根 6g，土茯苓 15g，板蓝根 20g。14 剂，水煎服，早、晚饭后温服。

外用药：5% 水杨酸软膏。

嘱其预防感冒，忌食辛辣刺激饮食。

二诊（2009 年 7 月 28 日）：药后部分皮损中心明显变薄，瘙痒减轻，咽干、咽痒仍明显。头皮躯干、面部、四肢散见浸润淡红斑片，上覆薄鳞屑，舌质红，脉细滑。上方加入青果 6g、天花粉 10g 以助清热解毒、利咽养阴之力。继服 21 剂。

三诊（2009 年 8 月 17 日）：周身皮损消退大半，疹色变浅，鳞屑减少，皮疹时瘙痒，无新发皮疹，双上肢可见大小不等淡红斑片，少量鳞屑，头皮内皮疹减少，双下肢皮损色略红，浸润较厚，少量脱屑。纳眠可，大便软，不成形。舌淡暗，苔白，脉细滑。舌、脉、症均说明患者内热已去大半，皮损向静止期发展，但患者下肢皮损仍红，显示余热未尽，故加入紫草根 12g、茜草根 12g、丹参 20g 以加强凉血活血、解毒化瘀之力。

四诊（2009 年 10 月 13 日）：上方服用 50 剂后躯干、四肢皮损基本消退，可见色素减退斑片，个别皮损边缘轻度隆起，上覆薄鳞屑。舌尖红，苔薄黄，脉滑。效不更方，14 剂，水煎服。

五诊（2009 年 10 月 27 日）：皮损消退，临床痊愈。

按语：本例患者皮疹色淡红，鳞屑干燥，咽痒咽干，证属血燥夹热。一般来说，血燥证多见于静止期或消退期银屑病，病情较为稳定，病程长，皮损色淡红，较少新疹发生，原有皮损部分消退，表面鳞屑较多而细碎。

陈彤云教授认为，白疕病程长且反复发作，来就诊的患者多数已经过长期多种治疗，所以，尽管白疕病以血热为本，但疾病日久且经长期凉血解毒治疗后，大多并非初发时的血热证，而因血热日久、伤阴耗血以致阴血亏虚、生风化燥而成血虚、血燥证；或因毒热日久，气血瘀结而致经脉阻塞形成血瘀证，但或多或少兼有热毒，故治疗时除辨血瘀、血燥之外，要注意夹毒之多少，酌情加入清热凉血解毒之品。临证时陈彤云教授多于凉血之中加入解毒和养阴之品。她认为单苦寒清热、凉血解毒治疗会更加伤阴，故于其中加入益阴养血药物，且多用甘寒之品，较少采用苦寒药物，以使祛邪而不伤正。且肺主皮毛，咽喉为肺卫之门户，白疕患者多伴有咽干、咽痒，故解毒利咽以祛邪外出、防邪深入的治疗思路，亦为陈彤云教授所重视。

方中生地黄清热凉血、养阴生津、善清血热，玄参滋阴凉血、解毒散结，土茯苓清热解毒，共为君药。北沙参、麦冬清肺热、养肺阴生津，丹参、鸡血藤养血润燥，板蓝根、紫草凉血解毒。全方共奏养血滋阴、清热解毒之功。

（诊治者：陈彤云）

8. 银屑病血瘀证验案

患者张某，男，60岁，2011年4月27日初诊。

主诉：全身反复起红斑、丘疹，脱屑20年。

现病史：患者20年前无明显诱因头皮起疹伴脱屑，曾在多家医院就诊，诊为"脂溢性皮炎"并予对症治疗（用药具体不详）。后皮疹逐渐增多，波及躯干、四肢，皮疹瘙痒，起初冬重夏轻，近5年间皮损无明显季节变化，经用多种中西药物治疗，疗效不著。病史过程中未见红皮、脓疱现象及关节变化。现症见头皮、周身泛发暗红丘疹、斑块，瘙痒，大便软，小便调。既往体健。

专科查体：头皮遍覆银白色鳞屑，周身多发暗红色丘疹、斑块。腰背、四肢伸侧大片地图状肥厚浸润性斑块，色暗红，后背鳞屑厚积，不易剥除。未见束状发及指甲、趾甲变化。

舌脉：舌质紫暗有瘀点，舌下络脉屈曲粗大，苔白腻，脉沉。

西医诊断：寻常型银屑病。

中医诊断：白疕。

辨证：湿邪内蕴，气血瘀滞。

治法：除湿健脾，活血化瘀解毒。

处方：土茯苓30g，生薏苡仁30g，丹参15g，鸡血藤30g，桃仁10g，红花10g，赤芍10g，鬼箭羽10g，龙葵10g，三棱10g，莪术10g，紫草15g。14剂，水煎服，早、晚饭后温服。

外用药：5%水杨酸软膏封包治疗；中药药浴治疗（当归20g，鸡血藤30g，楮桃叶50g，生侧柏叶50g，地肤子20g，透骨草20g）。

嘱其预防感冒，忌食辛辣刺激饮食。

二诊（2011年5月12日）：药后皮损浸润略薄，皮疹色变淡，鳞屑减少。仍大便稀溏，舌紫暗，苔白腻，脉沉。前方加炒白术10g以健脾燥湿。继服28剂。

三诊（2011年6月14日）：药后背部大片皮损散开，四肢皮损明显变薄，色暗淡。舌质淡暗，有齿痕，苔白，脉沉。前方加党参6g以健脾益气。继服28剂。皮损处继以5%水杨酸软膏封包治疗。

四诊（2011年7月13日）：上方服用28剂后皮损基本消退，后背、四肢可见大片色素沉着斑片，鳞屑不明显，舌淡暗，苔白，脉沉缓。临床痊愈。

按语：陈彤云教授认为，血瘀证多见于顽固性银屑病，患者病史长，多方治疗，经久不愈；且患者年龄偏大，皮损表现为暗红肥厚浸润明显，久病入络，缠绵难愈者每多兼夹湿邪为患，故以活血化瘀通络、健脾祛湿解毒为法。外洗方以养血活血、祛风止痒为法。其中楮桃叶性味甘凉，功能祛风除湿、清热杀虫、润肤止痒。

从不同时期的用药变化可以看出，早年间陈彤云教授治疗寻常型银屑病以养血凉血、解毒清热为主，近几年则以凉血养阴解毒为主。这说明陈彤云教授对寻常型银屑病的认识也是在不断变化发展。

（诊治者：陈彤云）

9. 清热凉血解毒法治疗斑块型银屑病

患者男，37岁，初诊时间：2015年8月29日。

主诉：身上反复起红斑伴脱屑17年，复发加重1周。

现病史：患者17年前无明显诱因周身起疹伴脱屑，当地医院诊断"寻常型银屑病"，予口服及外用药（具体不详）治疗后皮疹全部消退，此后反复发作，无明显季节性，均在当地口服及外用中药治疗。半年前皮疹复发，面积逐渐扩大，1周前蔓延周身。现症见周身泛发红斑、脱屑，咽痛咽干，纳眠可，小便黄，大便调。既往体健。家族中其大伯患有银屑病。

专科查体：躯干、四肢泛发针尖至甲盖大小红色丘疹、斑丘疹，部分皮疹融合成掌心大小红色斑块，中度浸润，其上覆盖银白色鳞屑，部分皮疹剥除鳞屑后可见薄膜现象及点状出血。未见明显束状发，指甲无损害。咽红，双侧扁桃体Ⅰ度肿大。

舌脉：舌红，中间有裂纹，苔薄黄，脉滑。

中医诊断：白疕。

辨证：血热证。

治法：清热凉血解毒。

处方：生地黄15g，黄芩10g，金银花15g，连翘10g，生槐花15g，生甘草10g，牡丹皮10g，赤芍10g，菝葜10g，龙胆草10g，白茅根30g，车前草15g，鱼腥草15g，北豆根3g。

水煎服，1剂/次，分2次饭后服。

外用：芩柏软膏20g/次，2次/天。

医嘱：忌局部搔抓刺激及热水烫洗等，饮食清淡，保持充足睡眠、心情舒畅。

二诊（2015年9月26日）：患者服药后，咽痛咽干缓解，周身瘙痒，夜间明显，小便可，大便略干，1～2日一行。无新发疹，原有疹变薄，颜色变淡，面积扩大。舌红，舌中间有裂纹，苔薄黄，脉滑。咽红，双侧扁桃体不大。前方调整为槐花10g，金银花10g，加白鲜皮10g以疏风止痒，加熟大黄、枳壳行气通便。

三诊（2015年10月24日）：患者服上方，无咽干咽痛，瘙痒缓解，大便通畅，自觉无不适。部分皮疹消退，余皮疹呈淡红斑，浸润不明显，其上细碎银白色鳞屑。舌淡红，苔薄白，脉滑。上方去龙胆草、黄芩、车前草、鱼腥草、北豆根防过用寒凉伤脾胃，去熟大黄、枳壳，加鸡血藤15g，丹参15g，当归10g养血活血，土茯苓15g解毒。

四诊（2015年11月21日）：无明显不适，周身皮疹基本全部消退，见淡褐色色素沉着斑。舌淡红，苔薄白，脉滑。予土槐饮煎水代茶饮。

按语：综合古代各位医家的观点，陈美教授认为，银屑病的辨证论治应注重从"血"论治，与肝、心、脾胃、肺、肾等脏腑有关，内有血热，外感风寒湿热之邪。在此基础上，陈美教授自拟治疗银屑病基础方：生地黄10g，牡丹皮10g，赤芍10g，黄芩10g，金银花10g，连翘10g，生槐花10g，生甘草10g。

本患者属于寻常型银屑病，病史较长，复发加重1周，综观舌、脉、症，中医辨证为血热证。患者中青年男性，素体血热，复因不当药浴外在毒邪刺激，客于肌肤，导致血溢脉外，发于肌肤，故出现红斑；血热生风化燥，则干燥白色鳞屑层层叠出；热盛循经上扰，故咽干，灼伤肺络，故咽痛；热盛津液不能下输膀胱，膀胱气化不利，故小便黄；热盛伤阴，故出现舌有裂纹。方中生地黄、牡丹皮、赤芍清热凉血养阴；金银花、连翘、生甘草清热解毒；生槐花、黄芩"泻大肠以清肺金"，清泄大肠热给邪以出路，引邪从大肠而解；新发疹较多，加龙胆草配黄芩清肝胆火；白茅根性味甘寒，归肺、膀胱经，凉血止血、清热利尿，配伍车前草使热从小便去；咽干咽痛，加入鱼腥草、北豆根解毒利咽。

二诊时无新发疹，皮疹稳定，对症用药，通腑泄热。三诊皮疹处于消退阶段，热渐去，津伤血燥，故调整治疗原则为养血活血，凉血解毒，方中去寒凉药，加养血润燥之品。四诊皮疹消退后，则以土槐饮代茶饮后期巩固疗效。

（诊治者：陈美）

10. 银屑病血热证验案

患者陆某，女，68 岁，2013 年 3 月 27 日初诊。

主诉：全身反复起疹十余年，复发加重 4 月余。

现病史：全身反复起红斑伴脱屑十余年，皮损冬重夏轻，全身泛发甲盖至银元大小浸润性红斑，伴白色细碎脱屑，全身皮疹瘙痒明显，上覆鳞屑，口服中药汤剂治疗，外用"痒不生"，皮损无明显缓解。怕冷，口干，多饮，纳少，急躁心烦，眠可，大便 3～4 日 1 行，质干，小便调。

既往：2 型糖尿病，空腹血糖 7~8mmol/L，高血压、冠心病病史。否认药物过敏史，否认家族遗传病史。

舌脉：舌淡，苔白腻，脉弦细。

西医诊断：寻常型银屑病。

中医诊断：白疕。

辨证：血热证。

治法：凉血活血。

处方：金银花 30g，连翘 15g，川黄连 15g，野菊花 15g，黄芩 15g，辛夷 10g，楮桃叶 15g，三棱 10g，莪术 10g，白蒺藜 15g，皂角刺 15g，白芍 20g，生甘草 10g，炙龟甲 20g（与群药同煎），益母草 15g，生龙骨 30g（与群药同煎），生牡蛎 30g（与群药同煎），香附 15g，龙胆草 10g，玄参 30g，苍术 15g。外用院内制剂芩柏软膏、复方黄连软膏。

二诊（2013 年 4 月 10 日）：服药后皮疹较前有所缓解，无新发，瘙痒减轻，脱屑较少，口干喜热饮，不易出汗，纳眠可，大便 2 日 1 行，硬结，小便调。舌红，中有裂纹，苔黄腻，脉沉缓。处方：金银花 30g，川

赵炳南流派银屑病临证集萃

黄连 15g，黄芩 15g，辛夷 10g，楮桃叶 15g，莪术 10g，白蒺藜 15g，皂角刺 15g，白芍 20g，炙甘草 10g，炙龟甲 20g（与群药同煎），益母草 15g，生龙骨 30g（与群药同煎），生牡蛎 30g（与群药同煎），香附 15g，龙胆草 10g，玄参 30g，苍术 15g，炙麻黄 3g，天花粉 20g，细辛 3g，当归 10g。

三诊（2013 年 4 月 24 日）：双上肢皮损较前明显好转，躯干部皮损中央消退，无明显新发，脱屑减少，偶有瘙痒，口干，时有反胃，纳眠可，大便稍干，日 1 次，小便可，舌红，苔黄腻，有裂纹，脉沉缓。处方：黄芩 15g，辛夷 10g，楮桃叶 15g，莪术 10g，白芍 20g，炙甘草 10g，炙龟甲 20g（与群药同煎），煅龙骨 30g（与群药同煎），煅牡蛎 30g（与群药同煎），香附 15g，龙胆草 10g，玄参 30g，苍术 15g，天花粉 20g，细辛 3g，当归 10g，法半夏 10g，黄连 15g，干姜 3g，竹茹 10g，白花蛇舌草 30g。

四诊（2013 年 5 月 8 日）：周身皮疹较前明显减轻，颜色变淡，脱屑减少，瘙痒减轻，餐后腹胀明显，伴反酸烧心，大便 1~2 日一行，成形，小便调。眠安，口干渴。舌红有裂纹，苔薄黄，脉沉缓。处方：黄芩 15g，楮桃叶 15g，莪术 20g，白芍 20g，炙甘草 10g，炙龟甲 20g，煅龙骨 30g（与群药同煎），煅牡蛎 30g（与群药同煎），香附 15g，龙胆草 10g，玄参 30g，苍术 15g，天花粉 20g，当归 10g，黄连 15g，干姜 3g，白花蛇舌草 30g，蒲公英 30g，紫草 15g，旋覆花 10g，佛手 15g。

五诊（2013 年 5 月 22 日）：周身皮疹皆好转，目前腹胀缓解，无反酸烧心，大便 1~2 日 1 行，不干，小便调。纳眠可，口干涩，舌红有裂纹，苔黄厚，脉沉缓。处方：黄芩 15g，楮桃叶 15g，莪术 20g，白芍 20g，炙甘草 10g，炙龟甲 20g（与群药同煎），煅龙骨 30g（与群药同煎），煅牡蛎 30g（与群药同煎），龙胆草 10g，玄参 30g，苍术 15g，天花粉 20g，当归 10g，黄连 15g，干姜 3g，蒲公英 30g，佛手 15g，马齿苋 30g，生知母 20g，黄柏 10g，乌梢蛇 10g。口服中成药：防风通圣丸。

按语：患者不停有新疹出现，疾病处于进展期。大的治则一定是"清热凉血"，具体到此人，大便 3 日一行，质干为内热炽盛，灼伤津液所致，因为在内有热，所以在外才有寒，患者出现怕冷；此外，患者急躁心烦，纳少以及舌脉则表现出脾虚有湿、肝气不舒的征象，气滞导致血瘀，加之患者病程十余年，病久瘀血阻络，结合其血糖、血压偏高所表现的阴虚有热，故具体治法可为清热解毒，活血化瘀，疏肝健脾。

方中清热解毒用"四大护法"：金银花、连翘、黄连、野菊花。楮桃叶、三棱以及莪术则活血化瘀，加之益母草养血活血，使得活血而不破血，祛瘀而不伤血。白芍、甘草养阴柔肝，加之香附、龙胆草更有疏肝清热理气之功，配合生龙骨、生牡蛎，共奏滋阴潜阳安神之功！外用北京中医医院制剂芩柏软膏、复方黄连膏清热祛湿止痒。

二诊时已无新发皮疹，全身皮疹均有所缓解，可见此方有效。但患者舌红，苔黄腻，加之沉缓之脉，不易出汗之感，余深思之，湿蕴于内，郁而化热，而不易从皮肤排出，此乃玄府郁闭所致。而肺主皮毛，宣降肺气，通调水道乃真正关键所在，麻黄为肺家第一要药，故以3g炙麻黄轻宣肺气，起到开启玄府之门的作用。那么，湿邪有出路，热亦随湿泄，水道通调则大便干燥亦可缓解，另外酌加天花粉、当归养阴血而通便。

此后患者皮损情况一直好转，出现反胃、反酸的症状，易生龙骨、生牡蛎为煅品，增强其抑酸之效，加用法半夏、竹茹、旋覆花等降逆止呕，并随症治之，至五诊时，患者诸症已经全消。

（诊治者：王莒生）

11. 银屑病血瘀证验案

患者张某，男，38岁，2013年4月20日初诊。

主诉： 全身反复起皮疹伴脱屑瘙痒5年余。

现病史： 患者5年前无明显诱因于四肢出现散在黄豆大小红色丘疹，伴脱屑、瘙痒，曾于多家医院就诊，诊断为"寻常型银屑病"，经内服及外用药物治疗后（具体不详），皮疹时轻时重，情绪焦虑，失眠。就诊时症见躯干及四肢散在黄豆至钱币大小暗红色斑疹、斑块，瘙痒脱屑，左肘伸侧皮纹加深，皮嵴隆起，硬如牛皮，伴色素脱失，纳可，二便调。否认过敏史、家族史。

舌脉：舌暗红，苔黄腻，脉弦滑。

西医诊断：寻常型银屑病。

中医诊断：白疕。

辨证：气滞血瘀，湿热阻络。

治法：疏肝活血，清热利湿通络。

处方：秦艽 10g，首乌藤 30g，鸡血藤 30g，钩藤 30g，茯苓 30g，天仙藤 30g，羌活 30g，威灵仙 30g，莪术 10g，龙胆草 10g，苍术 15g，草薢 30g，土茯苓 30g，香附 30g，郁金 15g，白茅根 30g，当归 10g，生地黄 10g，全蝎 6g，炒酸枣仁 30g。14 副，水煎服。

2 周后复诊时，原有皮疹变薄，部分皮疹消退，无新出皮疹，左肘伸侧皮肤变软、变薄，继予中药调理而愈。

按语：患者的皮疹反复发作，情绪受影响，以致肝失疏泄，从而情绪焦虑、失眠；肝失疏泄，气机不畅，以致气滞血瘀，故见舌暗；久病入络，气血流通不畅，肌肤失养，加之湿热瘀阻肌肤，故见局部皮肤硬如牛皮，色素脱失。中药以疏肝解郁、活血通络、清热利湿立法。药证相应，故疗效显著。

（诊治者：王莒生）

12. 凉血活血汤合小儿健肤合剂治疗小儿银屑病验案

患儿毕某，女，8 岁，2012 年 9 月 3 日初诊。

主诉：身起红斑伴脱屑半年余。

现病史：半年余前周身起红斑伴脱屑，就诊于当地医院，诊为"银屑病"，曾口服阿维 A 胶囊后好转（具体不详），停药后复发，皮疹泛发周身。刻下症：周身起红色皮疹，伴脱屑，纳可，眠安，二便调。

专科查体：头皮、躯干、四肢散在红色丘疹，轻度浸润，部分上覆白色鳞屑，并见散在色素沉着。

舌脉：舌质淡，舌尖红，苔白腻，脉滑。

西医诊断：寻常型银屑病。

中医诊断：白疕。

辨证：血热夹湿。

治法：凉血解毒，健脾祛湿。

处方：凉血活血汤合小儿健肤合剂加减：炒槐花 10g，茜草 10g，板蓝根 6g，白茅根 10g，赤芍 6g，金银花 10g，灯心草 2g，鱼腥草 10g，土茯苓 10g，草河车 6g，生薏苡仁 10g，茯苓皮 10g，焦三仙各 3g，生甘草 3g，14 剂。

皮损处白天外用甘草油调维生素 E 乳膏，晚上外用清爽膏。

二诊（2012 年 9 月 17 日）：服药后症状平稳，未见新发皮疹，无瘙痒，纳眠可，二便调。舌质淡，舌尖红，苔白，脉滑。前方去鱼腥草，加马齿苋 10g、淡竹叶 10g，24 剂。皮损处白天外用白凡士林或维生素 E 乳膏，晚上外用复方黄连膏，头皮外用二硫化硒洗剂。

三诊（2012 年 10 月 10 日）：有少量新发疹，偶发瘙痒，纳眠可，二便调。舌红，有瘀点，苔薄白，脉滑。前方去灯心草、生甘草，加焦栀子 6g、首乌藤 6g、白芍 10g，28 剂。皮损处白天外用维生素 E 乳膏，晚上外用复方黄连膏。

四诊（2012 年 11 月 7 日）：皮疹变薄，颜色变淡，伴瘙痒，纳眠可，二便调。舌质淡红，苔白、根腻，脉滑数。前方去生薏苡仁、茯苓皮，加车前子 10g、生甘草 3g，35 剂。

五诊（2012 年 12 月 12 日）：服药后皮疹大部分消退，未见新发，口唇干燥，纳眠可，二便调。舌质淡暗，苔白，脉滑。前方去车前子、首乌藤、生甘草，加生薏苡仁 10g、茯苓皮 10g，30 剂。

服上药 30 剂后皮疹基本消退。1 年内未复发。

按语： 该医案的特点是纠正药物停药反弹。患者曾口服阿维 A 胶囊，停药后皮疹复发，泛发周身，皮疹色红，考虑毒热较盛，故重用清热解毒凉血药，以槐花、茜草、白茅根、赤芍清热凉血，金银花、板蓝根、土茯苓、草河车、鱼腥草、生甘草清热解毒；灯心草清泻心火；小儿脏腑娇嫩，故加生薏苡仁、茯苓皮健脾利湿，焦三仙健脾消食，顾护脾胃而无凉药伐伤正气之忧。后方思路不变，皮疹消退顺利。

（诊治者：王萍）

13. 清热凉血、祛湿解毒治疗斑块型银屑病验案

患者吴某，男，40岁，就诊日期：2019年11月18日。

主诉：周身起疹1年余，加重3月。

现病史：1年前无明显诱因周身出现丘疹，色红，无渗出，无脱屑，伴轻微痒，面积逐渐扩大。自行使用肤毒清软膏，皮疹较前变浅。3月前自用肤毒清软膏后无效，近2月瘙痒较前加重。刻下：纳眠可，大便日一行，质黏不成形，平素工作压力大，常熬夜。否认既往史、过敏史。

专科查体：躯干、四肢散见红色、淡红色斑片，伴鳞屑。

辅助检查：皮肤镜示银屑病（点状、小球状、发夹和环状血管）。

舌脉：舌暗红，舌体胖大，苔白，脉沉。

西医诊断：寻常型银屑病，

中医诊断：白疕。

辨证：血热证。

治法：清热凉血，祛湿解毒。

处方：丹参15g，当归10g，生地黄15g，麦冬10g，玄参15g，鸡血藤15g，土茯苓15g，黄芩10g，地肤子15g，白鲜皮10g，白花蛇舌草15g，半枝莲15g，羌活6g，白英15g，石菖蒲10g，陈皮10g。

外用药：达力士软膏、芩柏软膏，局部外用，每日2次。

二诊：服上方2周，无新发皮疹，原有皮损颜色转淡，仍有少许脱屑，瘙痒较前减轻。患者自述咽部不适，偶有咳痰，痰黏难咯，纳可，眠可，二便调。在原方基础上去白鲜皮、白花蛇舌草，加大青叶15g、豨莶草10g，予中药14剂，外用达力士软膏。

三诊：原皮疹逐渐消退，无新发皮疹，偶见脱屑，无瘙痒。遂去上方大青叶、石菖蒲，加王不留行10g、生薏苡仁20g。

四诊：皮损已基本消退，遂予外用药苓柏软膏、达力士软膏巩固疗效。随访至今未再发。

按语：本例患者属银屑病血热证型，既往未经正规治疗，脾蕴湿热，外受风热之邪，瘙痒明显，为发病之本，治疗当以清热凉血、祛湿解毒为大法，辅以活血养血之品，外用苓柏软膏以加强清热燥湿，止痒消斑之效。患者自述咽部不适，予大青叶、豨莶草等清热解毒利咽，三诊时皮疹渐退，遂予健脾祛湿之药物，取得良好效果。

（诊治者：曲剑华）

14. 凉血润燥，利湿解毒治疗斑块型银屑病验案

患者高某，男，47岁，就诊日期：2019年10月10日。

主诉：身起红斑脱屑2年余。

现病史：2年前无明显诱因出现头皮起丘疹伴脱屑，后发至双肘尖、右小腿，不痒，曾间断外用达力士软膏，症状时轻时重，秋季较重。刻下症：头皮、双肘尖、右小腿起红斑，伴脱屑，轻度瘙痒，时有咽痒，偶晨起口苦，手足心热，心烦易躁，纳眠可，大便日一行，质稀。

既往吸烟史30余年，慢性咽炎、脂肪肝病史。

专科查体：头皮、双肘尖、右小可见钱币大小浸润性淡红色斑片，局部脱屑。

舌脉：舌暗红，边有齿痕，苔白厚腻，脉沉滑。

西医诊断：寻常型银屑病。

中医诊断：白疕。

辨证：血燥夹湿证。

治法：凉血润燥，利湿解毒。

处方：丹参15g，当归10g，生地黄15g，麦冬10g，玄参15g，鸡血藤15g，土茯苓15g，白英15g，白花蛇舌草15g，藿香10g，石菖蒲10g，半枝莲15g。7剂，水煎服。

外用药：苓柏软膏，局部外用，每日两次。

二诊：药后两周复诊，无新发皮疹，原有皮损颜色转淡，脱屑减少，咽痒，手足心热减轻，心烦及心悸均较前改善，遂前方加锦灯笼、鱼腥草、桑枝各10g，马齿苋15g，再服14剂。

三诊：瘙痒减轻，皮疹颜色转淡暗，脱屑减少，皮损浸润减轻、范围缩小，咽痒缓解，舌质转暗，苔转薄白，遂依前方去藿香、桑枝，加乌梢蛇6g、鬼箭羽10g。

四诊：患者无明显不适，前述症状均已消失，皮损较前消退，遂予我院院内制剂中成药化瘀丸、银乐丸各一盒。服用1月，后续随访未再有新发，皮疹逐渐消退，临床评价显效。

按语： 本例患者属于风热血燥夹湿证，病程较长，有既往外用药间断治疗史，以中药内服加以外用药芩柏软膏清热燥湿，止痒消斑效果较好。患者口苦，五心烦热，为肝经热盛加阴虚血燥，故治法以凉血清热润燥为主。患者皮损多发于四肢，且既往有慢性咽炎病史，遂加桑枝等疏导四肢经络，引药力达四肢，加锦灯笼、鱼腥草等解毒利咽。后期患者皮疹转暗，证型逐渐转化为血瘀证，遂加用鬼箭羽以活血化瘀，辅以乌梢蛇加强搜风解毒、润肤止痒之效。乌梢蛇为血肉有情之品，对于顽固性的瘙痒有较好的疗效。

（诊治者：曲剑华）

15. 三仁汤合凉血活血汤治疗斑块状银屑病案验案

患者孟某，男，31岁，2019年3月7日就诊。

主诉： 身起红斑脱屑3年余，复发半年。

现病史： 病史3年余，此前皮损反复发作，口服复方青黛丸、消银片、外用卡泊三醇，皮损可消退。半年前感冒后皮损复发，经口服中成药、外用卡泊三醇、糠酸莫米松软膏及光疗等治疗，皮损仍时有反复。刻下症：躯干、四肢可见钱币至手掌大小浸润性淡红色至红色斑块，上覆白色鳞屑。口干口苦，纳少，眠差，二便调。

舌脉： 舌淡红，苔黄白厚腻，脉滑。

西医诊断：寻常型银屑病。

中医诊断：白疕。

辨证：湿热证。

治法：清热祛湿。

处方：三仁汤合凉血活血汤加减。

苦杏仁10g，泽泻10g，通草6g，白豆蔻10g，淡竹叶10g，厚朴10g，炒薏苡仁15g，法半夏6g，紫草15g，白茅根30g，生地黄30g，赤芍15g，鸡血藤30g，土茯苓30g，拳参15g，茯苓15g。共14剂，水煎服，日1剂，早晚分服。

复诊（2019年4月4日）：药后皮损基本消退，躯干四肢可见淡褐色色素沉着斑，少量钱币大小淡红斑块，上覆细碎鳞屑，无新发皮损，偶有干燥瘙痒，口干口苦较前减轻，纳少，眠可，二便调。舌边尖红，苔黄厚，脉弦滑。辨证：血热夹湿证。予外洗方，方药组成：楮桃叶30g，马齿苋30g，生艾叶10g，鸡血藤30g，大青叶15g，紫草15g，土茯苓30g。共7剂，水煎外用，隔日泡洗，并嘱患者注意润肤。1月后随访，患者病情稳定，未见新发。

按语：患者皮损反复发作，以斑块为主，皮损色红或淡红，舌淡红，苔黄白厚腻，脉滑，辨以血热夹湿证，治宜清热凉血化湿，故选用三仁汤合凉血活血汤。三仁汤专于化湿，可上下分消湿邪；凉血活血汤为赵炳南教授常用方，专于清热凉血。方中紫草、生地黄、白茅根清热凉血，可借三仁汤中泽泻、通草之力导热下行；赤芍、鸡血藤凉血活血，土茯苓、拳参除湿解毒，四药合用着力于散瘀化湿；辅以茯苓加强健脾渗湿之力。三仁汤重在化湿，宣通三焦上下，使湿去热孤；凉血活血汤长于清热，消散孤立的热邪，并借三仁汤分消上下之力使热邪有出路。二者合用，湿热分消，故皮损消退较快。皮损消退之后予外洗方，可加强在外的养血化湿清热之力，并注意润肤，避免因干燥引起瘙痒。

（诊治者：周冬梅）

16. 三仁汤合除湿胃苓汤治疗斑块状银屑病验案

患者陈某，男，60岁，2020年9月3日就诊。

现病史：患者身起红斑、脱屑伴瘙痒2年，于多家医院诊断为"寻常型银屑病"，间断口服中药及外用药治疗，皮损反复发作。近半月无明显诱因复发，已口服2周清热凉血类中药，现未见新发皮损，皮损边缘色红较厚，皮损中心色暗质，偶有瘙痒，口苦，无口干，时有腹胀，纳眠可，大便数日一行，黏滞不爽。

舌脉：舌暗红，边缘齿痕，苔微黄腻，脉滑。

西医诊断：寻常型银屑病。

中医诊断：白疕。

辨证：血瘀夹湿。

治法：化瘀除湿清热。

处方：三仁汤合除湿胃苓汤加减。

杏仁10g，滑石粉15g，通草6g，白豆蔻10g，淡竹叶10g，厚朴10g，生薏苡仁30g，苍术6g，陈皮10g，炒白术12g，黄柏12g，泽泻12g，茯苓10g，土茯苓30g，大青叶15g，鸡血藤30g，牡丹皮15g，生甘草6g。14剂，水煎服，日1剂，早晚分服。

1月后随访，患者诉服药2周后皮损较前消退，皮损厚度明显变薄，自行继服此方，躯干、双上肢皮损持续消退，以色素沉着为主，无复发加重。

按语：患者因病势复发前来就诊，服清热凉血药2周后，新发热邪减轻，皮损以暗红斑为主，皮损肥厚，兼见大便黏滞不爽、腹胀、舌有齿痕等症状，辨以血瘀夹湿证；皮损边缘红，舌仍红，苔见微黄，故仍有热象，因此化瘀除湿的同时当辅以清热。痰瘀胶结，瘀愈重则痰湿愈重，若不宣化痰湿则血瘀难解，故此时重不在散瘀，而在化湿，湿既化，稍予活血之力，则血瘀自通。

除湿胃苓汤亦为赵老常用方，方中苍术、炒白术、陈皮助燥湿健脾理气之力，茯苓淡渗利湿，兼黄柏、泽泻引湿热下行，此六味药与三仁汤联用，加强分消上下湿邪之力；大青叶、牡丹皮用于清血中余热，牡丹皮、鸡血藤用于化瘀，肺主皮毛，并可借三仁汤宣肺之力，使清热化瘀之药效易达病所；加土茯苓除湿解毒以消胶结之顽湿，少佐生甘草以增强解毒之力并调和药性。此二方合用，亦符合气血津液辨证的思想，即从血瘀为切入点，根据肥厚增生、长期不退的皮损特点，联合顽湿聚集的津液异常变化，确立活血化瘀利湿兼清热的治则，宣气、化湿、调血并存，气血津液同治。

（诊治者：周冬梅）

17. 清热除湿汤加减治疗斑块状银屑病验案

患者，男，30岁，2019年1月3日初诊。

现病史：患者17年前无明显诱因手肘起皮疹伴脱屑瘙痒，后皮疹逐渐增多累及四肢，反复发作，近期患者头面、四肢皮疹新发增多，入院症见头面、四肢起皮疹伴脱屑、瘙痒，口干，无咽痛，纳眠可，二便调。

专科查体：头面、四肢多发点滴至掌心大小潮红浸润性斑片，部分皮疹融合成片，可见少许脱屑。

舌脉：舌红，苔黄腻，脉弦滑。

西医诊断：寻常型银屑病。

中医诊断：白疕。

辨证：血热证兼湿热证。

治法：清热除湿凉血。

处方：清热除湿汤合凉血活血汤加减。

龙胆草10g，白茅根30g，生地黄30g，大青叶15g，生石膏30g，黄芩10g，六一散15g，牡丹皮15g，紫草15g，赤芍15g，土茯苓30g，拳参15g，泽泻10g，茵陈15g，茯苓15g，生白术10g。7剂，水煎服，每日1剂，早晚分服。

二诊（2019年1月10日）：上药服用1周，皮疹面积缩小，中心变薄，仍偶见新发皮疹，口干，大便不成形，2～3次/天。上方生白术改为炒白术 15g、加炒薏苡仁 15g。14 剂，水煎服，每日 1 剂，早晚分服。

三诊（2019 年 1 月 24 日）：上药服用 2 周，四肢皮疹可见大部消退，仍存淡褐色色素沉着斑，剩余皮损颜色明显变淡，瘙痒减轻，略口干，大便较前成形。效不更方。28 剂，水煎服，每日 1 剂，早晚分服。

四诊（2019 年 2 月 21 日）：皮损大部分消退，瘙痒缓解。上方去牡丹皮，加鸡血藤 30g。14 剂，水煎服，每日 1 剂，早晚分服。后随访 1 个月，皮损持续消退，未复发加重。

按语： 清热除湿汤是赵炳南先生治疗急性皮炎湿疹等皮肤病经典方剂，由龙胆泻肝汤化裁而来，原方去当归、柴胡、木通，将车前子替换为车前草，增加了生石膏、白茅根、大青叶，凉血清热之力更强。银屑病患者很多同时存在湿热，急性期银屑病尤其伴有心烦、口渴、大便干、小便黄等，舌边尖红，苔薄白或薄黄，脉弦数，辨证兼有湿热，这时可以凉血与清热利湿同时进行。该患者于急性期就诊，予凉血活血汤联合清热除湿汤加减治疗；复诊诉大便不成型，考虑药物寒凉多伤脾胃，加用炒白术、炒薏苡仁以健脾利湿，1 月余可见皮损大部消退，颜色变淡；后期考虑血热减轻，当防范出现血瘀，减凉血活血之牡丹皮，加鸡血藤以养血活血。

（诊治者：周冬梅）

18. 除湿胃苓汤加减治疗斑块状银屑病验案

患者，男，35 岁，2019 年 1 月 17 日初诊。

现病史：患者 2 个月前无明显诱因出现后背粟粒大小红色丘疹，先后就诊于多家医院，诊为银屑病，口服百癣夏塔热片，外用复方丙酸氯倍他索软膏等好转，后反复发作，泛发周身。现症见周身散在红斑、丘疹伴脱屑，口干，纳可，易醒，二便可。

专科查体：头皮、耳郭、手足、四肢、躯干散在粟粒大小红斑、丘疹，手足皮损融合成片，上覆银白色鳞屑，部分皮疹剥除鳞屑后可见薄膜现象及点状出血，未见明显束状发及顶针样甲，黏膜（–）。

舌脉：舌红有齿痕，苔微黄厚腻，脉弦滑微数。

西医诊断：寻常型银屑病。

中医诊断：白疕。

辨证：血热证。

治法：凉血活血，清热除湿。

处方：予本院协定处方凉血活血汤（组成：生槐花 30g，紫草 15g，赤芍 15g，白茅根 30g，生地黄 30g，丹参 15g，鸡血藤 30g）及清热除湿汤（组成：龙胆草 9g，白茅根 30g，生地黄 15g，大青叶 15g，车前草 15g，生石膏 30g，黄芩 9g，六一散 15g）交替服用 2 周。14 剂，水煎服，每日 1 剂，早晚分服。

二诊（2019 年 1 月 31 日）：用药 2 周见皮疹颜色变淡，仍有少许新发皮疹，口咽干，纳可，大便日 2 次，质黏不成形。舌淡暗有齿痕，苔白，脉弦滑。辨证为血热证兼脾虚湿蕴证，处方予除湿胃苓汤联合凉血活血汤加减，方药组成：苍术 6g，厚朴 6g，陈皮 10g，炒白术 12g，黄柏 12g，泽泻 12g，茯苓 10g，生甘草 6g，紫草 15g，赤芍 15g，白茅根 30g，生地黄 30g，鸡血藤 30g，防风 10g，土茯苓 30g，拳参 15g，大青叶 15g，牡丹皮 15g。14 剂，水煎服，每日 1 剂，早晚分服。

三诊（2019 年 2 月 14 日）：皮损持续消退，近期咽干咽痛，已无新发皮疹，纳眠可，大便较前成形。舌淡，舌边稍红，边有齿痕，白苔较前变薄，脉弦滑，皮损颜色为淡红。上方去白茅根，加北豆根 6g、金莲花 15g。14 剂，水煎服，每日 1 剂，早晚分服。上方继续服用 2 周，皮疹持续消退。

2 周后改为中成药银乐丸联合四妙丸维持治疗。后随访 3 个月未见复发加重。

按语： 除湿胃苓汤是赵炳南先生常用方之一，由平胃散合五苓散加减而成。其中苍术、厚朴、甘草燥湿和中，白术健脾利湿，茯苓、泽泻、黄柏淡渗利湿。治疗银屑病根据皮损情况可加用理血药。该患者初诊时皮疹色红，不断新发，为进展期血热证兼有湿热，处方以凉血活血汤联合清热除湿汤治疗。用药 2 周后，患者热象较前减轻，见大便质黏不成形，加之舌淡暗有齿痕，苔白，考虑脾虚湿蕴，故调整方药为除湿胃苓汤联合凉血活血汤加减治疗以健脾利湿，凉血消斑；再用药2周，皮疹持续消退，复诊诉咽痛，但无新发皮疹，考虑感染是银屑病复发的常见诱因，故加用北豆根、金莲花以清热解毒利咽，疗效巩固，皮疹未复发加重。

（诊治者：周冬梅）

19. 凉血活血汤合附子理中丸治疗血热证银屑病验案

患者李某，男性，33岁，银屑病史3年。

初诊：2019年9月29日。腹部、胁肋、四肢伸侧多见浸润性红色斑块、丘疹、大量脱屑。腹部皮损瘙痒、刺痛，纳可，眠安，二便调。舌质暗红，脉濡滑，予清热除湿汤7剂，凉血活血汤7剂，交替服用。外用得肤宝、硅霜。

二诊：病情未减轻，大面积外用得肤宝后周身瘙痒加重。皮损面积较前扩大，除面部外，腰背部、胸腹部均出现新的鲜红斑片，近乎红皮。患者烦躁异常，非常焦虑。舌质暗红，脉细滑数。给予凉血活血汤14剂，外用清爽膏。

三诊：皮损减轻，大部分开始中心消退，仍鲜红，瘙痒剧烈，因皮损面积广大，形成环状，外观怪异，心理压力非常大。瘙痒影响睡眠。同时诉服药后怕冷、小腿发凉、尿频，大便不成形，舌质红，脉象弦滑。给予凉血活血汤14剂，附子理中丸3盒，早晚各1丸。自购润肤霜。

四诊：患者抄方1次，服药28剂，皮损明显减轻，上身、小腿基本消退，大腿外侧皮肤充血、粗糙脱屑，但已经没有明显浸润。患者喜形于色。怕冷、小腿凉、尿频、便溏等症皆减轻。舌脉同前，治法同前。

按语：在诊治银屑病时常会遇到局部辨证与整体辨证关系的问题。有时二者一致，治疗最为顺畅；有时二者矛盾，则必须考虑取舍，或者兼顾。一般情况下，在银屑病的进行期，我们会按病势以外感法治之，从整体考虑的更多；在静止期，我们会按病势以杂病法治之，考虑皮损较多。银屑病有许多共病情况存在，在这些共病没有突出表现时，我们还是以皮损为主辨治。在共病表现剧烈时，我们常常兼治二者。

本例患者在就诊之初皮损问题突出，整体异常不显著，故以皮损辨证予凉血活血汤取效。但在治疗的过程中，患者受药物影响，脾胃虚寒的表现逐渐显现，所以在继服凉血活血汤的同时，合用附子理中丸，解决了脾胃的问题，同时皮损保持了继续消退的势头。所以，这一案例的重点不在于辨证，而在于如何处理整体辨证和局部皮损辨证的关系。

（诊治者：张苍）

20. 柴胡桂枝干姜汤合当归芍药散治疗寻常型银屑病验案

患者张某，女，30岁，2021年2月26日初诊。

主诉：身起皮疹伴脱屑7余年，复发加重1月。

现病史：全身反复起红斑伴脱屑7年余，全身泛发甲盖至银元大小浸润性红斑，伴白色细碎脱屑，全身瘙痒明显，上覆鳞屑。未经系统治疗，四肢躯干自行外用日清肤宁数年，面部外用他克莫司软膏，皮损反复发作。近1月皮疹加重，头颈部、背部新发黄豆至钱币大小皮疹，色暗，脱屑、瘙痒不显。怕冷，时口干口苦，腹胀，眠差。大便溏，2～3日一行，小便调。平素性情急躁，常熬夜。

舌脉：舌暗，苔黄腻，有齿痕，脉沉细缓。

西医诊断：寻常型银屑病。

中医诊断：白疕。

辨证：脾虚湿蕴证。

治法：温脾通阳，理气和中。

处方：北柴胡12g，黄芩9g，天花粉12g，炙甘草6g，桂枝9g，干姜6g，煅牡蛎6g，当归9g，茯苓12g，川芎9g，生白术12g，泽泻9g，白芍9g。每日1剂，水煎服。

二诊（2021年3月12日）：上方服用2周，皮疹无新发，原皮疹颜色减退，头皮皮疹较痒，脱屑严重，近期睡眠好转，入睡困难改善。纳差，大便日2行，质稀，小便可。舌暗，苔薄白，脉弦数。处方：北柴胡15g，鹅眼枳实 15g，生甘草 15g，赤芍 15g，荆芥 10g，防风 10g。外用卡泊三醇搽剂。继服 2 周，四肢皮疹较前明显好转，躯干部皮损中央消退，无新发。

按语：本例患者病程较长，因脾胃气虚，痰湿内生，缠绵不愈，时轻时重。六经辨证病在少阳，兼里虚寒证，故应用柴胡桂枝干姜汤合桂枝芍药散以温脾通阳，理气和中。后标象渐缓，颜色减退，遂改用调和肝脾、透邪解郁之四逆散加荆芥、防风止痒，收获良效。

（诊治者：张广中）

21.柴桂温胆定志汤治疗寻常型银屑病验案

患者王某，女，33 岁，2021 年 2 月 26 日初诊。

主诉：全身红斑鳞屑 13 年，加重 3 月。

现病史：患者皮疹反复发作 13 年，躯干、四肢泛发黄豆至钱币大小皮疹，脱屑、浸润明显，近 3 月无明显诱因加重，头颈部、上肢、背部皮疹新发明显，瘙痒严重，影响睡眠。自觉咽干、口渴，晨起口苦痰多，咯黄黏痰，食欲不佳，自觉烦躁，疲惫乏力，入睡困难，眠差，大便两日一行，排便困难，质干。自行外用卡泊三醇软膏多年，效果不显，未规律服用药物。否认药物及食物过敏史。否认家族史。

舌脉：舌淡少苔，脉弦涩。

西医诊断：寻常型银屑病。

中医诊断：白疕。

辨证：太阳少阳合病，胆火内郁，痰火扰心，脾胃虚弱。

治法：太少两清，清胆定志，补益中焦。

处方：柴胡 12g，黄芩 12g，桂枝 12g，白芍 12g，陈皮 12g，清半夏 12g，茯苓 20g，枳壳 12g，竹茹 12g，石菖蒲 6g，远志 12g，党参 5g，炙甘草 12g，生姜 10g，大枣 5 枚。7 剂。

二诊（2021 年 3 月 5 日）：四肢散见新发皮疹，瘙痒剧烈，干燥脱屑明显，仍口干口渴，口苦缓解，眠可，无便意，排便不畅。无痛经，无经期不适。舌淡胖，苔白厚，边有齿痕。脉弦。处方：柴胡 12g，黄芩 9g，清半夏 9g，党参 9g，炙甘草 6g，生姜 6g，大枣 5 枚。9 剂。

三诊（2021 年 3 月 26 日）：服上方后皮疹颜色变淡，未见新发皮疹，仍干燥脱屑，瘙痒有所缓解，仍口干，无口苦。纳眠可，梦多。无大便意，排便不畅，两日一行，初硬后溏，尿频，尿急，尿痛。舌淡苔薄白。右脉弦滑，左脉沉弦。处方：柴胡 12g，黄芩 9g，清半夏 9g，党参 9g，炙甘草 6g，生姜 6g，大枣 5 枚，茯苓 9g，枳壳 9g，生姜汁冲服。14 剂。

按语：太阳主表，太阳者，一身之藩篱也。故皮肤之病，可从太阳论治。然该病人初诊之时，口苦、咽干、脉弦，病位于少阳，少阳枢机不利，胆火内郁，气机不利，炼液为痰，蒙蔽心、胆二窍，令人失眠多梦，咳痰黄稠。因病久耗伤气血，中气日虚，气阴日耗，故可见舌淡、食欲不佳、疲惫乏力，大便二日一行，排便困难，质干。方选郝万山教授的柴桂温胆定志汤加减，太少两清，清胆定志，补益中焦。二诊之时，口苦、失眠已然缓解，然气血虚之本象显露，治疗以调和少阳，大气一转，其气乃散，调和枢机，调动气机，补助中焦，扶助正气，驱邪外出。三诊时皮损已然不再进展，然少阳证仍然，且脉转弦滑，痰浊内郁少阳，故用小柴胡汤，以收全功。

（诊治者：张广中）

22. 仙方活命饮治疗寻常型银屑病验案

患者方某，男，20 岁，2020 年 11 月 7 日初诊。

主诉：身起疹伴脱屑 6 月。

现病史：3 年前无明显诱因头部起红色丘疹伴瘙痒疼痛，曾于当地医院就诊，具体诊疗过程及用药不详，后仍反复发作。半年前，前胸、后背出现淡红色斑块，伴脱屑。于空军总医院诊为"银屑病"，予口服药物治疗后斑块颜色变浅。后斑块逐渐向大腿根部及小腿扩散，色红，伴瘙痒脱屑。恶热，多汗，神疲困倦，偶口苦，口气重。便黏，日一行，溲赤。既往过敏性鼻炎史。

270

舌脉：舌暗，苔白腻，脉滑数。

西医诊断：寻常型银屑病。

中医诊断：白疕。

辨证：血热证。

治法：清热解毒，凉血化瘀。

处方：白芷9g，浙贝母9g，王不留行9g，赤芍9g，当归尾15g，生甘草9g，皂角刺5g，连翘15g，天花粉9g，醋乳香3g，醋没药3g，金银花15g，陈皮9g。每日1剂，水煎服。

外用维生素E乳膏。

二诊（2020年11月14日）：上方服用1周，瘙痒缓解，躯干皮疹颜色较前变淡，无明显脱屑。面部皮疹缓解。偶有口苦，纳眠可，大便黏，小便可。舌红，苔白，边有齿痕，脉缓。处方：白芷9g，浙贝母9g，王不留行9g，赤芍9g，当归尾15g，生甘草9g，皂角刺5g，连翘15g，天花粉9g，醋乳香3g，醋没药3g，金银花12g，陈皮9g，炒白术15g，茯苓15g。每日1剂，水煎服。

三诊（2020年12月1日）：上方服用两周，躯干部皮疹较前好转，颜色变淡，瘙痒减轻，面部新发散在粟粒样皮疹，色红有脓头。舌红，苔白，边有齿痕，脉缓。继服上方。

四诊（2020年12月15日）：上方服用1周，停药1周。躯干皮疹颜色较前变淡，无瘙痒，近日面部、后颈部新发红色斑丘疹，有脓头，伴瘙痒。舌红苔白，脉沉滑。停药。外用硅霜。

五诊（2021年1月12日）：躯干皮损仅为色素沉着，无新发皮损。瘙痒消失。纳可，眠安，二便调。随访半年无复发。

按语：本例患者为血热型，且热偏盛，病程较短。主要特点为皮疹泛发，面积大，且瘙痒明显。治以仙方活命饮清热解毒，凉血化瘀，热解、壅遏之邪去，气血和畅。

（诊治者：张广中）

三、红皮病型银屑病

1. 八生汤、犀角地黄汤治疗红皮病型银屑病验案

患者张某，男，44 岁，2013 年 7 月 24 日初诊。

主诉：身起红斑伴脱屑 30 年，弥漫周身 4 个月。

现病史：皮疹初发于头皮，后逐渐蔓延至全身，20 年来口服强的松、甲氨蝶呤各 1 片，每日 1 次，后出现满月脸、水牛背。4 个月前皮疹加重，弥漫周身，3 个月前停服强的松、甲氨蝶呤，口服中药汤剂，外用卤米松乳膏、卡泊三醇软膏等药物治疗，皮疹不断新发、面积扩大，遂来我门诊就诊。刻下症：周身弥漫红色皮疹，伴脱屑，纳眠可，二便调。

专科查体：头皮、躯干、四肢弥漫水肿性鲜红色斑片，上覆黏腻鳞屑，皮疹面积超过全身体表面积 90% 以上，可见束状发。

舌脉：舌尖红，苔黄腻，脉沉。

西医诊断：红皮病型银屑病。

中医诊断：火丹疮。

辨证：热入营血夹湿热证。

治法：清热凉血，解毒除湿。

处方：犀角地黄汤、多皮饮、八生汤合方加减。

水牛角 10g，生地黄 10g，赤芍 10g，牡丹皮 10g，生薏苡仁 30g，生白术 10g，生枳壳 10g，冬瓜皮 15g，茯苓皮 15g，陈皮 6g，生栀子 10g，茵陈 15g，佩兰 10g，马齿苋 30g，车前草 10g，丹参 15g，川芎 3g，炙甘草 6g。7 剂。

皮损处外用甘草油调凡士林加青黛末。

二诊（2013 年 7 月 31 日）：患者皮疹颜色较前变淡，鳞屑变薄。舌边尖红，苔黄腻，脉沉。前方去生薏苡仁、陈皮、丹参，加龙胆草 6g、黄芩 6g、当归 6g。14 剂。

三诊（2013 年 8 月 14 日）：患者皮疹较前消退，颜色变淡，下肢皮疹略红，舌质红，苔黄腻，脉沉。前方去龙胆草、冬瓜皮，加生知母10g、黄柏10g。

四诊（2013年10月30日）：患者皮疹绝大部分消退，遗留头皮部少量皮疹，纳眠可，二便调。舌质红，苔白腻，脉沉。予口服除湿丸、银乐丸巩固疗效。半年内无新发疹。

按语：此医案的特点是邪气盛，正气不虚，以祛邪为主即可。患者皮疹色红、肿胀，鳞屑黏腻，考虑湿热内蕴，以湿疹、皮炎之法治之。故在犀角地黄汤清热凉血解毒的基础上，合多皮饮、八生汤加减以祛湿热、消肿。湿热分解，湿去热无所依则易治。方中水牛角、生地黄、赤芍、牡丹皮清热凉血解毒，其中水牛角味苦、咸，性寒，归心、肝经，《陆川本草》记载其能"凉血解毒，止衄。治热病昏迷，麻痘斑疹，吐血，衄血，血热，溺赤"，《日华子本草》言其"治热毒风并壮热"；生薏苡仁、生白术、生枳壳、冬瓜皮、茯苓皮、陈皮健脾祛湿；茵陈、佩兰、马齿苋、车前草、生栀子清热祛湿解毒；丹参、川芎理气活血以防遏血；炙甘草调和诸药。诸药相伍，清热凉血、解毒祛湿之功著，方向正确，1周即显效，后方在寒热虚实上略做调整，治法始终不变，守方3个月皮疹基本消退，疗效甚佳。

（诊治者：王萍）

2. 凉血活血汤合大补阴丸治疗红皮病型银屑病验案

患者周某，男，43岁，2015年9月2日初诊。

主诉：身起红斑伴脱屑30年，弥漫周身1年。

现病史：30年前身起红斑，未系统治疗。近1年皮疹加重，弥漫周身，就诊于长春"吉林大学第二医院"，诊断为"红皮病"，经住院治疗（具体不详），皮疹无明显改善，遂来我院就诊。刻下症：周身弥漫红斑，皮损干燥、皲裂，有灼热感，伴脱屑，下肢肿胀，时有瘙痒，遇冷加重，口干，纳眠可，二便调。

专科查体：面部、躯干、四肢弥漫鲜红斑，上覆细碎白色鳞屑，皮损干燥，散在皲裂，皮温高，皮疹面积超过全身体表面积 90% 以上。双下腿非可凹性水肿。

舌脉：舌质暗红，少苔，脉沉细。

西医诊断：红皮病型银屑病。

中医诊断：火丹疮。

辨证：血热伤阴证。

治法：清热凉血滋阴。

处方：凉血活血汤合大补阴丸加减。

炒槐花 15g、紫草 10g、白茅根 15g、生地黄 15g、丹参 30g、鸡血藤 15g、白芍 15g、牡丹皮 10g、龟甲 10g、黄柏 6g、生知母 10g、南沙参 15g、北沙参 15g、桑白皮 10g、地骨皮 10g、生甘草 6g。

皮损处白天外用甘草油调维生素 E 乳膏，晚上外用芩柏软膏。

二诊（2015 年 9 月 23 日）：皮疹减轻，仍瘙痒，畏寒，无汗，下肢肿胀，纳眠可，二便调。舌质暗，苔薄白，有裂纹，脉沉细。前方去南沙参、生地黄、紫草，将黄柏减量至 3g，加白花蛇舌草 15g、太子参 10g、茯苓 10g。

三诊（2015 年 11 月 11 日）：皮疹好转，面部脱屑多，躯干、四肢脱屑减少，双小腿肿消，仍畏寒，舌质红，苔白，脉沉。前方去北沙参、地骨皮，加黄柏 6g、白花蛇舌草 30g、车前子 15g、首乌藤 15g、金银花 15g。晚上外用药停用芩柏软膏，换予复方黄连膏。

四诊（2015 年 12 月 30 日）：皮疹减轻，脱屑减少，无特殊不适。前方去龟甲、生知母，加苍术 6g。

五诊（2016 年 3 月 30 日）：皮疹部分消退，无汗，畏寒，大便调。舌质暗红，苔薄白，脉沉细。前方去生地黄、黄柏、白茅根、金银花，加炙麻黄 3g、黑附子 3g、细辛 3g、川芎 10g。

六诊（2016 年 6 月 1 日）：皮疹大部分消退。舌淡暗，苔白，脉沉。前方去苍术，加玉竹 10g。皮损处外用维生素 E 乳膏。

此后间断以养血健脾药物调理，1 年半后皮疹复发为寻常型。

按语：患者内伤问题突出，内伤与皮损并重。皮疹干燥、皲裂、灼热，舌暗红、少苔、脉沉细，初诊考虑血热伤阴，阴血不足而血行不畅。方中凉血活血汤加牡丹皮以凉血活血；大补阴丸滋阴降火，去熟地黄用生地黄以加强凉血之功；南沙参、北沙参是王教授滋阴常用药对，"南沙参清肺热，北沙参养胃阴"，二药功用稍有不同，但都可养阴清热，合用则清润之功著；患者皮损灼热、干燥，"肺主皮毛"，肺为水之上源，肺金能降，肾水易生，故加泻白散以清泄肺热。患者阴津渐复过程中，逐渐显现出气虚、阳虚的问题，故二诊加太子参补益气阴、茯苓淡渗利湿而消肿、白花蛇舌草清热解毒。三诊皮疹进一步好转，加首乌藤祛风通络以调气血。五诊时阴血渐复，畏寒症状明显，考虑阴寒盛而阳不足，故减清热药，加麻黄附子细辛汤温经解表，收效甚佳。治疗过程中由热转寒，通过对寒热的准确判断，使皮损顺利消退。必须强调，复杂病例往往气血阴阳同病，治疗上用药应分出次序。

（诊治者：王萍）

3. 解毒养阴汤合桂枝龙骨牡蛎汤治疗红皮病型银屑病验案

患者张某，男，48岁，2016年12月21日初诊。

主诉：周身起红斑伴脱屑16年，加重2个月。

现病史：患者16年前无明显诱因周身起红色皮疹，伴脱屑，未系统诊治。2个月前劳累后皮疹加重，弥漫周身，色红，伴发热，体温最高至41℃，就诊于厦门某医院，诊断为"红皮病型银屑病"，予"甲强龙60mg Qd、丙种球蛋白10支/天"静脉输注治疗2天，转诊至福建医科大学附属第一医院，继予甲强龙60mg Qd静点，1周后减至40mg Qd静点+美卓乐8mg Qd口服，后逐渐减量至美卓乐20mg Qd口服，阿维A胶囊30mg Qd口服，阿维A胶囊逐渐减量至10mg Qd。现症见周身弥漫红斑，伴脱屑，自觉畏寒，皮肤凉，盗汗，乏力，纳眠可，二便调。既往高血压病、高脂血症、冠心病病史。

专科查体：周身弥漫红色斑片，上覆较多银白色鳞屑，皮疹面积超过全身体表面积 90% 以上。

舌脉：舌质暗，舌尖红，边有齿痕，少苔、有裂纹，脉沉。

理化检查：血常规示：WBC16.25×10^9/L。肝功能示：ALT 744U/L。

西医诊断：红皮病型银屑病。

中医诊断：火丹疮。

辨证：气阴两虚证。

治法：益气养血滋阴。

方药：解毒养阴汤合桂枝加龙骨牡蛎汤加减。

药物组成：南沙参 15g、北沙参 15g、太子参 15g、熟地黄 10g、当归 10g、川芎 10g、白芍 15g、鸡血藤 15g、茯苓 15g、山药 30g、黄精 30g、桂枝 6g、生牡蛎 30g、浮小麦 15g、五味子 10g、生甘草 3g。

皮损处白天外用维生素 E 乳膏，晚上外用甘草油调清爽膏。暴露部位皮损外用地奈德乳膏。

二诊（2017 年 1 月 5 日）：现口服美卓乐 20mg、16mg 交替 Qd 半月，阿维 A 胶囊 20mg Qd。皮疹变化不明显，时有轻度瘙痒，仍畏寒，盗汗，乏力。舌质暗，舌尖红，边有齿痕，苔略黄腻，脉沉。前方去当归、熟地黄、黄精、川芎、生牡蛎、浮小麦、生甘草，加丹参 30g，太子参、鸡血藤、白芍加量至 30g，2 日 1 剂。予复方甘草酸苷片 3 片 Bid，嘱美卓乐减至 16mg Qd，半个月后 16mg、12mg 交替 Qd。

三诊（2017 年 2 月 16 日）：现口服美卓乐 12mg Qd、阿维 A 胶囊 20mg Qd。自觉乏力、皮肤凉，夜间冷汗，面部皮疹颜色变淡，四肢皮疹色红明显，伴脱屑。舌脉同前。前方加当归 10g、防风 10g、川芎 10g、生山楂 10g，2 日 1 剂。

四诊（2017 年 3 月 21 日）：现口服美卓乐 10mg Qd、阿维 A 胶囊 20mg Qd、复方甘草酸苷片 2 片 Qd。检查示：ALT 81U/L，UA 665μmol/L。周身皮疹淡红，较前变薄，仍皮肤凉、乏力，舌质暗，尖略红，苔薄白，部分剥脱，脉沉。前方去南沙参、北沙参、防风、生山楂，加黄精 30g、生黄芪 15g、赤芍 15g、桃仁 6g，鸡血藤减量至 15g，2 日 1 剂。

五诊（2017 年 5 月 23 日）：现口服美卓乐 8mg Qd、阿维 A 胶囊 20mg Qd。检查示：肝功能正常。胸部皮疹颜色暗红，皮疹变薄，皮肤凉感，舌质红，苔剥，脉弦。建议美卓乐每周一、周五减 2mg。前方去丹参、茵陈，加红花 6g、熟地黄 10g，白芍减量至 15g，28 剂。

六诊（2017 年 6 月 27 日）：全身皮肤颜色变暗、变薄，皮肤凉、乏力。舌质红，苔剥，脉弦数。检查示：肝功能正常，UA585μmol/L。前方去熟地黄、赤芍、桃仁、红花、怀牛膝、黄精，太子参减量至 15g，加丹参 30g、水蛭 3g（冲服）、麦冬 10g、防风 10g、秦艽 10g、炒枳壳 10g，28 剂。

七诊（2017 年 7 月 25 日）：现口服美卓乐 6mg Qd、阿维 A 胶囊 20mg Qod。皮疹变薄，脱屑减少，仍皮肤凉、乏力。舌质红，苔剥，脉弦数。前方去麦冬、桂枝、防风、水蛭、炒枳壳，加黄精 15g、女贞子 15g、怀牛膝 10g、白花蛇舌草 15g、炙甘草 10g。

八诊（2017 年 9 月 12 日）：现口服美卓乐 4mg、6mg 交替 Qd、阿维 A 胶囊 20mg Qod。周身皮疹色暗红，较前变薄，少量脱屑，皮肤凉感减轻，手足凉。舌质暗，苔剥，脉沉。前方去黄精、五味子、茯苓、炙甘草，加巴戟天 15g、熟地黄 15g、山茱萸 10g、黄连 10g、怀牛膝加量至 15g，30 剂。

九诊（2017 年 11 月 14 日）：现口服美卓乐 4mg Qd、阿维 A 胶囊 20mg Qod。皮疹部分消退，现以阳面为著，鳞屑细碎、畏寒、发热、头汗多，喜冷食，皮肤凉感减轻，手足冷，口干喜饮，大便溏，小便略黄。舌暗胖，苔白腻，舌底脉络瘀滞，脉沉弦滑。辨证为肾阳不足、寒邪郁闭证，治以通阳散寒、补益脾肾为法，处方：麻黄附子细辛汤合右归丸加减，生麻黄 3g、细辛 3g、黑附片 10g、生甘草 6g、生黄芪 15g、太子参 15g、怀牛膝 15g、熟地黄 15g、生杜仲 15g、炒山药 30g、巴戟天 15g、山茱萸 10g、当归 10g、川芎 10g、白芍 15g、川牛膝 15g。

服此方两周后，皮肤凉、口干、乏力症状改善，6 周时皮损大部分消退，美卓乐、阿维 A 胶囊减量至停药，10 周时发现主动脉瘤，后成功完成手术治疗。

按语： 此医案的特点是热病之后的处理策略。患者近期高热红皮，治疗后发热控制，但皮损停滞，同时出现较多内伤表现。皮疹色红，舌尖红，为血热表现，但畏寒、乏力、舌暗红、苔少、有裂纹、脉沉等症状，考虑为热入营血日久，又动用激素救急，耗伤气血、阴液所致，整体以虚为主，古云"虚邪之体，攻不可过，本和平之药，而以峻药补之，衰敝之日，不可穷民力也"（《医学源流论·用药如用兵论》），患者气血虚损，故治以益气养血滋阴为法，补益气血、顾护正气，正气胜则自可祛邪外出。方中南沙参、北沙参滋养阴液，四物汤加太子参补益气血，鸡血藤养血而通络，茯苓、山药、黄精益气而健脾肾；桂枝加龙骨牡蛎汤加减以平补阴阳、潜镇固摄，加入心经的五味子、浮小麦而止汗；生甘草清热解毒。后方随症加减，皮疹颜色转暗、变薄、部分消退、脱屑减少。

治疗过程中的诸多加减基本围绕着虚与瘀进行，但疗效始终不能满意。入秋后患者阳气不足症状明显，结合舌、脉，考虑肾阳不足、寒邪郁闭于肌腠，故转换思路，由直接养阴转换为阳中求阴，治以温阳散寒之法，以麻黄附子细辛汤温经解表而驱散在表之寒邪，右归丸加减温补肾阳、填精补血而固守在里之元阳，治疗6周，皮疹大部分消退，疗效显著。阴阳难辨，能辨阴阳则其效如神。

（诊治者：王萍）

4.苓桂术甘汤合当归芍药散治疗红皮病型银屑病验案

患者，男，40岁，2009年12月15日初诊。

现病史：患者16年前外感发热，后自头皮出现点滴状红疹，伴明显脱屑、瘙痒，在当地医院诊为寻常型银屑病，予静点抗生素治疗，皮损迅速消退。之后每年复发，冬重夏轻，曾经先后应用阿维A、雷公藤多甙等多种药物，但治疗效果逐年下降，近6年夏季皮损也不能完全消退，头面、骶尾部、胫前、肘部常年存留斑块状皮损，逢冬春之际更重。2个月前无明显诱因皮损再次加重泛发，目前已经达体表面积的90%以上，刻下症：瘙痒剧烈，难以睡眠，纳呆，口干，不欲饮，耳鸣，大便日2～3次。自述有时坐着突然觉得面前的桌子向上升腾。

专科查体：面部大片浸润性红斑，积屑层层黏腻难脱；躯干、四肢基本被暗红浸润斑块状皮损所覆盖，上覆较厚银白色鳞屑，疏松易脱落。胫前水肿，按之可凹。皮损占体表面积的90%以上。

舌脉：舌质暗红胖大，无齿痕，脉沉紧。

辨证：耳鸣而口干不欲饮为水饮上冲，自觉桌子升腾为水饮上冲的生动表现；纳呆、大便日2～3次为脾胃不足，不能治水；舌质暗红、皮损暗红伴有下肢水肿为血虚水盛。综合观之，为太阳太阴合病，血虚、血瘀、水饮并存。

治法：养血利水。

处方：苓桂术甘汤合当归芍药散、酸枣仁汤。

茯苓30g，桂枝10g，白术15g，炙甘草6g，当归10g，川芎10g，泽泻18g，白芍10g，党参10g，陈皮20g，鸡血藤15g，酸枣仁30g。14剂，水煎服。

二诊（2010年1月13日）：上半身皮损完全消退，仅余充血性红斑及大片色素沉着，小腿肿胀已消，但下肢仍可见较多肥厚斑块。睡眠改善，仍觉耳鸣，偶头晕，猛然站起时加重。舌质淡暗，脉沉紧。上方加怀牛膝10g以引上越之邪气下行。

三诊（2010年2月20日）：皮损基本消退，仅小腿遗留数块纽扣大小浸润斑块，充血斑片已经消退，上述桌子升腾的奇怪感觉消失。睡眠安好。天气渐暖，嘱其不必服药，外用苓柏软膏即可。

按语： 狭义的经方指张仲景《伤寒杂病论》中的方剂。经方不讲脏腑、五行，而是针对机体反应状态立法立方。经方讲究方证，正如胡希恕先生所说："辨方证是辨证的尖端。"经方应用得当，效如桴鼓，对于某些重症银屑病也是如此。

我们在临床中发现银屑病常处于四种状态：①皮损处于变动之中，同时有典型的全身症状，此时应用经方，往往能收到一箭双雕的效果，并且往往有速效。②皮损在变动而全身症状不典型，此时应用针对皮损的、有皮肤科特色的辨证体系较易取效，赵炳南先生从血论治的系列方药恰当其用。③皮损相对静止而有典型的全身症状，这时应用经方，可能在治疗整体的同时使皮肤受益，也可能整体获益而皮损不见改善。④皮损静止，且无典型全身症状，恰如一潭死水。这是真正的难点，此时必须激发矛盾，争取创造焦点，使机体动起来，努力使阴证转阳，才有治愈的希望。

上述验案属第一种情况，是经方的最佳适应证，故治疗成功。具体而言又与以下两方面因素有关：

（1）病情虽重，但机体处于敏感状态，能对治疗做出反应。银屑病往往经历动静不断转化的过程：最初皮损处于进行期，经过凉血解毒的治疗，部分皮损消退，另一部分皮损进入静止期；之后由于某种刺激，疾病开始从寻常型向特殊类型转变；经过治疗，泛发的皮损再次减轻，但淡而不消，薄而不平，又进入新的静止状态。

从临床表现看：动是疾病加重、邪热亢盛的表现；而静是疾病缓解的表现。但从治疗难易看：前者属于阳证，易治；而后者属于阴证，难治。上述患者经历了漫长的静止状态，其间虽也应用了各种治疗，效果却乏善可陈；而此次治疗得效，是在疾病加重的变动过程中。这种加重、变动既可能是局部皮肤问题日久影响到整体的表现，也可能是潜在的整体问题被激发后的表露，但不管哪种情况，此时身体不再沉默，开始对疾病做出反应，这就为我们创造了治疗的机会。

（2）皮损与整体状况互相关联，同步变化。上述患者有多种多样的不适症状，这些症状实际是机体反应状态的具体表现，为治疗提供了重要的线索；更重要的是皮损的加重与上述症状的出现同步，在治疗过程中皮损又与诸多症状同步消退，说明此时内外表里都已处于相同的反应状态，皮损与其他症状、体征性质相似，皮损与整体反应状态正相关，表里一致，经方善于调整整体反应状态，故能达到治愈皮损的效果。

需要说明的是，当机体对疾病做出反应，表现出种种繁杂症状，看似棘手之时，反而是经方大显身手的时候；而皮损顽固不消，却无任何不适，正邪相安，机体默认了与皮损共存的状态之时，经方往往难以获效。

要之，对于银屑病，病局限于皮肤者适用赵炳南先生系列方药，病涉及整体者可试用经方，二者相辅相成，取舍得当，才能更好地体现中医的特色和疗效。

（诊治者：张苍）

四、关节病型银屑病

1. 秦艽丸治疗关节型银屑病验案

患者王某，女，58岁，2015年4月22日初诊。

主诉：全身反复起红斑伴脱屑30年，伴关节疼痛1个月。

现病史：患者30年来全身反复出现红斑、脱屑，就诊于当地医院，诊断为"寻常型银屑病"，间断口服及外用中药治疗（具体不详），经治皮疹可减轻。近1个月出现手指及肩关节疼痛，遂来我门诊就诊，刻下症：全身泛发红色皮疹，伴脱屑，轻度瘙痒，双侧大指关节肿痛，双肩关节疼痛，口苦，纳眠可，二便调。

体格检查：躯干、四肢泛发浸润性淡红色斑块，上覆白色鳞屑。双手大指指间关节肿胀，压痛（＋）。

舌脉：舌质暗，苔薄白，脉沉细。

西医诊断：关节病型银屑病。

中医诊断：痹证。

辨证：风寒湿蕴，痹阻经络证。

治法：祛风除湿，散寒，解毒通络。

处方：秦艽丸加减。

秦艽10g，乌梢蛇10g，防风10g，生黄芪10g，首乌藤30g，徐长卿10g，桑寄生10g，当归10g，川芎10g，白芍15g，炒白术10g，黑附片3g，炒槐花15g，土茯苓15g，白花蛇舌草15g，炙甘草3g。

二诊（2015年6月3日）：服药后大指关节肿痛缓解，双肩关节仍疼痛，皮疹较前略加重，阵发瘙痒，恶热，自汗出，纳眠可，大便黏滞，小便调。舌质淡红，苔薄白，脉沉细。前方去黑附片、生黄芪，加生薏苡仁15g、佩兰10g。

三诊（2015年11月18日）：服药后关节疼痛好转，但皮疹进一步增多，鳞屑黏腻，瘙痒明显。舌质暗，苔略黄腻，脉弦。前方去生薏苡仁、佩兰、桑寄生、徐长卿，加鸡血藤15g、马齿苋30g、白蒺藜10g、白鲜皮10g，7剂。

甘草油调白凡士林、青黛面混匀外涂皮损处。

2015年11月25日患者皮疹好转，无关节疼痛，继予前方巩固治疗。

按语：王教授认为，银屑病内因先天禀赋不足，久病精气亏虚，外因风、寒、湿、毒乘虚痹阻经络，而致关节疼痛。急性期血热外发，流窜关节，风寒湿邪化热则出现关节红肿疼痛，辨证为风湿毒蕴血热证，治以清热凉血解毒为主，兼以祛风通络止痛；缓解期热邪消退，而多见关节冷痛、畏寒等虚寒之象，治宜温经通络，滋补肝肾。临床常用秦艽丸为基本方加减治疗。秦艽丸出自《太平圣惠方》，其组成为秦艽、苦参、大黄、黄芪、防风、漏芦、黄连、乌蛇，适于具有风、湿、热多，兼虚、瘀、毒，病机特点复杂之证。王教授受赵老、张老影响，常用秦艽丸方化裁治疗多种皮肤病。秦艽丸以秦艽为君药，其味苦，性平，归胃、肝、胆经，《神农本草经》言其"主寒热邪气，寒湿风痹，肢节痛"，《名医别录》则曰其"疗风，无问久新，通身挛急"，无论偏寒偏热，均可配伍应用。秦艽丸用治关节型银屑病时常去性寒凉之黄连、大黄、漏芦，加祛风通络药：①寒热偏盛不明显可加首乌藤、菝葜、路路通、桑枝、桑寄生等；②偏于热者，可加穿山龙、络石藤、忍冬藤、豨莶草、虎杖、茵陈等；③偏于寒者，可加羌活、独活、威灵仙、徐长卿、附子、细辛等。无论寒热，均应适当配伍活血药，疏通关节局部气血，使气血通则痹痛止，常用活血药如鸡血藤、当归、川芎等。久病者见肝肾不足之象者，常配合补肾药，可用搜风顺气丸加减，此方亦出自《太平圣惠方》，《医宗金鉴》中用其治疗"白疕"，方中补肾药有山茱萸、菟丝子、山药、怀牛膝等，诸药药性较为平和，不燥不腻，共助肾封藏先后天之精的功能。

关节病型银屑病一般处于两种状态：第一种，不伴有发热等全身状况，属于杂病，按风寒湿痹、气血虚实论治；第二种，伴发热、红皮、脓疱，属于外感，按伏气温病治疗，用解毒凉血汤等加减。二者之间有时呈现交替过程，经常处于过渡状态，处方需要随时调整。本病关节症状常和皮损症状平行，而关节常表现为寒，皮损常表现为热，还需要注意排除元阳浮越，有可能需要潜阳封髓丹等从阴阳入手的治法。

应注意的是皮疹色红，血热盛时，切不可一味凉血，应兼顾关节，加祛风通络药，避免寒凉药进一步凝滞气血，加重关节症状；皮疹色淡时，亦不可过用温燥药，以免激惹皮损使病情加重。用药宜平和，中病即止。

此案患者银屑病病程日久，出现关节疼痛，考虑湿热毒邪久稽，耗伤正气，致肝肾不足，筋脉失养，风寒湿邪乘虚内侵，痹阻经络气血，而余热毒邪亦尚存，故以秦艽丸加减治疗。秦艽丸功能祛风湿、解毒而扶正气，寒温并用，攻补兼施，可调和阴阳，用于虚实夹杂之证。

方中秦艽祛风湿而通经络，防风祛风胜湿止痛，乌梢蛇搜剔血中伏风；槐花清热凉血，土茯苓、白花蛇舌草清热解毒，三药合用以祛余邪；首乌藤、徐长卿、桑寄生祛风通络而利关节，桑寄生又可补益肝肾；四物汤去熟地黄加炒白术补益气血，生黄芪益气固表，并能利血通痹，附子温阳以温经散寒，助诸药疏通经络，炙甘草可缓附子之毒并调和诸药。二诊患者关节症状减轻，而皮疹加重，且已至夏月，天气转热，故去温热之黄芪、附子；患者大便黏滞，考虑湿滞，加生薏苡仁、佩兰以祛湿浊。三诊患者关节疼痛好转，皮疹增多、鳞屑黏腻、瘙痒，为湿热蕴结、化燥生风之象，故加马齿苋清热解毒祛湿，鸡血藤活血通络，白蒺藜、白鲜皮祛风止痒。经治皮疹亦好转。

（诊治者：王萍）

2. 搜风顺气丸治疗关节型银屑病验案

患者王某，男，33岁，2018年6月13日初诊。

主诉：周身泛发皮疹20余年伴关节痛，加重1月余。

现病史：患者20余年前无明显诱因周身出现红色皮疹，伴脱屑，诊治情况不详。10余年前双手足关节疼痛、逐渐变形，曾外用得宝松、泼尼松、适今可、他卡西醇及口服中药汤剂等治疗。1月余前感冒后皮疹加重，双手足关节肿痛。刻下症：周身泛发暗红色皮疹，伴脱屑，双手足关节肿痛、变形，纳眠可，大便日1～2行。

专科查体：头面、躯干、四肢泛发浸润性暗红色斑、丘疹，部分融合成斑块，上覆较厚银白色鳞屑。左手食指近端指间关节、右手小指远端指间关节变形，足趾关节肿胀，右手食指远端指间关节肿胀、压痛（＋）。

舌脉：舌质暗，舌尖红，苔白厚腻，微黄，脉沉弦。

理化检查：类风湿因子阴性，C反应蛋白正常，血沉：16mm/h。

西医诊断：关节病型银屑病。

中医诊断：痹病。

辨证：风湿毒蕴，痹阻经络证。

治法：搜风除湿，解毒通络。

处方：搜风顺气丸加减。

羌活3g，独活6g，生枳壳10g，焦槟榔10g，熟大黄10g，车前子10g，怀牛膝15g，车前草15g，泽泻10g，生薏苡仁30g，穿山龙30g，菝葜15g，当归10g，川芎6g，鸡血藤15g，首乌藤15g，7剂。

皮损处外用甘草油调白凡士林。

二诊（2018年6月20日）：关节疼痛略缓解，皮疹变化不明显，仍咽痛。舌尖红，苔黄腻，脉沉细弦。前方去羌活、泽泻，加茵陈15g、秦艽10g，7剂。

三诊（2018年6月27日）：皮疹无新发，原有皮疹较前变薄，颜色转淡，关节痛肿胀减轻，咽痛减轻，纳眠可，二便调。舌红，苔黄腻，脉沉。继服前方，7剂。

四诊（2018 年 7 月 3 日）：皮疹颜色转淡，脱屑减少，关节遇阴天疼痛，咽痛减轻，恶热，纳眠可，二便调。舌质暗，尖红，苔黄腻、花剥，舌下脉络瘀紫，脉沉。继服前方，14 剂。甘草油调白凡士林外涂皮损处，青鹏软膏外涂疼痛关节处。

五诊（2018 年 7 月 17 日）：皮疹进一步变薄，脱屑减少，时有关节痛。舌质暗，苔根黄腻，脉沉。继服前方，14 剂。

六诊（2018 年 7 月 31 日）：双手皮疹色淡红，脱屑减轻，关节痛缓解。舌质暗，苔黄腻，脉沉细。前方去穿山龙、菝葜、川芎、鸡血藤、首乌藤、茵陈，加山茱萸 10g、菟丝子 15g、桑寄生 15g、威灵仙 10g、苍术 10g、黄柏 10g，14 剂。外用油膏：生甘草 10g、秦艽 5g、防风 5g、怀牛膝 5g、当归 5g、紫草 3g、苦杏仁 10g，1 剂。诸药以文火炸至焦黄，去渣，加等量猪油、两倍量白凡士林调匀，外用皮损处。

七诊（2018 年 8 月 7 日）：皮疹明显变薄，疹色明显转淡，脱屑明显减少，腹背部有新发淡红色丘疹，口干，晨起腰部发凉，纳尚可，眠可，二便调。舌红，苔黄腻，脉滑。前方去山茱萸、威灵仙，加紫草 10g、炒槐花 30g，14 剂。

八诊（2018 年 8 月 21 日）：全身皮疹变薄，颜色变暗，双下肢脱屑明显，双手皮疹消退明显。舌质暗，苔黄腻，有裂纹，脉沉。前方去车前草、苍术、黄柏，加焦三仙各 10g、陈皮 10g、鸡血藤 15g，14 剂。

九诊（2018 年 9 月 4 日）：皮疹较前减轻，逐渐消退，下肢脱屑较多。舌红，苔黄腻，脉沉弦。前方去紫草、桑寄生，加生杜仲 15g、鸡内金 10g，14 剂。

十诊（2018 年 9 月 18 日）：皮疹逐渐消退，表面干燥，少量脱屑。舌质红，苔薄黄，脉沉。前方去生杜仲、生枳壳，加生地黄 30g、玄参 10g，21 剂。

继续治疗中。

按语： 患者病程日久，精气亏虚，筋脉失养，风、寒、湿邪乘虚内侵，痹阻关节，致气血不通，久则关节变形。治以搜风顺气丸加减，方中羌活、独活、菝葜、首乌藤、穿山龙祛风湿、通经络；熟大黄、焦槟榔、枳壳通腹顺气；生薏苡仁、泽泻、车前子利湿，《神农本草经》中言车前子可"利水道小便，除湿痹"；当归、川芎、鸡血藤、怀牛膝活血通络，怀牛膝兼有益肾之功。二诊时舌苔黄腻，皮疹无明显变化，考虑风寒湿有郁而化热之势，故加茵陈、秦艽以祛风湿热。守方1个半月关节疼痛缓解，减祛风通络药，加菟丝子、桑寄生补益肝肾，并加苍术、黄柏祛中焦湿热。七诊时有新发皮疹，去山茱萸、威灵仙以防助皮疹热势，加紫草、槐花清热凉血。经治皮疹减轻，后诊随症酌加健脾消食、益肾强筋骨养阴之品，关节症状无复发，皮疹平稳消退。

（诊治者：王萍）

3. 桂枝芍药知母汤治疗关节病型银屑病验案

患者，男，61岁，2009年11月19日初诊。

主诉：银屑病皮损加重伴手指关节疼痛6年，加重1周。

现病史：病史20年，6年前出现肘、膝、指间关节肿胀疼痛，行动困难，在我院住院治疗，经化验、摄片确诊为关节病型银屑病。近年一直在门诊间断服中药治疗，但皮损顽固，未曾明显消退，关节肿痛时轻时重，与皮损增减规律一致。1周前受寒后皮损加重，手指关节肿痛同时加重。

刻下症：双手多个指间关节肿胀，疼痛剧烈，影响睡眠；周身瘙痒，后背为重，夜间剧烈。疲劳，嗜卧，双足发凉，关节怕冷，无汗，口干不渴，大便偏干。

专科查体：躯干、四肢见大片暗褐色浸润肥厚环状皮损，部分连接成地图状斑块，大量脱屑。面部为浸润性红斑所覆盖，状如红布，伴有明显脱屑。双手多个指间关节暗红肿胀，皮温不高，触痛明显。

舌脉：舌质暗红，苔黄腻，脉沉紧。

辨证：患者怕冷、关节疼痛属表证，疲劳、嗜卧属阴证，综合起来属表阴证，按六经辨证属于少阴病，兼有血虚血瘀。口干、大便干、舌苔黄腻，但不喜饮水，说明上述见症均是阳虚寒凝、水液不能正常运化所致的似阳假象。

治法：温阳解表，养血通络。

处方：桂枝芍药知母汤加减。

桂枝 10g，白芍 10g，生姜 3 片，炙甘草 6g，大枣 4 枚，麻黄 6g，生知母 10g，黑附片 10g，生白术 18g，当归 10g，丹参 15g，鸡血藤 30g。水煎服，7 剂。

二诊（2009 年 11 月 27 日）：服上药后手指关节疼痛明显减轻，体力增强，怕冷感减轻，唯背部瘙痒未减，大便仍干，并自诉耳鸣，时作时止。于上方加防风 10g，继续服 14 剂。

三诊（2009 年 12 月 11 日）：药后关节疼痛时作时止，地图状斑块皮损浸润减轻，部分环状皮损中间断开，形成许多点滴状皮损，脱屑减少，部分消退皮损遗留花环状色素沉着斑片。手足已经不凉，后背也不痒，自觉精力充沛，心情愉快，唯大便仍较干燥。舌质淡胖暗，脉弦紧。上方改生白术为 25g。继续服 14 剂。

四诊（2009 年 12 月 25 日）：关节肿胀，疼痛消失，多数皮损已经消退，瘙痒甚轻，舌脉同前。上方去丹参，余药加量：桂枝 15g，白芍 15g，生姜 5 片，炙甘草 9g，大枣 6 枚，麻黄 9g，生知母 10g，黑附片 15g，生白术 30g，当归 15g，防风 10g，鸡血藤 30g，14 剂。

五诊（2010 年 1 月 28 日）：躯干上肢皮损完全消退，遗留色素沉着，双小腿遗留少许点滴状皮损，大便通畅，临床痊愈，嘱继续服上方 7 剂巩固疗效。

2010 年 4 月底回访：皮损未反复，关节未再肿痛，自诉为近 6 年最佳状态。

（诊治者：张苍）

五、泛发性脓疱型银屑病

1. 秦艽丸治疗脓疱型银屑病案验案

高某，男，43岁，1971年11月23日初诊。

主诉：全身泛发红斑起脓疱已4年。

现病史：1967年发现肘部出现红斑，脓疱有鳞屑，时轻时重，当时未能明确诊断。1970年10月泛发于躯干、四肢部。当时住某医院，诊为"脓疱型牛皮癣"，曾用过组织疗法、肌肉注射维生素B_{12}、口服泼尼松每日40mg，外用芥子气软膏等，连续用药两月余，开始缓解，停药1周以后又复发。此后连续用药13个月，至1971年11月泼尼松减至每日30mg，病情稍有好转而出院，来我院门诊治疗。

专科查体：四肢、躯干密布红斑鳞屑，个别皮疹上有脓疱，双肘部、胁部皮疹融合成片，银白色鳞屑较厚，基底潮红，浸润明显，双手指甲变形有顶针指。

舌脉：苔白腻，舌质红，脉象弦滑。

西医诊断：脓疱型银屑病。

中医辨证：湿热内蕴，气血失和，兼感毒邪。

治法：清热解毒除湿，佐以调和气血。

处方：乌蛇肉9g，秦艽15g，漏芦9g，川大黄9g，川黄连6g，防风6g，生槐花30g，苍白术（各）12g，丹参30g，白鲜皮30g，土茯苓30g，苦参12g。

二诊：服前方7剂后，痒感明显减轻，激素开始减至每日20mg，肘部、胁部片状皮损已开始分散，前方乌蛇肉改为15g。

三诊（1971年12月9日）：前方连续服8剂，大部分皮损消退，肘、胁部皮损变薄色淡红，未出现脓疱，痒感减轻，泼尼松改用每日10mg，续用前方。

四诊（1971年12月23日）：前方服10剂，全身皮疹消退，肘、胁皮损未退净仍痒，无明显减轻，改用解毒祛风、养血润肤之剂。处方：乌蛇肉 24g，秦艽 15g，全蝎 9g，漏芦 9g，川大黄 12g，川黄连 6g，防风 6g，紫丹参 30g，苦参 9g，白鲜皮 30g，地肤子 30g，全当归 15g。

五诊（1972 年 1 月 4 日）：服前方 10 剂后痒止，皮损退，改用秦艽丸、除湿丸。

六诊（1972 年 2 月 22 日）：近日来原皮损处潮红、痒，有复发之势，用 1971 年 12 月 23 日处方，乌蛇肉增至 30g，加干生地 30g。

七诊（1972 年 4 月 6 日）：前药连服 15 剂，潮红退，痒止，原皮损处色素沉着稍粗糙，继服秦艽丸、八珍丸。

八诊（1972 年 7 月 4 日）：原皮损处已光滑，留有色素沉着，激素已停服，继服秦艽丸、八珍丸。

九诊（1972 年 10 月 12 日）：患者来门诊复查，近 3 个月来病情稳定未复发。

（诊治者：赵炳南）

2. 解毒凉血汤治疗泛发性脓疱型银屑病验案

患者李某，男，50 岁，1987 年 3 月 23 日初诊。

现病史：患者 12 年前出现甲下脓疱，皮疹渐及四肢，于当地医院诊为"脓疱型银屑病"。1987 年 1 月酒后受凉高热，脓疱泛发全身，先后于多家医院就诊，服用布洛芬、双氯芬酸、吲哚美辛、地塞米松、氨苯砜、甲砜霉素、林可霉素等治疗。口服地塞米松每日 6 片已 3 个月。半个月来突然高热烦躁，神昏谵语，心烦口渴，恶心纳差，消瘦乏力，脓疱泛发全身并有全身皮肤红肿，卧床不起，极度衰竭，大便数日未行，小溲短赤，急诊送入病房。

查体：一般情况差，体温 39.7℃，脉搏 120 次 / 分，神志模糊，精神萎靡。

专科查体：全身皮肤弥漫潮红肿胀，躯干四肢密布粟粒状脓疱，部分融合成脓湖，指、趾甲大部脱落，可见甲床积脓。毛发稀疏呈束状。

化验检查：白细胞 20×10⁹/L，中性粒细胞比例 85%，尿糖（+++）。

舌脉：舌质红绛、无苔，有沟状裂纹，脉弦数。

西医诊断：泛发性脓疱型银屑病，红皮症，继发类固醇性糖尿病。

中医诊断：白疕。

辨证：毒热炽盛，气血两燔，有伤阴之象。

治法：清热解毒，凉血护阴，利水消肿。

处方：白茅根 30g，紫草 15g，大青叶 30g，板蓝根 30g，败酱草 30g，重楼 15g，生地黄 30g，羚羊角粉 0.6g（分冲），牡丹皮 15g，赤芍 15g，沙参 15g，白花蛇舌草 30g，玄参 15g，冬瓜皮 15g，桑白皮 15g，车前子 15g（包）。

外用 1% 氯氧油，根据细菌培养药敏结果改用 0.08% 庆大霉素液浸泡手、足。激素维持原量，配合对症治疗。

二诊：服药 7 剂，体温降至 37.5℃，新发脓疱减少，又服 14 剂，精神食纳好转，心烦口渴，症状明显缓解，尿糖（+）。皮肤潮红肿胀明显减轻，仍有低热乏力，手足心热，口苦咽干，动则大汗。于上方去羚羊角粉、冬瓜皮，加地骨皮 15g、西洋参 6g（另煎饮）。继续综合治疗。

三诊：上方 14 剂，体温恢复正常，精神好转，可下床活动。红皮变暗，躯干脓疱基本消退，四肢脓疱部分融合呈片状。舌红，沟状纹无苔，脉细数无力，两尺尤甚。证属毒热伤阴，气血两虚。拟养阴益气、凉血解毒、清解余热。处方：石斛 15g，玄参 15g，生地黄 15g，地骨皮 15g，黄芪 15g，紫草 15g，茜草 15g，板蓝根 30g，大青叶 30g，蒲公英 30g，薏苡仁 30g，南沙参 15g，重楼 30g，白花蛇舌草 30g，北沙参 15g。激素开始减量，对局限干枯的脓疱性皮损改用普连膏与化毒散膏混匀外用。同时口服新清宁，并继续其他综合治疗。

四诊：服药 28 剂，皮疹全消。激素减至维持量，临床治愈出院。

按语：本例患者属脓毒型白疕。本型病情多呈周期性复发，皮肤焮热，脓疱聚集，伴发热，心烦急，口干渴，大便秘结，小溲短赤。舌红绛、无苔，呈沟状纹舌，脉弦滑数。证属湿热蕴久，兼感毒邪，郁火流窜，入于营血，蒸灼肌肤而致毒热炽盛，气血两燔。治宜清热解毒、凉血护阴、利水消肿。在本例中以羚羊角粉、白茅根、紫草、大青叶、板蓝根、重楼、白花蛇舌草大剂清热解毒；生地黄、牡丹皮、赤芍、玄参凉血护阴；再配合冬瓜皮、桑白皮、车前子利水消肿。诸药配合，使体温下降，新发脓疱减少，皮肤潮红肿胀明显减轻。二诊时虽无高热，但表现出毒热伤阴之象，故于二诊中加入地骨皮、西洋参以益气养阴。三诊时体温正常，但舌红无苔、沟状纹，脉细数无力，气血两虚之象更为明显。即着手养阴清热，免使余烬复燃。以沙参、石斛、玄参、生地黄、地骨皮养阴清热；黄芪益气；配以解毒除湿之品，终使皮疹全消。

（诊治者：张志礼）

3. 解毒凉血汤治疗脓疱型银屑病验案

患者王某，女，22岁，2012年5月18日初诊。

主诉：身起红斑、脓疱反复8年，复发加重1周。

现病史：患者8年前无明显诱因左下肢起红斑、脓疱，伴脱屑，曾诊断为"疱疹样脓疱病""脓疱型银屑病"，经口服中药汤剂、外用甘草油、复方氯霉素搽剂、复方化毒膏及中药湿敷等治疗，皮疹可消退，但反复发作。3个月前患者皮疹复发，口服激素（具体不详）9天后脓疱全部消退。1周前患者皮疹再次复发，遂来我院门诊就诊。刻下症：颈部、躯干、四肢起红斑，伴发脓疱，皮疹处胀痛。发热，纳可，夜寐欠安，二便调。

专科查体：颈部、躯干、四肢泛发红色斑片，颈部、四肢多数针尖大小脓疱，部分融合成脓湖。

舌脉：舌质淡红，苔黄腻，前部剥脱、有裂纹，脉细。

西医诊断：脓疱型银屑病。

中医诊断：登豆疮病。

辨证：湿热毒蕴，阴血不足证。

治法：清热解毒，凉血护阴。

处方：解毒凉血汤加减。

生地炭 15g，金银花炭 15g，天花粉 15g，黄连 6g，生石膏 30g，生甘草 10g，羚羊角末 0.6g（分冲），蒲公英 30g，败酱草 30g，丹参 15g，赤芍 10g，白芍 10g，车前子 15g（包），土茯苓 30g，槐花 15g，知母 10g。3 剂。

配合口服清开灵口服液。

清热消肿洗剂湿敷皮损处，1∶8000 高锰酸钾溶液浸浴。

二诊（2012 年 5 月 21 日）：服上药后腹泻，日行 3～4 次，无腹痛，已无发热，皮损部位自觉肿胀疼痛，仍有大片脓湖，皮温高，纳呆，寐欠佳。舌质红，苔薄黄。前方去败酱草、丹参、生甘草，加玄参 15g、六一散 30g（包），牡丹皮 10g，5 剂。配合口服清开灵口服液。外用复方氯霉素搽剂，硫酸庆大霉素，疱病清疮。

三诊（2012 年 5 月 25 日）：服药后大便日 2 次，成形，上肢皮损肿痛减轻，下肢皮损肿痛明显，仍有大片脓湖，时有干咳，纳差，寐一般。舌边尖红，苔黄腻，脉滑数。前方将槐花减量至 10g，加白茅根 30g、芦根 30g，7 剂。

四诊（2012 年 6 月 1 日）：5 月 30 日开始患者出现发热，颈部、躯干原有脓疱消退，躯干部少量新发脓疱，四肢仍有脓疱，双下肢水肿，皮损处疼痛，纳差，大便 1～2 次／日。舌红，苔黄，有裂纹，脉滑数。前方去白芍、车前子、土茯苓、槐花、六一散、牡丹皮，蒲公英减量至 15g，加紫花地丁 10g、龙葵 10g、生甘草 10g、丹参 15g、山药 10g，7 剂。外用夫西地酸乳膏、甘草油、氯氧油，硫酸庆大霉素，疱病清疮。

五诊（2012 年 6 月 8 日）：6 月 6 日开始患者热退，脓疱全部消退，皮疹色红，脱屑，口干，双下肢水肿，纳眠可，二便调。舌质嫩、淡红，苔白，有裂纹，脉滑。前方去龙葵、生石膏、芦根，11 剂。

六诊（2012 年 6 月 20 日）：患者无新发脓疱，躯干、四肢红斑颜色变淡，部分消退，伴瘙痒，双下肢水肿消退，乏力、口干，纳眠可，大便 2 日一行，小便黄。舌质红，苔根部黄腻，有裂纹，脉弦滑。前方去玄参、黄连，加马齿苋 30g、白芍 15g、灯心草 3g，14 剂。

七诊（2012 年 9 月 12 日）：患者无新发脓疱，皮疹明显减轻，伴少量脱屑，纳可，眠欠安，二便调。月经正常。舌质红，苔白，有裂纹，脉沉。以凉血解毒汤加减治疗，方药：紫草 10g，炒槐花 15g，土茯苓 15g，生地黄 10g，白茅根 30g，牡丹皮 10g，金银花 10g，南沙参 15g，北沙参 15g，车前子 10g（包），地骨皮 10g，天花粉 10g，甘草 6g。

2012 年 10 月 24 日复诊患者皮疹基本消退。后随访半年皮疹未复发。

按语：患者病史较长，反复发作，湿热蕴久成毒，耗伤阴血，呈现毒热炽盛、阴血不足之象，治疗时应标实与本虚兼顾。方中生地炭、金银花炭、槐花、赤芍入血分而凉血；生石膏、知母、生甘草为白虎汤之义，清气分热而退热；黄连清心火，天花粉清肺胃热，羚羊角性味咸寒，归肝、心经，功能平肝息风，清肝明目，散血解毒，《本经逢原》中说"诸角皆能入肝，散血解毒……若痘疮之毒，并在气分，而正面稠密，不能起发者，又须羚羊角以分解其势，使恶血流于他处"；蒲公英、败酱草、土茯苓、车前子清热解毒而祛湿；丹参、白芍养血滋阴。诸药相合，清热解毒凉血之力宏，祛湿和养阴并顾。此方随症加减，配合口服清开灵口服液清热解毒退热，20 天脓疱消退。热病后期阴液易进一步耗伤，故最后以凉血解毒滋阴之剂收尾，用凉血解毒汤加减，加南沙参、北沙参、天花粉、地骨皮以滋阴，最终取效甚佳。

（诊治者：王萍）

4. 解毒养阴汤治疗脓疱型银屑病

患者薛某，男，34 岁，2013 年 3 月 3 日初诊。

主诉：周身起红斑伴脱屑、脓疱 10 余年，加重两周。

现病史：患者 10 余年前无明显诱因周身出现红斑伴脱屑，经反复治疗后（具体不详），周身出现脓疱，就诊于当地医院，诊断为"脓疱型银屑病"，经口服阿维 A 胶囊、静点抗生素等治疗（具体不详），脓疱可消退，但反复发作，间断口服阿维 A 胶囊（具体剂量不详），经治皮疹可减轻。两周前患者皮疹再次复发加重，伴发脓疱，为求中医治疗来我门诊就

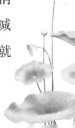

诊。刻下症：周身起红斑、脓疱，时有瘙痒，无发热，饮食正常，睡眠欠安，大便 2～3 日一行，小便调。

专科查体：患者周身散在红色斑片，上见散在针尖大小脓疱，上覆细碎鳞屑。

舌脉：舌暗，边齿痕，苔少，有剥脱，脉沉弦。

西医诊断：脓疱型银屑病。

中医诊断：登豆疮病。

辨证：余毒未清，耗伤阴液证。

治法：清热解毒祛湿，凉血护阴。

处方：解毒养阴汤加减。

南沙参 15g，北沙参 15g，生地黄 15g，玄参 15g，麦冬 10，白茅根 30g，紫草 10g，茯苓皮 15g，土茯苓 30g，炒槐花 15g，牡丹皮 10g，鸡血藤 15g。28 剂。

二诊（2013 年 4 月 1 日）：药后病情好转，脓疱明显减少，原有皮损面积增大，仍瘙痒，纳可，眠欠安，二便调。舌暗，边齿痕，苔白，脉沉弦，咽红。处方：复方秦艽丸。代茶饮方：金银花 15g，麦冬 15g，金莲花 15g。脓疱处外用甘草油。

三诊（2013 年 5 月 3 日）：药后皮损减轻，脓疱消退，头部、手部、头皮数块点滴至钱币大小皮损，纳可，眠欠安，二便调，舌胖，裂纹质淡红，脉滑。处方：复方秦艽丸。皮损处外用维生素 E 乳膏，头皮外用二硫化硒洗剂。

1 月后随访，皮疹减轻，脓疱无复发。

按语：患者病程日久，湿热毒邪势减，而阴液耗伤明显，血行不畅，故在清解余毒的同时，应用大量清热滋阴药物，如南沙参、北沙参、生地黄、玄参、麦冬、白茅根顾护阴液，配合紫草、槐花、牡丹皮清热凉血，土茯苓清热解毒祛湿，茯苓皮健脾利湿以清解余邪，鸡血藤养血活血以通络。服药 1 个月后，脓疱明显减少，以清热解毒养阴代茶饮配合中成药复方秦艽丸善后，复方秦艽丸乃以《医宗金鉴·外科心法要诀》中秦艽丸加减而成，有清热解毒、祛风止痒、益气之功效，祛邪扶正，攻补兼施，服药后脓疱消退，皮疹减轻。

（诊治者：王萍）

5. 解毒养阴汤合真武汤治疗泛发性脓疱型银屑病

患者潘某，女，75 岁，2020 年 12 月 9 日初诊。

主诉：患者既往有银屑病史数十年，脓疱型银屑病病史多年，爆发加重 1 周。

现病史：患者 20 余岁时发烧咽痛后，周身出现数百个点滴状红色丘疹，触之碍手，搔之脱屑，于外院诊为寻常型银屑病，应用中药治疗后于 1 月左右消退。此后病情时有反复，50 岁之前冬重夏轻，50 岁后无明显季节规律。数十年间于多家医院就诊，曾经应用激素、免疫抑制剂、光疗等多种方法，但均不能长期缓解，病情渐趋顽固。2007 年夏季无明显诱因皮损迅速加重，泛发全身，伴高热，同时出现大片脓疱，以"泛发性脓疱型银屑病"诊断在某院住院，应用阿维 A 胶囊等药物治疗两月余好转出院，出院时双胫前残存手掌大斑块，10 余年间再未完全消退。身体其他部位皮损时轻时重，较重时常常伴发脓疱及发热，曾数次在外院住院治疗，均不能完全控制。患者应用阿维 A 胶囊有效，但用药后有明显的口干、咽干、眼干、皮肤干燥等不适，不能耐受，故近 3 年一直在我院治疗。此后出现症状一直在我科门诊诊治。2020 年因疫情未治疗，饮食规律，睡眠正常。1 周前无明显诱因，皮损突然爆发加重，同时出现喘促、肿胀，不能平卧，故来门诊求治。刻下症：周身皮肤潮红肿胀，大量脱屑，瘙痒剧烈，夜不能寐。夜间低热，不能平卧，坐位仍心慌，气喘。乏力，站立则喘促更甚，行走困难。食欲差，腹部胀满不适。大便正常，小便不通畅。非常怕冷，在 20℃的室内仍然需要穿厚厚的棉衣棉裤。

既往史：聋哑人，冠心病史 10 余年。

过敏史：否认药物食物过敏史。

家族史：否认家族病史。

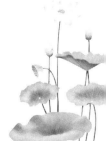

婚育史：22岁结婚，丈夫去世多年。育有一女。

专科查体：躯干、四肢泛见大片水肿性的暗红斑片，后背、腹部、乳房下见大片脓湖，伴有大量脱屑，散发浓烈异味。双小腿2度可凹性水肿，双侧胫前暗红水肿斑块，多见脓疱，部分互相融合成脓湖。双足水肿。

舌脉：舌质嫩红，脉虚大数。

西医诊断：泛发性脓疱型银屑病，心功能不全。

中医诊断：白疕、湿皮疮。

辨证：阳虚水泛，湿毒蕴阻。

处理：建议住院治疗。

但患者为聋哑人，年高体弱，沟通困难，不能自理；家属因为工作无法陪床，故拒绝住院，要求门诊服汤药治疗。嘱其同时去心内科诊治心衰问题，若有不适，及时就近诊治。

处方：真武汤、五苓散、解毒养阴汤合方加减。

黑顺片15g，茯苓30g，蒲公英15g，白术15g，地骨皮10g，泽泻15g，桑白皮15g，生姜15g，大腹皮10g，肉桂15g，紫石英15g，牡丹皮10g，冬瓜皮15g，麦冬15g，金银花30g，黄连10g。7剂。

二诊（2020年12月16日）：患者未至，家属代诉：患者行动困难，未去内科就诊，仅口服上方及外用白凡士林；已无夜间低热，心慌气喘较前减轻，仍乏力、行动费力；伴有瘙痒，胃口略好，睡眠略微改善，仍怕冷，仍有大量脱屑，小腿仍肿胀，伴有脓疱，躯干，四肢仍有大量脱屑，已无脓湖。予原方7剂。

三诊（2020年12月23日）：患者本人前来就诊。躯干、四肢仍有大量脱屑，无发热，气喘减轻，仍乏力，但坐位不再气喘，仍瘙痒。每晚睡2~3个小时。小便通畅，仍有恶寒。周身大片暗红充血红斑，脱屑减少，未见脓疱。小腿不肿，舌脉同前。仍用前方14剂。

四诊（2021年1月6日）：患者本人复诊，躯干皮损完全消退，四肢有暗淡红斑。小腿局部干燥脱屑，显露数块肥厚浸润斑块。体力好转，能够正常速度行走，无喘促。仍有瘙痒，但不影响睡眠，每晚能睡 3～4 小时，可平卧，胃口恢复正常，仍怕冷。原方不变，继服巩固。

按语：泛发性脓疱型银屑病是皮肤科重症，常因皮损面积广大，导致继发的水电解质酸碱失衡，或者继发感染导致脓毒血症，或者因为大量体液丧失继发脏器功能衰竭而危及生命。

患者患病数十年，缠绵不愈，兼以聋哑，难于沟通，内心痛苦非常人可以测度。所患疾病，无论寻常型银屑病还是泛发性脓疱型银屑病，从局部皮损来看，均是热毒炽盛之象，西医病理镜下可见大量嗜中性白细胞聚集可以佐证。但此局部热毒非自外来，是由内生。在中医体系观之，本病根于命根之火不能潜藏，阳不能秘。其发病则由于受各种因素诱发，导致龙雷之火浮越外达，传于皮毛腠理而成。在患者体质强盛之时，此伏火虽外出而不至失控，临床称之为热毒，当以苦寒直折治之。当患者年齿渐长，精气渐衰之时，此火本应潜藏为用，却仍向皮肤飞腾，胜于壮年之势，这就不是有余之火，而是离根之火了，治疗中必须关注皮肤之外的全身状况，以防误以治实火之法治虚火。

本例患者初诊之时皮损虽然非常严重，但是同时伴有明确的心衰表现，体力明显下降，甚至坐位仍喘，化源欲绝，阳气欲脱，君主之官危矣。舌虽红而不绛，质地柔嫩，脉虽大而不实，呈现虚数之象，周身皮肤破损，呈现大片脓湖而不能高热，内陷之机显矣。皮损虽红，皮温虽高，而人恶寒甚，室内如春却仍着棉衣棉裤，此时皮肤红肿、皮温高实为表有热里有寒，真离根之火也。

此时人命悬于一线，治疗不能以皮肤为主，而要以脏腑为主，保命为先。方用真武汤温阳利水，五苓散化气行水，解毒养阴汤扶正祛邪，以求先保其命，后治其皮。其后效果证明这种决策是正确的。

在大多数皮肤病的治疗中，我们可以皮损辨证为主，指导内服药物及外用药治疗，但是当皮损广泛，波及全部皮肤，同时出现全身状况时，必须随时关注皮肤之外各系统的问题，尤其是要关注是否有危及生命的问题存在，在整体阴阳气血失常时，必须首先解决整体问题而把皮肤问题暂时放到一边。

那么，有没有某一个指标提示我们需要跳出局部皮损辨证的视角，站到整体高度去思考呢？有，那就是皮损面积。当皮损面积达到体表面积的90%以上，形成红皮病，或者说皮肤这个器官已经完全被疾病所损害之时，就是局部辨证向整体辨证转换之时。简单地说：皮损未达红皮病水平，以局部辨证为主；皮损已成红皮病，优先进行整体辨证。

（诊治者：张苍）

第五章
赵炳南流派主持制定的银屑病相关标准、指南

第一节 《中华人民共和国中医药行业标准》 中关于白疕的相关标准

《中华人民共和国中医药行业标准·中医皮肤科病证诊断疗效标准》（ZY/T001.1-94）白疕的诊断依据、证候分类、疗效评定

白疕是以皮肤上起红色斑片，上覆多层白色皮屑，抓去皮屑可见点状出血为特征的皮肤病，相当于银屑病。

一、诊断依据

1. 皮损初为针尖至扁豆大的炎性红色丘疹，常呈点滴状分布，迅速增大，表面覆盖银白色多层性鳞屑，状如云母。鳞屑剥离后，可见薄膜现象及筛状出血，基底浸润，可有同形反应。陈旧皮疹可呈钱币状、盘状、地图状等。

2. 好发于头皮、四肢伸侧，以肘关节面多见，常泛发全身。

3. 部分病人可见指甲病变，轻者呈点状凹陷，重者甲板增厚，光泽消失。或可见于口腔、阴部黏膜。发于头皮者可见束状毛发。

4. 起病缓慢，易于复发。有明显季节性，一般冬重夏轻。

5. 可有家族史。

6. 组织病理检查示表皮角化过度、角化不全。角层内有中性多形核白细胞堆积，棘层增厚。表皮突呈规则性向下延伸，真皮乳头水肿呈棒状，乳头内血管扩张，血管周围有炎性细胞浸润。

二、证候分类

1. 风热血燥：皮损鲜红，皮疹不断出现，红斑增多，刮去鳞屑可见发亮薄膜，点状出血，有同形反应。伴心烦口渴，大便干，尿黄。舌质红，舌苔黄或腻，脉弦滑或数。

2. 血虚风燥：皮损色淡，部分消退，鳞屑较多。伴口干，便干。舌质淡红，苔薄白，脉细缓。

3. 瘀滞肌肤：皮损肥厚浸润，颜色暗红，经久不退。舌质紫暗或见瘀斑、瘀点，脉涩或细缓。

三、疗效评定

1. 治愈：皮损完全消退，或消退 95% 以上。

2. 好转：皮损消退 50% 以上。

3. 未愈：皮损消退不足 50%。

第二节　北京中医医院皮肤科优势病种诊疗常规

白疕（银屑病）

白疕，相当于西医的银屑病，是一种常见的红斑鳞屑性皮肤病，临床分 4 种类型，包括寻常型、红皮病型、脓疱型和关节病型，其中以寻常型最常见，占全部患者的 97% 以上。古代文献中关于蛇虱、蛇风、粟疮、银钱疯、干癣、松皮癣、白癣等病的描述也与银屑病有部分相近之处。赵炳南老中医认为，疕者，如匕首刺入疾病，表示此病顽固难愈之意。以皮肤上起红色丘疹、斑片，上覆多层银白色鳞屑，刮除鳞屑可见薄膜现象及筛状出血为特征。该病病情进展缓慢，具有复发倾向。

一、诊断标准

（一）中医诊断

1. 疾病诊断

本病参照《中华人民共和国中医药行业标准·中医皮肤科病证诊断疗效标准》（ZY/T 001.8-94）。

（1）皮损初为针尖至扁豆大的炎性红色丘疹，常呈点滴状分布，迅速增大，表面覆盖多层银白色鳞屑，状如云母。鳞屑剥离后，可见薄膜现象及筛状出血，基底浸润，可有同形反应。陈旧皮疹可呈钱币状、盘状、地图状等。

（2）好发于头皮、四肢伸侧，以肘关节伸侧多见，常泛发全身。

（3）部分病人可见指（趾）甲病变，轻者呈点状凹陷，重者甲板增厚，光泽消失。或可见于口腔、阴部黏膜，发于头皮者可见束状毛发。

（4）起病缓慢，易于复发。有明显季节性，一般冬重夏轻。

（5）可有家族史。

2. 证候诊断

参考《中华人民共和国中医药行业标准·中医皮肤科病证诊断疗效标准》（ZY/T 001.8-94）及证候流调结果制订。

寻常型银屑病的辨证论治规律是"辨血为主，从血论治"，血热证、血燥证和血瘀证是基本证型，在此基础上可加用其他多种辨证方法，以反映本病的复杂情况。如外感因素明显，可兼用六淫辨证，如夹热毒、夹湿热、夹风寒、夹风热等；如脏腑失调明显，可兼用脏腑辨证，如兼肝郁、肝火旺盛、脾虚等。

（1）血热证

主症：①皮损鲜红；②新出皮疹不断增多或迅速扩大。

次症：①心烦易怒；②小便黄；③舌质红或绛；④脉弦滑或数。

证候确定：具备全部主症和1项以上次症即可诊断。

（2）血燥证

主症：①皮损淡红；②鳞屑干燥。

次症：①口干咽燥；②舌质淡，舌苔少或薄白；③脉细或细数。

证候确定：具备全部主症和1项以上次症即可诊断。

（3）血瘀证

主症：①皮损暗红；②皮损肥厚浸润，经久不退。

次症：①肌肤甲错，面色黧黑或唇甲青紫；②女性月经色暗，或夹有血块；③舌质紫暗或有瘀点、瘀斑；④脉涩或细缓。

证候确定：具备全部主症和1项以上次症即可诊断。

（4）兼夹证

夹热毒：皮疹多见点滴状，咽红，可见乳蛾，舌红，脉浮数。

夹湿：鳞屑黏腻，头身困重，苔腻，脉滑。

夹风：阵发瘙痒，皮疹变化较快。

兼肝火旺盛：心烦易怒，胁痛，口苦，脉弦。

兼肝郁：情志抑郁，胸胁苦满，善太息，脉弦。

兼脾虚：便溏，纳呆，腹胀，舌体胖大、有齿痕，脉濡。

兼血虚：面色萎黄或淡白，爪甲淡，月经延后或色淡量少，舌质淡苔薄，脉沉或细。

兼阴虚：五心烦热，形体瘦，舌红少苔或剥苔，脉细。

兼阳虚：面色萎黄或淡白，畏寒肢冷，喜热饮，唇色淡，小便清长，脉沉或弱。

3. 类病鉴别

（1）摄领疮

本病亦可见红斑、鳞屑，自觉瘙痒。但多发生于颈项、四肢伸侧、肘、眼睑等部位。皮损肥厚呈苔藓化。没有薄膜现象及点状出血。

（2）白屑风

本病亦可于头皮出现红斑、鳞屑，自觉瘙痒。但束状发不明显。其他部位没有浸润性红斑及薄膜现象、点状出血。

（3）风热疮

本病亦可出现红斑、鳞屑，自觉瘙痒。但皮损多呈向心性分布，皮损常呈椭圆形，长轴与皮纹一致，鳞屑细小而薄，没有薄膜现象及点状出血。

（二）西医诊断

1. 诊断标准

本病参照《中华人民共和国中医药行业标准·中医皮肤科病证诊断疗效标准》（1994年）和《临床诊疗指南——皮肤病与性病分册》中寻常型银屑病（ICD10：L40.001）和白疕（ICD10：BWP170）诊断标准进行诊断。

（1）皮损初为针尖至扁豆大的炎性红色丘疹，常呈点滴状分布，迅速增大，表面覆盖多层银白色鳞屑，状如云母。鳞屑剥离后，可见薄膜现象及点状出血，基底浸润，可有同形反应。陈旧皮疹可呈钱币状、地图状等。

（2）皮疹好发于头皮、四肢伸侧，以肘关节伸侧多见，常可泛发全身。

（3）部分病人可见指（趾）甲病变，轻者呈点状凹陷，重者甲板增厚，光泽消失。发于头皮者可见束状发。

（4）起病缓慢，易于复发。常有明显季节性，一般冬重夏轻。

（5）可有家族史。

（6）组织病理检查：角化过度伴角化不全，有时角质层内或其下方可见 Munro 微脓肿，颗粒层变薄或消失，棘层增厚，表皮突整齐向下延伸。真皮乳头上方棘层变薄，毛细血管扩张充血，真皮上部有轻度至中度的淋巴细胞、中性粒细胞浸润。

2. 鉴别诊断

（1）神经性皮炎

神经性皮炎多发生于颈项、四肢伸侧、肘、眼睑等部位。皮损肥厚呈苔藓化。没有薄膜现象及点状出血。

（2）脂溢性皮炎

脂溢性皮炎皮肤损害边缘不十分鲜明，基底部浸润较轻，鳞屑少而薄，刮除鳞屑后无点状出血，无束状发。

（3）玫瑰糠疹

玫瑰糠疹好发于躯干及四肢近端，皮疹多呈椭圆形，皮损长轴常沿肋骨及皮纹方向排列，鳞屑细小而薄。

二、中医治疗

（一）辨证分型（内治法）

1. 血热证

治则治法：凉血解毒。

方药：凉血解毒汤（经验方）。

生槐花 15g，紫草 15g，生地黄 15g，白茅根 30g，赤芍 10g，土茯苓 15g，草河车 15g，金银花 15g，白鲜皮 15g。

加减：夹瘀可加丹参 10g，鸡血藤 10g；毒热重可加大青叶 15g，忍冬藤 15g，紫花地丁 10g，板蓝根 30g，水牛角片 15g，牡丹皮 15g；夹湿可加苦参 10g，萆薢 10g，茯苓 15g；咽痛可加北豆根 6g；心肝火旺可加龙胆草 10g，栀子 10g；肝郁可加柴胡 6g，郁金 10g。

中成药：可选用凉血活血胶囊（院内制剂）、除湿丸（院内制剂）、复方青黛胶囊，清开灵口服液（颗粒）等。

2. 血燥证

治则治法：养血解毒。

方药：养血解毒汤（经验方）。

丹参 10g，当归 6g，鸡血藤 15g，生地黄 20g，麦冬 10g，玄参 10g，土茯苓 15g，草河车 15g，板蓝根 30g，车前子 15g。

加减：热重可加金银花 15g，紫草 10g，天花粉 10g；夹瘀可加桃仁 10g，红花 6g；燥甚可加火麻仁 10g，天冬 10g，玉竹 10g；痒剧可加白鲜皮 15g，乌蛇 6g，威灵仙 9g；脾虚可加茯苓 15g，炒白术 10g，炒薏苡仁 30g；气虚可加黄芪 10g。

中成药：可选用银乐丸（院内制剂）、润肤丸（院内制剂）、苦丹丸、四物合剂等。

3. 血瘀证

治则治法：活血解毒。

方药：活血解毒汤（经验方）。

莪术 10g，鬼箭羽 10g，红花 6g，鸡血藤 15g，桃仁 10g，丹参 15g，白花蛇舌草 15g，玄参 10g，陈皮 10g，猪苓 15g。

加减：热重加大青叶 15g，紫草 15g；瘀重加赤芍 15g，三棱 10g；夹燥加生地黄 15g，麻子仁 10g；毒重加北豆根 6g，大青叶 15g，土茯苓 15g，草河车 15g；夹湿加苦参 10g，茯苓 15g。

中成药：可选用银乐丸（院内制剂）、血府逐瘀丸（胶囊）、大黄䗪虫丸（胶囊）等。

4. 火毒炽盛证

主症：多见于红皮病型银屑病。因火热炽盛为毒，入于营血，蒸灼肌肤而见周身皮肤弥漫潮红、浸润、水肿，大量脱屑或伴有渗出，常伴发热、烦躁、便秘、溲赤。舌红绛，苔黄，脉弦数。

治则治法：清营解毒，凉血护阴。

方药：解毒清营汤加减。

生玳瑁 6g，生栀子 6g，川黄连 3g，金银花 30g，连翘 15g，蒲公英 15g，生地黄 30g，白茅根 30g，牡丹皮 15g，石斛 15g，玉竹 15g，麦冬 10g。

加减：皮疹红肿明显，加冬瓜皮 15g、茯苓皮 15g 清热消肿；便秘者，加大黄 6g（后下）清泄腑热；小便不利者，加车前子 15g 利尿泻毒；瘙痒甚者，加白鲜皮 15g、地肤子 15g 清热止痒；三焦热盛者，方药可合黄连解毒汤清泻上中下三焦之火。

5. 脓毒蕴结证

主症：多见于泛发性脓疱型银屑病。因毒热炽盛，兼感湿邪，肉腐为脓。在水肿、灼热的潮红斑片上可见密集的粟粒大小脓疱，伴寒战高热、烦躁、大便秘结、小便短赤。舌红，苔黄腻或有沟纹，脉弦滑数。

治则治法：清热凉血，解毒除湿。

方药：解毒凉血汤加减。

水牛角 6g，生地黄 15g，牡丹皮 15g，白茅根 30g，金银花 30g，连翘 15g，大青叶 15g，生薏苡仁 15g，苦参 10g，滑石 15g，白鲜皮 30g。

加减：若小便不畅，加车前子 15g，泽泻 10g；后期气阴两伤，加南沙参 10g，北沙参 10g，石斛 10g，玄参 10g，太子参 10g 等。

6. 风湿寒痹证

主症：多见于关节病型银屑病。初期关节红肿热痛，后期畸形弯曲，多侵犯远端指趾关节。皮疹红斑不鲜，鳞屑色白较厚，抓之易脱，常冬季加重或复发，夏季减轻或消失。伴畏冷，关节酸楚或疼痛，瘙痒不甚。皮疹或轻或重，皮损的病情变化多与关节症状的轻重相平行。舌淡，苔薄白，脉濡滑。

治则治法：祛风除湿，解毒通络。

方药：独活寄生汤加减。

秦艽 10g，防风 10g，桑枝 30g，独活 10g，威灵仙 10g，白鲜皮 15g，土茯苓 15g，当归 10g，赤芍 10g，鸡血藤 15g，牛膝 10g。

加减：发热口渴者，加生石膏 30g，知母 10g；关节红肿明显者，加金银花藤 15g，豨莶草 10g，络石藤 10g；关节红肿不甚，肿胀明显者，加苍术 6g，海风藤 10g；如有关节畸形，功能障碍者，可加羌活 10g、桑寄生 10g、乌梢蛇 6g、地龙 6g 以祛除风湿，活络通经；下肢重者，加木瓜

6g；肝肾不足加熟地黄 10g，山茱萸 10g。

中成药：独活寄生丸、秦艽丸、滋补肝肾丸等。

注：推荐方药及加减，临床可根据具体情况进行加减。剂量以药典常用剂量为标准，可根据患者体质进行调整。

（二）外治法（根据皮损情况选择应用）

1. 中药湿敷

本法适用于血热证，皮损色红者。清热消肿洗剂（院内制剂）稀释30倍，以 8 层纱布浸湿后贴敷患处，每次 20 ～ 40 分钟，每日 1 ～ 2 次。

2. 中药浸浴

本法主要适用于血燥证、血瘀证，皮损色暗或淡，静止或趋于消退者。

归藤洗剂（院内经验方）：当归、鸡血藤、首乌藤、白蒺藜、透骨草、白鲜皮、地肤子、大皂角、楮桃叶各 60g，生艾叶 30g。煎汤浸浴或熏蒸，每次 20 ～ 40 分钟，每日或隔日 1 次。

加减：瘙痒明显者加苦参 60g；皮损肥厚加红花 60g，蛇床子 60g；皮损红加槐花 60g，龙胆草 60g，白茅根 60g。

血热证患者可选择中药浸浴，但要避免刺激，药物选择以清热解毒、凉血止痒之品为主，如黄柏、马齿苋、白鲜皮、地肤子、楮桃叶、生侧柏叶等。

3. 中药软膏或中药油

清爽膏、芩柏软膏、复方黄连膏、甘草油等适用于血热证患者；黑豆馏油软膏等适用于血瘀证患者。外用患处，每日 2 次。肥厚皮损可使用封包方法。

（三）针灸疗法

1. 体针

取大椎、曲池、合谷、血海、三阴交、肝俞、脾俞等，局部肥厚皮损可采用围刺法，用泻法，留针 20～30 分钟，每日或隔日 1 次。或穴位注射，每日或隔日 1 次。进行期慎用。

2. 罐疗

可采用走罐疗法，适用于肌肤丰厚处，皮损肥厚、面积大者。拔罐时先在所拔部位的皮肤或罐口上，涂一层凡士林等润滑剂，再将罐拔住。然后医者用右手握住罐子，向上、下或左、右需要拔的部位，往返推动，至所拔部位的皮肤红润、充血，甚或瘀血时，将罐起下。每日或隔日 1 次。

（四）其他疗法

根据病情选择中频治疗仪，窄谱 UVB，半导体激光穴位照射，中药穴位贴敷。

（五）名老中医经验

赵炳南和张志礼认为，本病多因情志内伤，气机壅滞，郁久化火，心火亢盛，毒热伏于营血；或因饮食失节，过食腥发动风之品，脾胃失和，气机不畅，郁久化热，复受风热毒邪而发病；若病久则阴血被耗，气血失和，化燥生风或经脉阻滞，气血凝结，肌肤失养。将寻常型银屑病辨证分为血热证、血燥证、血瘀证三型论治。

血热证：治以清热凉血活血，方用凉血活血汤。

生槐花 30g，白茅根 30g，生地黄 30g，紫草 15g，赤芍 15g，丹参 15g，鸡血藤 30g。

血燥证：治以养血滋阴润肤，方用养血解毒汤。

鸡血藤 30g，当归 15g，丹参 15g，天冬 10g，麦冬 10g，生地黄 30g，土茯苓 30g，蜂房 15g。

血瘀证：治以活血化瘀行气，方用活血散瘀汤。

三棱 15g，莪术 15g，桃仁 15g，红花 15g，鸡血藤 30g，鬼箭羽 30g，白花蛇舌草 15g，陈皮 10g。

三、西医治疗原则

1. 外用药以角质还原剂、角质剥脱剂、细胞抑制剂为主，包括焦油制剂、维甲酸、水杨酸、卡泊三醇、他卡西醇、他克莫司等。顽固单个或特殊部位皮损可短期使用糖皮质激素制剂。急性期不宜使用刺激性强的药物，静止期可外涂作用较强的药物，且应从低浓度开始。

2. 难治性寻常型银屑病患者必要时可选择系统使用维甲酸、免疫抑制剂、雷公藤多苷、环孢 A 类药物治疗，但应严格选择适应证。脓疱型可酌情选用维甲酸，关节病型可选用免疫抑制剂如甲氨蝶呤。一般不主张应用糖皮质激素，仅在病情危重时使用。

3. 维生素类。

4. 抗生素。

5. 抗组胺类。

6. 物理治疗：窄谱 UVB。

四、护理调摄

（一）一般护理

1. 观察皮疹部位、颜色、形状、鳞屑、瘙痒程度、有无出血点及同形反应。如患者突然出现全身弥漫性潮红，大量脱屑，并伴有高热等症状或皮肤痛痒剧烈时，应立即报告医生。

2. 注意生活起居，避免风、湿、热邪侵入；保持床单位清洁、衣被柔软，减少摩擦。

3. 保护皮肤，修剪指甲，防止搔抓及强力刺激，禁用热水烫洗。

4. 根据皮肤炎症反应情况，遵医嘱选用不同外用药膏涂皮损处；搽药时宜薄涂患部，以勤揉搽使之均匀为宜，每日搽 1 ～ 2 次，并指导病人掌握搽药知识。皮肤损害广泛应采取分部位分次交替搽药，观察无不良反应后，再扩大搽药面积。

（二）给药护理

中药汤剂一般温服为宜。注意观察患者有无腹痛、腹泻、食欲不振等不良反应，要及时报告医生。

（三）饮食护理

1.合理调配饮食，饮食宜清淡、易消化，多食用新鲜水果、蔬菜，摄入适量的蛋白质、维生素及微量元素等。

2.少食油腻食物，忌食酒类、辛辣刺激、腥发动风之品。

（四）情志护理

此病较顽固、易复发，应勤与患者沟通，避免急躁不安情绪，忌怒，保持心情舒畅及良好的情绪。采用心理咨询和宣泄的方法，避免七情太过，防止情志内伤。

第三节 《寻常型银屑病（白疕）中医药循证临床实践指南（2013年版）》（节选）

银屑病是一种常见的慢性复发性炎症性皮肤病，典型皮损为鳞屑性红斑。本病病程较长，病情易反复，缠绵难愈，给患者的身心健康带来严重的不良影响。银屑病临床分4种类型，包括寻常型、红皮病型、脓疱型和关节病型，其中以寻常型最常见，占全部患者的97%以上。本指南的内容主要是寻常型银屑病的中医辨证分型和中医药的治疗。

中医药在中国被广泛应用于寻常型银屑病的治疗。2003年发表的一项关于中草药治疗寻常型银屑病的系统评价提示，某些中草药可能对本病有一定的效果，然而大多存在试验质量低和潜在的发表偏倚等问题。因此，需要对现有文献进行进一步归纳、整理、分析和严格临床评价，依据已发表的文献对中医药治疗寻常型银屑病提出适当的建议，形成易于掌握、可行性良好的临床指导意见。

一、目的与适用范围

目前已发布的中医药治疗寻常型银屑病的临床实践指南主要有两个版本，分别为《中医循证临床实践指南》和《中医皮肤科常见病诊疗指南》中相关内容。然而既往的指南多为专家共识，循证医学证据支持不足，或虽为循证临床实践指南，但方法学运用有待改进，或未充分考虑患者的意见。

本指南以寻常型银屑病成年患者的中医药治疗为主要内容，在以往寻常型银屑病的诊疗指南和专家共识的基础上，对研究质量相对较高的中医药治疗寻常型银屑病系统综述和随机对照试验（RCT）进行严格的质量评价，并对质量偏低的文献进行证据降级处理。从现有的文献中选出相对较为可靠的证据，推荐临床有效且安全、可行的中医药辨证分型标准和治疗方法，以提高中医药治疗寻常型银屑病的临床疗效。

二、寻常型银屑病的辨证分型标准

本辨证分型参考《中药新药临床研究指导原则》《中医病证诊断疗效标准》和《中医皮肤性病学》，并根据前期的文献整理和临床流行病学调查结果制订。

寻常型银屑病的辨证论治规律是"辨血为主，从血论治"，血热证、血燥证和血瘀证是基本证型，在此基础上可加用其他多种辨证方法，以反映本病的复杂情况。如外感因素明显可兼用六淫辨证，辨为夹热毒、夹湿热、夹风寒、夹风热等；脏腑失调明显，可兼用脏腑辨证，辨为兼肝郁、肝火旺盛、脾虚等。

1. 血热证

本证相关类型包括风热血燥证、风热证和血热内蕴证。

主症：①皮损鲜红；②新出皮疹不断增多或迅速扩大。

次症：①心烦易怒；②小便黄；③舌质红或绛；④脉弦滑或数。

证候确定：具备全部主症和 1 项以上次症。

2. 血燥证

本证相关类型包括血虚风燥证。

主症：①皮损淡红；②鳞屑干燥。

次症：①口干咽燥；②舌质淡，舌苔少或薄白；③脉细或细数。

证候确定：具备全部主症和 1 项以上次症。

3. 血瘀证

本证相关类型包括瘀滞肌肤证和气滞血瘀证。

主症：①皮损暗红；②皮损肥厚浸润，经久不退。

次症：①肌肤甲错，面色黧黑或唇甲青紫；②女性月经色暗，或夹有血块；③舌质紫暗或有瘀点、瘀斑；④脉涩或细缓。

证候确定：具备全部主症和 1 项以上次症。

4. 兼夹证

夹热毒：皮疹多见点滴状，咽红，可见乳蛾，舌红，脉浮数。

夹湿：鳞屑黏腻，头身困重，苔腻，脉滑。

夹风：阵发瘙痒，皮疹变化较快。

兼肝火旺盛：心烦易怒，胁痛，口苦，脉弦。

兼肝郁：情志抑郁，胸胁苦满，善太息，脉弦。

兼脾虚：便溏，纳呆，腹胀，舌体胖大、有齿痕，脉濡。

兼血虚：面色萎黄或淡白，爪甲淡，月经延后或色淡量少，舌质淡苔薄，脉沉或细。

兼阴虚：五心烦热，形体瘦，舌红少苔或剥苔，脉细。

兼阳虚：面色萎黄或淡白，畏寒肢冷，喜热饮，唇色淡，小便清长，脉沉或弱。

三、中医药治疗方案

（一）治疗原则

中医学认为，本病主要由于素体热盛，复因外感六淫邪毒，或过食辛发酒酪，或七情内伤等因素使内外合邪，内不得疏泄，外不能透达，化火生热，热壅血络，怫郁肌肤而成。"火盛者，必有毒"（《重订通俗伤寒论》），毒为热盛所致，热聚而成毒，由热生毒、热壅毒盛是本病发病的主要病机，毒邪贯穿本病的始终，初期多以热毒为主，久病则为瘀毒。因此本病的中医治疗法则为：血热证宜清热凉血解毒；血燥证宜养血润燥解毒；血瘀证宜活血化瘀解毒。

目前对本病的治疗只能达到缓解或近期临床痊愈，尚无明确的治疗方法能防止复发。因寻常型银屑病较少伴发内脏及系统损害，且有一定的自限性，治疗应以安全、不良反应少为基本原则，以迅速控制病情，减缓皮疹发展，减轻瘙痒、脱屑等不适，促进皮疹消退，延长复发周期为目的，应尽量避免有害于机体的方法治疗。

（二）治疗方法

1. 内治法

"治外必本诸内"（《外科理例》）是中医治疗皮肤病的重要理论基础，它强调了中医内治的重要性。传统的中药内治法主要有中药汤剂煎服和中成药口服两种形式。文献检索发现，中药辨证内服是寻常型银屑病治疗最常用的中医内治法，其次为中药单方或中成药内服。

（1）辨证论治

辨证论治是中医认识疾病和治疗疾病的核心原则，本指南的辨证论治是指对寻常型银屑病患者通过四诊收集患者病史、症状等临床资料，根据中医理论进行综合分析，辨出证候，并根据证候拟定治疗方法。

①辨证选方："从血论治"是治疗本病的最主要的辨证论治方法，血热证、血燥证和血瘀证是基本证型。发病初期多为血热证，中期多见血燥证，病程日久，则多以血瘀证论治，其中血热证多是发病之始，又往往是病情转化的关键，临床应充分重视对其的治疗。

【血热证】

清热凉血解毒是血热证基本治则，热壅血络，热极致瘀，宜选凉血活血、凉血散瘀之药。此外，根据患者兼夹证的不同，亦可加以祛风止痒、祛风除湿、益气养阴之品。

推荐治法：清热凉血解毒。

推荐方药1，凉血解毒汤一：土茯苓30g，槐花15g，紫草10g，重楼9g，生地黄15g，白鲜皮10g，赤芍10g。每日1剂，浓煎后分两次服用，疗程8周。（Ib，强推荐）

提示：《中华人民共和国药典（2010版）》[以下简称《药典（2010版）》]规定的用量：槐花5～10g。

推荐方药2，凉血活血方复方：大青叶15g，生地黄30g，黄芩12g，紫草9g，丹参12g，赤芍6g，牡丹皮9g，当归12g，土茯苓30g，白鲜皮9g，荆芥6g，金银花20g。每日1剂水煎，分两次口服，每次100mL，疗程8周，常见的不良反应为稀便或大便次数增多。（Ib，强推荐）

提示：《药典（2010版）》规定的用量：生地黄10～15g，金银花6～15g。

推荐方药3，凉血解毒汤二：槐花30g，白茅根30g，紫草15g，赤芍15g，生地黄15g，牡丹皮15g，丹参15g，板蓝根30g，大青叶30g，金银花15g，连翘12g，白鲜皮15g。每日1剂水煎，每次150mL，每日两次口服，疗程2个月。（IIa，弱推荐）

提示:《药典（2010 版）》规定的用量：槐花 5～10g，紫草 5～10g，板蓝根 9～15g，大青叶 9～15g，白鲜皮 5～10g。

推荐方药 4，凉血活血汤加减：槐花 30g，白茅根 30g，生地黄 30g，紫草 15g，牡丹皮 15g，茜草 15g，丹参 15g，鸡血藤 30g，板蓝根 30g，白鲜皮 15g。大便干燥明显者加大黄，瘙痒甚者加地肤子，伴咽痛者加连翘、黄芩，皮疹进展迅速者加羚羊角粉冲服。每日 1 剂，水煎后分两次口服，疗程两个月，常见的不良反应为轻度腹泻。（Ⅱa，弱推荐）

提示:《药典（2010 版）》规定的用量：槐花 5～10g，生地黄 10～15g，紫草 5～10g，茜草 6～10g，鸡血藤 9～15g，板蓝根 9～15g，白鲜皮 5～10g。

推荐方药 5，土苓饮：金银花 21g，土茯苓 21g，炒槐米 15g，生地黄 15g，牡丹皮 15g，赤芍 15g，紫草 15g，丹参 15g，板蓝根 30g，白鲜皮 21g，地肤子 21g，甘草 6g。每日 1 剂，水煎，分两次口服，疗程 8 周。（Ⅱa，弱推荐）

提示:《药典（2010 版）》规定的用量：白鲜皮 5～10g，板蓝根 9～15g，金银花 6～15g，紫草 5～10g，板蓝根 9～15g，地肤子 9～15g。

推荐方药 6，消银汤：生地黄、鸡血藤、槐花、紫草、赤芍、白茅根、丹参、牡丹皮、白鲜皮。每日 1 剂水煎，分两次口服，疗程两个月。（Ⅱa，弱推荐）

推荐方药 7 组成：土茯苓 30g，槐花 15g，虎杖、白花蛇舌草各 20g，生地黄、玄参、地龙各 10g，甘草 5g。加减：咽喉肿痛者，加板蓝根、山豆根；大便秘结者，加大黄；瘙痒明显者，加白鲜皮、乌梢蛇；鳞屑较多

者，加白芍、当归；皮疹经久不愈者，加三棱、莪术。每日 1 剂，水煎，分两次口服，疗程 8 周。（Ⅱa，弱推荐）

提示：《药典（2010 版）》规定的用量：槐花 5 ～ 10g，虎杖 9 ～ 15g。

推荐方药 8 组成：紫草 15g，茜草 15g，板蓝根 30g，白茅根 30g，生地黄 15g，赤芍 15g，丹参 15g，白花蛇舌草 15g，鸡血藤 30g，土茯苓 15g，槐花 15g，羚羊角粉 0.6g（冲服）。加减：因咽炎、急性扁桃体炎诱发或加重者加山豆根 6g，玄参 15g；风盛痒甚者加白鲜皮 30g，白蒺藜 30g，防风 10g；夹湿邪者加薏苡仁 30g，防己 10g，茵陈 15g；大便燥结者加大黄 6g（后下）。每日 1 剂，水煎，分两次口服，疗程 40 天。（Ⅱa，弱推荐）

提示：《药典（2010 版）》规定的用量：紫草 5 ～ 10g，板蓝根 9 ～ 15g，生地黄 10 ～ 15g，鸡血藤 9 ～ 15g，蒺藜 6 ～ 10g，白鲜皮 5 ～ 10g。

【血燥证】

养血润燥解毒是血燥证基本治则。基于"津血同源"理论，血虚可致血燥，阴虚亦可致血燥，因此，对于本证治疗多选用养血滋阴燥之品。

推荐治法：养血润燥解毒。

推荐方药 1，养血解毒汤：丹参 15g，当归 15g，生地黄 15g，麦冬 10g，玄参 15g，鸡血藤 15g，土茯苓 30g，重楼 9g，板蓝根 15g，车前子 15g。每日 1 剂，水煎，分两次口服，疗程 8 周。（Ⅰb，强推荐）

推荐方药 2 组成：当归 10g，生地黄 30g，天冬 15g，麦冬 15g，丹参 15g，鸡血藤 30g，土茯苓 30g，白术 10g，白鲜皮 15g。每日 1 剂，水煎服，疗程 4 周。（Ⅱa，弱推荐）

提示：《药典（2010 版）》规定的用量：生地黄 10 ～ 15g，鸡血藤 9 ～ 15g，白鲜皮 5 ～ 10g。

【血瘀证】

活血化瘀解毒是血瘀证基本治则，由于"气行则血行，气滞则血瘀"，因此理气药也是治疗血瘀证的重要药物。

推荐治法：活血化瘀解毒。

推荐方药，活血散瘀消银汤：三棱 10g，莪术 10g，桃仁 10g，红花 10g，鸡血藤 30g，鬼箭羽 30g，白花蛇舌草 30g，丹参 30g，陈皮 30g。每日 1 剂，水煎，分两次口服，疗程 2 个月。（Ⅱa，弱推荐）

提示：《药典（2010 版）》规定的用量：莪术 6～9g，陈皮 3～10g，丹参 10～15g，鸡血藤 9～15g。《药典（2010 版）》中未载入鬼箭羽。

②单方辨证加减：是指对寻常型银屑病患者的治疗采用以某一单方中药内服为主，在此基础上根据患者临床表现的不同，依据辨证论治原则，进行方药加减的治疗方法，是辨病和辨证结合的治疗方式。

推荐方药，凉血解毒汤三：紫草、牡丹皮、赤芍、丹参、鸡血藤各 15g，生地黄、白茅根、土茯苓各 30g。

加减：血热型，加槐花、板蓝根各 30g，玄参 15g，熟大黄 10g；血燥型，加当归 10g，川芎、麦冬各 15g，首乌藤 30g；血瘀型，加桃仁、三棱、莪术各 15g，红花 10g。每日 1 剂，水煎，分两次口服，疗程 8 周。（Ⅱa，弱推荐）

提示：《药典（2010 版）》规定的用量：槐花 5～10g，生地黄 10～15g，板蓝根 9～15g，莪术 6～9g，三棱 5～10g，桃仁 5～10g，首乌藤 9～15g。

（2）辨病论治

本指南的辨病论治是指对寻常型银屑病患者未按照辨证分型制订治疗方案，而是针对本病所制订的统一治疗方案，这主要体现为中成药和中药单方内服治疗。

①中成药治疗：对于寻常型银屑病的中成药治疗，本指南推荐复方青黛胶囊（丸）口服，主要适用于血热证。（Ⅱa，弱推荐）

复方青黛胶囊（丸）的不良反应有：消化系统主要为腹泻、腹痛、恶心、呕吐、食欲亢进、肝脏生化指标异常、药物性肝损害，严重者可出现消化道出血。皮肤及其附件为皮疹、瘙痒，有剥脱性皮炎的个案病例报告。血液系统为白细胞减少。神经系统为头晕、头痛等。此外，还有急性溃疡性结肠炎、停经和指甲变黑等其他不良反应报道。

②中药单方治疗：是指对寻常型银屑病患者不进行辨证分型，仅辨病选方的治疗方法。由于中药单方治疗的方案均未达到专家共识，因此本指南不推荐未进行辨证分型治疗的单方治疗方案。

2. 外治法

中医外治疗法的药物选择多遵循清代吴尚先《理瀹骈文》中"外治之理，即内治之理，外治之药，亦即内治之药，所异者法耳"理论进行。因此治疗寻常型银屑病的外用药物也大多为具有清热解毒、除湿止痒功效的中药。

常用的中药外治疗法如下：

（1）涂抹法

涂抹法可根据皮损形态及病情辨证选择外用药物和剂型，可选用中药软膏、油膏或霜制剂，除辨证应用的中药功效外，以上制剂还具有润滑皮肤、保护皮损、软化角质、清除痂皮等作用，其中血热证宜用温和、安抚之剂。本指南推荐的涂抹疗法如下。

①中药软膏

血热证推荐 1：芩柏软膏或细化芩柏软膏（组成：黄芩、黄柏和白凡士林），每日 2 次外用，连续治疗 8 周；不良反应：初用药时可能会出现皮肤发红或刺激的感觉，继续用药 5 ～ 7 天后可消失。（Ⅱa，弱推荐）

血热证推荐 2：新普连膏（组成：黄芩、黄柏、青黛和紫草），每日 2 次外用，疗程 4 周。（Ⅱa，弱推荐）

血瘀证推荐：复方莪倍软膏（含莪术挥发油 2.5%，五倍子水提物 5%），每日 2 次外用，疗程 4 周；不良反应：初用药时可能会出现轻度发

红或刺激的感觉，继续用药 1 周后可消失。（Ⅱa，弱推荐）

②中药油膏

推荐：复方青黛油膏（青黛、黄芩、黄柏、冰片和基质组成），每日 1 次外用，用于斑块型寻常型银屑病，疗程 12 周；不良反应：可能会出现瘙痒。（Ⅱa，弱推荐）

提示：由于本指南所推荐的中药软膏和油膏均为各临床试验单位医院院内制剂而非市售药物，临床应用上存在很大限制。因此，本指南建议临床医师可参照本指南推荐的药物组成法则和具体药物，结合临床实践情况，酌情选择合适的外用药物及剂型。

（2）中药药浴

中药药浴法可用于各个证型，尤其以血燥证和血瘀证最为适宜，但血热证如果热毒过盛导致皮疹鲜红或进展较快时，则不宜应用药浴法。中药药浴选药的原则应以避免过敏和药物刺激为要。

推荐药浴方：丹参、当归、赤芍、地肤子、蛇床子、白鲜皮、苦参各 30g，用于血燥证。（Ⅱa，弱推荐）

（3）其他疗法

文献报道用于本病治疗的其他疗法包括中药熏蒸疗法（中药汽疗）和中药湿敷疗法等，这些疗法多采用紫外线疗法或中药内服的综合方案，以取得综合疗效。由于以上疗法的治疗方案均未达到专家共识，故本指南未做推荐。

3. 中医药综合治疗

中医药综合治疗是指两种或两种以上的中医药疗法同时应用的治疗方法，对于皮损广泛且顽固难消的患者，建议采用综合疗法。常用的中医药综合治疗方案有中药内服联合涂抹法，中药内服联合中药药浴，中药内服联合紫外线疗法，中药药浴联合紫外线疗法，中药药浴联合走罐疗法，中药熏蒸联合紫外线疗法，中药涂抹法联合紫外线疗法，中药内服联合涂抹法、紫外线疗法，中药内服联合熏蒸疗法、紫外线疗法，中药内服联合熏

蒸疗法、紫外线疗法及涂抹法，中药内服联合药浴疗法、涂抹法及走罐治疗，中药药浴联合紫外线疗法、涂抹法。（Ⅱa，弱推荐）

本指南检索到的文献和既往 Meta 分析研究均提示，中药内服、药浴或熏蒸疗法联合窄谱 UVB 治疗银屑病疗效优于单独窄谱 UVB 照射治疗。（Ia，强推荐）

（三）预防和调摄

虽然 RCT 研究表明寻常型银屑病缓解期的患者口服中药可减少本病的复发，但存在复发定义不统一、研究周期短、病例数量少、对照组设计欠合理等不足。国内一项关于银屑病患者发病危险因素的 Meta 分析结果显示，家族史、居住潮湿、吸烟、常食鱼虾、饮酒、精神紧张、感染、外伤为银屑病发病的危险因素。此外，大样本临床流行病调查发现，吸烟的男性患者较不吸烟的男性患者病情更加严重，且吸烟和饮酒使患者容易出现难治的血瘀证。因此，生活规律，起居有常，加强身体锻炼，增强体质，减少外感的机会，避免各种物理性、化学性物质和药物的刺激，防止外伤发生，忌食辛辣、腥发、油腻之品，避免不良生活习惯，戒烟、戒酒，保持平稳安定的情绪与积极乐观的态度，或可预防本病的发生和加重。

此外，选择正规的治疗方案对本病的发展过程也有重要影响，如急性发作期皮损以安抚为主，避免使用刺激性大、浓度高的外用药物，否则会使皮损面积扩大或转为脓疱型、红皮病型，使治疗更加困难。外用药物使用时，须从温和、无刺激药物开始，浓度由低到高，避免长期大面积使用皮质类固醇激素类药膏，以免不良反应的发生。

四、指南推荐要点

1. 中药辨证论治和内、外合治是寻常型银屑病中医治疗的基本方法。

赵炳南流派银屑病临证集萃

2. 寻常型银屑病的辨证论治规律是"辨血为主，从血论治"，血热证、血燥证和血瘀证是基本证型，在此基础上可运用多种辨证方法以治疗兼夹证。

3. 依据现有的随机对照试验和专家共识：血热证的推荐治法为清热凉血解毒，推荐方药为凉血解毒汤或凉血活血复方；血燥证的推荐治法为养血润燥解毒，推荐方药为养血解毒汤。

4. 推荐中医药联合窄谱 UVB 照射治疗寻常型银屑病。

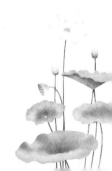